闵行区名老中医工作室建设项目−黄韬闵行区名老中医工作室(mhmlzy01)

海派中医研究丛书

中医整体观下的失眠诊疗

主 编 李深广 杜晓妹 唐文超

U0270288

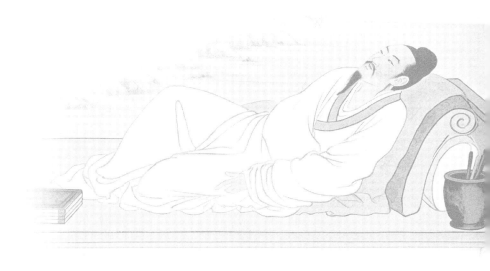

上海交通大学出版社
SHANGHAI JIAO TONG UNIVERSITY PRESS

内容提要

本书为上海市闵行区名老中医黄韬的临床治疗失眠经验总结,从医理、医论、医案三个方面介绍黄韬的临床经验、学术思想。本书通过黄韬的经验历程及其弟子跟师的理解和传承,汇聚中药、西药、中医适宜技术对失眠的治疗,可为同道在失眠的治疗上提供借鉴;在传授临床经验的同时,也可为中医工作者总结名老中医学术经验提供借鉴。本书适合医学院校的中医学、中西医结合医学、全科医学、心理学的学生学习参考,也适合全科、治未病科、中医科、脑病科、针灸科、精神卫生科的医生参考使用。

图书在版编目(CIP)数据

中医整体观下的失眠诊疗/李深广,杜晓妹,唐文超主编. —上海:上海交通大学出版社,2025.1
(海派中医研究丛书). —ISBN 978 - 7 - 313 - 31730 - 8

Ⅰ. R256.23

中国国家版本馆 CIP 数据核字第 2024LU0358 号

中医整体观下的失眠诊疗
ZHONGYI ZHENGTIGUAN XIA DE SHIMIAN ZHENLIAO

主　　审:黄　韬　梅国江		主　　编:李深广　杜晓妹　唐文超	
出版发行:上海交通大学出版社		地　　址:上海市番禺路 951 号	
邮政编码:200030		电　　话:021 - 64071208	
印　　制:上海锦佳印刷有限公司		经　　销:全国新华书店	
开　　本:710mm×1000mm　1/16		印　　张:15	
字　　数:236 千字			
版　　次:2025 年 1 月第 1 版		印　　次:2025 年 1 月第 1 次印刷	
书　　号:ISBN 978 - 7 - 313 - 31730 - 8			
定　　价:78.00 元			

编 委 会

序

　　1999 年 9 月，我在上海中医药大学附属岳阳中西医结合医院内科门诊接诊了一位中年男性。该患者自诉毫无睡意、整夜不眠已一周（服氯硝西泮多至 8 粒仍不见效），晨起乏力，巅顶痛。我观其满面红光，舌体小、舌质淡，乃以吴茱萸汤加减开具处方三剂。三日后患者复诊时喜悦溢于言表，诉服完第一剂药后当夜 9 点便困倦欲寐，服氯硝西泮 1 粒即可睡 5 个小时有余，且头痛已无，续以"补益肝肾、理气养血"调治三月，患者基本恢复自主入眠而收功。我自己也经常失眠，为此寻访过不少同道，多以温胆汤、柴胡桂枝汤、归脾汤加减，效果并不稳定。加之门诊及周围失眠人数众多，症状或轻或重，于是萌生出研究失眠的念头。自此广阅失眠文献及临床案例，并有幸得到全国名老中医王翘楚老师指点，疗效逐步提高，来诊患者也日益增多。为满足患者治疗需求，在医院领导的大力支持下，失眠专科在 2001 年初正式挂牌。

　　患者常问："失眠是怎么造成的，能治好吗？"我也常想："为什么很多医生治疗失眠确有疗效但思路不尽相同？民间验方偶有神效的缘由何在？"古人曰："夫阳主昼，阴主夜，阳主升，阴主降。凡人之寤寐，由于卫气。卫气者，昼行于阳则动而为寤，夜行于阴则静而主寐。""卫气留于阳，则阳气满，不得入于阴，则阴气虚，故目不瞑。"又云："胃不和则卧不安。"乃指人体的营卫一昼夜循行五十周，至夜，营卫会聚于阴，营卫相会则入睡。阳主升，是精血之气化，阴主降，是阳气之收敛，阴随阳升，阳随阴降。卫气源于下焦，滋生于中焦，宣发于上焦，与肾、脾、肺密切相关，行于脉外，防御外邪、温养全身、调节腠理。营阴由脾胃运化的水谷精气和肺吸入的自然界清气相结合所化生，再经心化生血液，营养全身，行于脉中，通过十二经脉和任督二脉而循行于全身，贯五脏而络六腑。

　　五脏核心功能是主管人体之气机，气之升降开阖由肝、肺、心、肾所主，心主神明,心为五脏之大主,心脑互通,卫阳入内与营阴相合而入睡,就是心主宰的气机升降出入。而心主神明的功能以肝、肾、脾、胃、肺提供的阴血和气为物质基础,中焦脾胃之气和脾胃等脏腑对饮食物的消化运输、升清降浊功能(中气)在人体气机斡旋中起着枢纽作用。脾土居中,调和气机的升降开阖。心包与胃相别通,脾、胃与心经络相连,脾气上升、胃气下降,通过经络相连的关系,影响心包经和三焦经的气血运行,进而影响心神。心主神明的功能与中气密切相关。因此,失眠的根本病机为"阳不入阴,阴不纳阳",其本质是心神主宰的气机升降出入紊乱,"胃不和则卧不安"即脾胃气机失调影响心神导致的失眠。局部症状是整体失调的反映,治疗取得的是暂时的阴阳平衡,民间验方亦如是,这也是失眠病症反复难愈之由。

失眠不仅与精神心理相关,还是多种疾病的前兆。临床上很多肿瘤患者早期都以失眠为主症,而且各阶段的肿瘤患者都可出现不同程度的失眠,发生率为25%～65.8%,近年来越来越多的肿瘤相关性失眠患者开始寻求中医治疗。我自幼面黄,上大学后经常失眠,季节变换尤甚,长夏节气易鼻痒、流清涕,甚则不闻香臭,手足凉、畏寒,多方治疗效果不显。后查出胸腺癌,乃悟《灵枢·论疾诊尺》所言:"黄色不可名者,病在胸中"。手术后以神圣复气汤、斑龙丸等加减治疗数年,不仅肿瘤稳定、睡眠改善,鼻炎诸症、手足凉、畏寒也明显好转。

2008年后,我的研究生唐文超、安圣海、洪安婧等对近千例失眠患者的常见症状进行总结,发现失眠患者中医兼症纷繁复杂,多脏腑症状并现,常见(超过1/3)的有:日间精神不振,乏力,健忘,怕热,汗少,畏寒,皮肤干燥(手掌尤甚),心烦易怒,紧张焦虑,口(唇)干、口苦,眼皮沉重、睁眼乏力,头晕头胀等不适,以及心悸或心慌感,胃脘部有胀满不适,肩颈部疼痛或有板滞感,腰背酸痛,舌红或暗红,苔黄或黄腻,舌体胖。这些发现提示我临床治疗要多从整体考虑,处方遵循心为五脏之大主的原则,以气机升降为切入点进行调治,疗效获得明显提高。

纵观我二十余年治疗失眠的经历,经过了从脏腑辨证、阴阳辨证到调治气机的转变,自身对中医治疗疾病观念的认识不断深入,总结出基于天人合一的整体观念下的辨证论治是治疗以失眠为主症的亚健康状态的不二法宝。临床辨证在整体观的前提下,既有宣发升提的麻黄汤证,也有渗利的猪苓汤证、心脾两虚的归脾汤证、气血不足的养心汤证、通阳复脉的炙甘草汤证、痰热扰心的温胆汤证,更多的则是肝郁脾虚造成的精血不足、气机失调,并衍生上述诸证,故辨证当仔细斟酌。我自身调整睡眠的过程就是基于整体观念下的辨证论治过程。数十载的临床探索得到黄振翘、王翘楚、徐敏华几位老师的悉心指导,在此深表感谢。

　　当下失眠发病率日益增加,寻求中医治疗的患者众多,单纯使用镇静安神、养心安神、疏肝解郁之法往往收效甚微。二十余年来,我接诊失眠患者无数,虽做过一些临床研究,但所得结论也较为局限。本着实事求是的精神,借由本书撰写一些对中医治疗失眠的认识和体会,希望能给同道一些参考与启发。感谢五年来上海市闵行区卫健委和上海市闵行区中西医结合医院对我的支持,感谢上海市闵行区黄韬名老中医工作室全体成员的不懈努力。相信上海市闵行区中西医结合医院失眠专科可以"长风破浪会有时,直挂云帆济沧海",为广大失眠患者提供更为优质的中医服务。

黄　韬
2024 年 9 月 20 日

前　言

　　人生三分之一的时间是在睡眠中度过的,当人们处于睡眠状态时,可以使大脑和身体得到休息、休整和恢复。失眠是一种常见的临床症状,个体对睡眠的质和量不满意,如入睡困难、易醒、早醒等,以及由精神、神经和躯体等疾病引起的失眠或作为伴发症状出现。失眠是临床亟须解决的问题,西医虽然为探讨睡眠的机制及药物治疗作出了巨大的贡献,但仍未能完全阐述清楚失眠的发生机制,治疗药物也因其不良反应、成瘾性和耐受性,在临床应用中受到了一定限制。

　　人的大脑重量占人体的 $3\%\sim4\%$,脑容量大约只有 2% 被使用,脑部血流占了心输出量的 15%。有研究表明,睡眠的启动和维持是耗氧的过程,给脑部供给足够的氧可以改善失眠,如现在时兴的微压氧舱给不少失眠患者带来了福音。中医天人合一、整体观下辨证论治开具的方剂,能改善失眠,也能增加脑部供氧,这一过程是如何进行的呢?

　　中医将人体看作一个整体,相当于一个小宇宙,人以地球一样的形式运动,地球的引力起到支撑作用,"地气上升为云,天气下降为雨",阴随阳升,阳随阴降。在此过程中,心为五脏之大主,肝、肺为升降运动的通道,心、肾为升降运动的征兆,神明是精神意识思维活动(包括睡眠),也是人物质身体与意识活动的关键主宰。神明的滋养依靠心所主宰的五脏供给,五脏升清降浊产能的过程由中气调节。

　　中医自古以来有关睡眠及失眠的论述不计其数。古人云:"凡人之寐寤,由于卫气,卫气者,昼行于阳则动而为寤,夜行于阴则静而为寐。""卫气留于阳,则阳气满,不得入于阴,则阴气虚,故目不瞑。"又云:"胃不和则卧不安。"

　　2020 年 6 月,习近平总书记指出:"既用好现代评价手段,也要充分尊重几千年的经验,说明白、讲清楚中医药的疗效。"黄韬受过正统的中西医教育,又拜名师学习,广泛涉猎各类中医书籍。她认为,中医临床辨证要在天人合一、整体观的前提下才能突显其疗效。作为形神合一的人,神的作用尤为重要。黄韬潜心研究失眠,不盲从权威,不追求"秘方""绝招",在临床中边实践边思考,尝试用古人有关睡眠的经典理论阐述现代睡眠理论,总结出以肝郁脾虚为主要病机,心神主宰下的气机升降出入紊乱为指导思想的失眠治疗方法。

　　本书整理的材料,主要是黄韬近三十年治疗失眠的学术经验和常见难治性失眠的中医证治经验,并对中医睡眠、失眠的机制做了较为全面的分析。希望此书能带给同道一些参考和启发。因本书篇幅所限,加之编者水平有限,书中存在的不足之处在所难免,敬请同道批评指正。

黄韬名老中医工作室

2024 年 4 月 11 日

目　　录

名 医 之 路

　　黄韬,女,1963年出生,医学硕士,主任医师,硕士研究生导师,上海中医药大学附属岳阳中西医结合医院名老中医、闵行区名老中医,国家二级心理咨询师,第一、二届中国睡眠研究会中医睡眠专业委员会常务委员,上海市中西医结合学会心身医学专业委员会委员,从事中医临床工作三十余年,擅长中医治疗以失眠为主症的亚健康状态、血液疾病(白细胞减少、再生障碍性贫血、骨髓增生异常综合征、淋巴瘤)及肿瘤相关性失眠。

　　黄韬1986年7月本科毕业于南昌大学医学院医疗系。1990年攻读上海中医药大学研究生,师从上海市名中医黄振翘教授,经过三年的理论学习、临床跟诊、科研探究,对中医基础理论体系逐渐了解和掌握。通过研读诸多中医大家对中医理论的解惑,加上跟师临证,逐步对中医"天人合一""整体观念""辨证论治"有了一定的感悟。毕业论文获上海中医药大学"李月卿女士"优秀论文奖。1993年7月获得上海中医药大学中西医结合内科硕士学位。

　　1993年研究生毕业后,黄韬在岳阳医院血液科工作。从1993年8月至2000年1月,先后担任血液科住院医师、主治医师、副主任医师。在此期间,学术上得到黄振翘教授和周永明主任的指导,参与完成国家中医药管理局课题《补肾泻肝方治疗再生障碍性贫血的临床和实验研究》,主持完成上海市卫健委课题《益髓解毒方对骨髓增生异常综合征造血干细胞治疗反应性的体外研究》、校级课题《骨髓增生异常综合征CD34细胞对中医药不同治疗方法的反应性研究》。黄韬主任专注于血液病整体"证"的把握,认为血液病病机是本虚标实,以脾肾阳(气)虚、精血不足为本,阴火相火为标,痰、饮、瘀、毒、湿为病理产物,以益精填髓、寒温并用、散收结合的思想治疗再生障碍性贫血、骨髓增生异常综合征,提升了患者的生活质量,解除了患者的痛苦。同时,黄韬对血液病患者常见的失眠、多汗症状的辨证分析和治疗积累了一定的经验。

自 1999 年开始，黄韬以门诊工作为主，有机会接触大量患者。2001 年征得医院医务科和科室同意，开设"失眠专科"。经徐建引荐跟随全国名老中医王翘楚学习。王老在治疗失眠时运用"天人合一""整体观念"及"从肝论治"的理论，给了黄韬很多启迪。之后，黄韬又师承上海市名中医徐敏华，对辨证论治有了更深入的了解。2012 年黄韬体检时发现胸腺癌，行手术治疗，术后化疗一次，但出现粒细胞缺乏，畏寒甚，夜不能寐。黄韬结合自身学识，分析中西医诊疗思路，决定放弃化疗，只维持放疗，并根据自己的病情服用中药。根据辨证，以李杲的脾胃论为基础，运用斑龙丸、神圣复气汤等为主方加减治疗近五年，睡眠逐步好转，体检各项指标恢复正常。二十年来，黄韬从他人和自身的失眠治疗中不断思考、总结，对失眠的治疗经历了从脏腑辨证到对阴阳、气机、燥结辨证，疗效不断提高，失眠专科影响力不断扩大。

失眠患者常伴有耳鸣、多汗等兼症，在长期的积累中，黄韬对此也有独到的治疗经验。2006 年作为主要人员参与上海中医药大学附属岳阳中西医结合医院耳鸣联合门诊的创建，2015 年开设了全国首个汗病门诊。

黄韬秉持"大医精诚""医者仁心"的原则，对待患者和蔼可亲、认真负责、一视同仁，其工作态度和治疗效果得到患者的高度认可，相关病患从全国各地慕名而来，门诊患者络绎不绝。

黄韬主任先后师从上海市名中医黄振翘、全国名老中医王翘楚、上海市名中医徐敏华。黄老的泻肝法，王老的从肝论治法，徐老的宁心安神定志法对黄韬治疗失眠的影响深刻。

黄振翘，1936 年生，江苏吴江人，主任医师、教授、博士生导师，上海市名中医，享受国务院特殊津贴。黄振翘师从著名老中医李应昌、吴翰香，创建了上海中医药大学附属岳阳中西医结合医院血液科，擅长中医药治疗血液病和内科疑难杂病，对再生障碍性贫血、特发性血小板减少性紫癜、血液肿瘤的治疗尤具特色。研制出补肾生血合剂、生血灵、造血再生片、定清片等中药制剂十余种，提出"脾肾精气内虚，必有邪毒伏火"的中医血液病发病观，确立了"肝脾肾同治，气血火并调"的血液病辨证论治核心学术思想。黄振翘运用"健脾益肾、泻火宁络"治疗特发性血小板减少性紫癜，运用"补肾"和"泻肝"法治疗再生障碍性贫血。

王翘楚，1927年生，江苏海安人，主任医师、教授，全国名老中医，享受国务院特殊津贴，中医神志病睡眠疾病优势专科创始人、学术带头人，中医睡眠疾病研究所名誉所长，中医睡眠医学专业委员会名誉主任。王翘楚师从江苏南通名医陈树森（孟河学派马寿民弟子），对失眠治疗有丰富临床经验，对失眠诊治取得了卓越的成果。20世纪90年代初，王翘楚在上海市中医医院成立中医失眠症专科，1995年成立中医失眠症医疗协作中心，2005年成立中医睡眠疾病研究所，2006年成立上海市中医睡眠疾病优势专科，2008年担任中国睡眠研究会中医睡眠医学专业委员会名誉主任。开发出落花安神合剂和颗粒、花丹安神合剂、解郁Ⅱ号等助眠制剂，编写《失眠症中医诊疗指南》《抑郁症和焦虑症临床诊疗方案和临床路径》《失眠症"治未病"康复预防十二讲》等相关书籍。王翘楚崇尚"天人相应"和"人与天地同纪"，提出"脑主神明，肝主情志，心主血脉"，创立"五脏皆有不寐"理论，主张"从肝论治"法。王翘楚认为五脏皆可引起不寐，但以肝为中心，治疗以平肝、疏肝、清肝或养肝为主药，再按不同脏腑疾病兼证加减。王翘楚认为失眠症应重视预防，尊重自然，合理作息，早睡早起，体脑并用，劳逸结合，形神兼聚，精神乃治。王翘楚认为失眠症有体质因素、精神心理因素、疾病因素、环境因素、药物因素5大发病因素，擅长用柴胡龙牡汤、疏肝和胃方、解郁熄风汤等治疗失眠。

徐敏华，主任医师，教授，博士生导师，上海市名中医，享受国务院特殊津贴。中华中医药学会脑病分会专业委员会委员，上海市中西医结合脑卒中特色专科学术带头人，上海市中医药学会心病分会顾问，原上海中医药大学近代中医流派临床传承中心办公室主任。徐敏华是中西汇通派姜春华的弟子，擅长治疗中医内科、妇科各种疑难杂症。徐敏华临证五十余年，针对疑难病错综复杂的病机，善用"大方复法"治疗，屡起沉疴。对冠心病、病毒性心肌炎、肺心病等引起的心律失常，强调宁心安神和五脏并治，应着眼整体，揣度阴阳，调节气血。徐敏华认为心不藏神、肝不藏魂，发为心悸怔忡，故在补益心气、调整心阴心阳的同时，施以宁心安神定志之法让心安宁，常用药物有炒酸枣仁、茯神、石菖蒲、远志。徐敏华还强调顾护脾胃，采用益气行瘀、运脾和中法标本兼治。徐敏华认为中风恢复期治疗要标本虚实兼顾，升清降浊是关键，可平肝通腑兼顾调补脾肾，活血祛风与化痰开窍通络并用。

黄韬先后培养硕士研究生8名，在核心期刊发表学术论文30余篇，在各类网站发表科普文章 50 余篇,参编专著《中医血液病学》《膏方别裁》。主持和参与国家中医药管理局和上海市卫健委课题 4 项,院级课题 1 项,先后获得国家中医药管理局、上海市卫健委科技进步三等奖。2001 年在岳阳中西医结合医院开设失眠专科门诊,2006 年参与了医院耳鸣联合门诊的中医诊疗工作,2015 年开设岳阳中西医结合医院汗病专科门诊。2021 年 4 月成立"黄韬闵行区名老中医工作室""闵行区中西医结合医院黄韬流派传承工作室"。2021 年获得"上海中医药大学附属岳阳中西医结合医院名老中医"称号。

黄韬提出肝郁脾虚为失眠的主要病机,"燥"和"气机失调"在失眠发病中起着重要作用,认为"补中气、开燥结、调气机"是中医治疗失眠关键所在,结合"肾开窍于耳""上气不足则脑转耳鸣""汗为心液""阳加于阴谓之汗"等经典理论,临床以补中、开燥、调气、安神为思路,结合心理疏导治疗以失眠为主症的亚健康状态(头晕、耳鸣、多汗、口疮、乏力等),以温阳、开燥、调气结合化痰(湿饮)、祛瘀、解毒治疗肿瘤相关性失眠,结合针灸、穴位敷贴、揿针、拔罐等中医适宜技术,患者满意度较高,社会影响力较广。

(杜晓妹)

第一章
学 术 思 想

第一节　中医整体观与失眠

一、中医整体观的概念与特点

(一) 中医整体观的概念

中医的整体观是一个独特的医学理念,也是一种传统医学的思维方法,强调人体与自然界和谐共处,同时也重视身体各部分相互关系的协调。这个观点认为,人体是一个内外相应的整体,各个器官和系统不是孤立存在的,而是相互依赖、相互影响的。中医治疗疾病不仅仅是针对单一的症状或部位,而是考虑整个身体的状况和平衡。

在人体内外环境和谐统一方面,中医学的理念认为人体健康与外界自然环境之间存在着密切的联系。人应当顺应自然规律,调整自己的生活习惯,以达到与自然环境的和谐共生。首先,人体与四季变化息息相关,而每个季节都有其独特的气候特征,这些变化会直接或间接地影响人体的生理和心理状态。例如,春天万物生长,人体也应顺应这种生长趋势,强化肝脏的生发功能;夏天天气炎热,人体则应重视心神的调养;秋天是收获的季节,人体需要注意肺气的收敛;冬天则是万物收藏的时期,此时应重视肾气的封藏。通过根据季节的变化调整饮食和起居习惯,人可以更好地与自然和谐相处,保持身体健康。其次,中医还强调人体与日夜更替的和谐。人体的生物钟与自然界的日夜循环紧密相连。比如，夜间应早睡以顺应阳气的收敛，引阳入阴；而白天则应当早起活动，顺应阳气的外扩和阴气的内藏。除此之外，个体所处的不同气候条件，如湿度、温度等，都会对人体产生不同的影响。例如，潮湿的环境可能导致身体湿气过重，而干燥的气候可能导致身体阴液不足。因此，在中医的整体观中，人与自然的和谐统一是维持健康的关键。通过顺应自然规律，调整生活方式，人们可以更好地适应外界环境，从而达到身心健康的状态。

除了人与自然的关系，人体作为一个有机的整体，各个器官和系统也不是独立运作的，而是彼此相互影响、相互依赖的。比如，心脏的健康可能影响情绪状态，而情绪状态又可能影响消化系统。在这个观念之下，可以将人体想象成一个花园，而体内各种器官就像花园中的不同植物。这些植物相互依存，共同创造一个健康的生态环境。当花园中的一株植物生病了，园丁（即医生）不仅会对这株植物进行治疗，还会考虑整个花园的环境，如土壤质量、水分供应、不同植株之间的相互影响等，在确保患病植株得到有效救治的情况下，还能继续保持整个花园的生态平衡，让其他植被茁壮成长。因此，中医在治疗时，不仅仅针对症状，还要考虑整个身体的平衡。

（二）中西医视角下的整体观

中医发展至今，同样容纳了许多现代医学的经验。比如现在很多中医师往往会用中药的药理研究结果来参考用药，这实际上已经把四诊的范畴进行了扩宽。那么中医理论中的整体观在中西医学的不同视角下，是否也有共同之处？是否可以相互借鉴呢？其实两者之间存在许多共同之处。两者都具有整体性的思维，尽管方法和途径不同，中西医学都认同人体是一个整体，疾病不仅仅是局部问题，而是整体状态的反映。具体来说，中医的整体性体现在对天、地、人三才的整体观，而西医在现代系统科学的影响下，也逐渐认识到整体性的重要性，如系统医学的不断发展。同时随着医学的发展，中西医学都在寻求整合各自的优势，以提供更全面和有效的医疗服务。中西医结合已经成为现代医学发展的一个重要方向，特别是在慢性病和复杂疾病治疗中。而且无论是中医还是西医，其最终目标都是为了维护和恢复患者的健康。在治疗过程中，都强调个体化和综合治疗，以提高治疗效果和患者的生活质量。

然而，这两种医学在理论基础上也有着明显的区别。西医基于现代科学和实证医学原则,侧重于解剖学、生理学、生物化学等的研究。而中医则是基于古代中国的哲学思想,如阴阳五行,强调身体内部气、血、津液的平衡,以及人体与自然环境之间的和谐相处。西医和中医在疾病理解上也有所不同,西医将疾病看作是特定器官或系统的功能失常或结构异常,而中医认为疾病是身体整体平衡失调的表现。

在处理疾病的方式上,这两种医学也大不相同。西医通常是针对特定的症状或疾病进行治疗,比如使用药物或手术。而中医更侧重于通过中药、针灸、推拿等方法来调整和恢复身体的整体平衡。例如,一个人有头痛的问题,西医会在局部采用超声、磁共振成像等多种方法来寻找原因,并且基于诊断给予脑血管扩张药、神经功能调节药等对症治疗。中医则不仅会考虑头部本身,还会考虑其他可能影响头痛的因素,如消化系统的健康、情绪状态、生活习惯等。中医会用中药、针灸、推拿等方法,旨在恢复身体的整体平衡,而不仅仅是缓解头痛。就整体观而言,中医和西医都有各自的独特之处,它们在某些情况下可以互补。合理应用治疗手段,综合考虑局部与全局的关系,方能获得较好的治疗效果。

除此之外,在预防疾病方面,中医对疾病的预防尤为重视,这是西医常常忽视的地方。因此,中医提倡人们根据不同季节调整自己的生活习惯和饮食,以适应自然环境的变化,达到预防疾病的目的。例如,在夏天,中医建议吃一些清淡、易消化的食物,多喝水,减少辛辣和油腻食物的摄入,以帮助身体应对环境温度上升所带来的不适。而在寒冷的冬季,吃一些温补的食物,如羊肉、干姜等,则可抵御寒冷对身体的影响。中医还特别强调心理健康对身体健康的影响,认为情绪波动会影响到人体的气血平衡,进而影响整体健康。例如,长期的压力和焦虑可能会导致消化不良、失眠等健康问题。因此,日常生活中多实践太极拳等健身操,不仅可以导引全身气机,维持情绪的平衡,也可以预防由情绪波动引起的疾病。所以与西医学相比,中医整体观的侧重往往不是治疗,而是预防和调节,认为维持身体的平衡和谐是避免疾病的关键。这是西医对抗疗法理念下不可多得的互补理念,呼应我国传统文化中"顺势而为"的特点,也体现了古人的哲学智慧。

(三) 中医整体观的特点

对于中医整体观的理解,历来学界各有侧重,切入的角度也各有不同。但是总体来说,可以从宇宙人体相对应、身心合一、阴阳五行平衡三个方面进行把握。

1. 宇宙与人体相对应

中医认为人体是一个微观宇宙,与外界宇宙紧密相连。人体健康受到自然环境、气候变化等因素的影响,这种观点体现了人与自然和谐共生的理念,正如《灵枢·岁露论》曰:"人与天地相参也,与日月相应也。"然而,微观宇宙与宏观宇宙的相互沟通依赖于中间媒介,即"气"的联络。气是运行不息且又无形可见的一种极细极微的物质,是构成宇宙万物的本原或本体,阐释物质存在与运动的哲学内容。气作为连接天地万物的基本元素,人体的构成和生命活动也以气为基础。因此,在传统哲学体系中,气的物质形式是一种人体内外共同的整体存在。正如《庄子·知北游》曰:"通天下一气耳。"

在中医实践过程中,常常关注气的不同存在形式,即脏腑、精血等气的聚合状态,即"有形之气",以及与之相对应的功能体现,即"无形之气"。比如肝脏作为实体之气,其相应的生发调达之肝气即为其无形之气。这些无形之气可以通过类似"弥散""透达"等方式贯通机体内外,如《管子·内业》论述:"其细无内,其大无外。"具有"升降出入"四种行动方式的无形之气,完成了两个宇宙的微妙互动。

气机的运行特点体现在其升降出入的动态平衡上。在人体中,气机的上升与下降是相互依存的,如同自然界中天地之气的升降对流。例如,肝气从左侧上升,肺气从右侧下降,这一左升右降的气机运动,形成了人体内阴阳气机的循环。肝气的上升有助于肝血的滋养和肝木的条达,而肺气的下降则有助于肺金的收敛和肺气的肃降。这种升降有序的气机运动,保证了气血的顺畅流通,使得人体各脏腑功能得以协调运作。

在气机运行过程中,气血可谓是无形之气与有形之气相互关系的主要体现。气为血之帅,血为气之母,二者相互依存,共同维持生命活动。气的运动能够推动血液在脉管中流动,而血液则能够滋养气,使其不至于散失。在脏腑理论中,心主血脉,肺主气,二者的协调作用对于气血的正常运行至关重要。心火下移至胃,为胃的腐熟功能提供热量,而胃气的下降则有助于肾阴的滋养,这种相互作用体现了气血之间相互资生、相互制约的关系。人体脏腑阴阳气血的不断循环,指引着中医学者和实践者理解人体内在的气机运行规律。例如,肾水

(肾阴)能够滋养肝木,肝血的充足又反过来滋养心血,心火的下移能够温暖胃土,胃气的下降则有助于肾水的涵养。这样的循环不仅体现了脏腑之间的相互影响,也展示了气血在人体内的动态平衡。

如果以人为核心出发,通过气的媒介作用,中医学中常提及"天、地、人相互作用"的概念,体现了人与自然及社会环境的深刻联系。天即自然,地代表生活环境,人则是这两者之间的纽带。人的生命活动不仅受到自然界(如气候、季节变化)的影响,同时也与社会文化、生活方式密切相关。因此,在诊疗过程中所谓的整体观运用,不仅需要考虑人体本身,更需要关注人与自然、人与社会、人体各组成部分、人的形体和神志等。正如《道德经》云:"人法地,地法天,天法道,道法自然",其核心内容便是"天人合一"。

所以通过气的中介作用,从宇宙世界层面,"自然-人-社会"形成了有机的宏观统一体,在病理状态下,通过调节气机,疏导该统一体中受阻、过缓或过急的气机运动,正是中医整体观的运用精髓所在。

2. 身心合一

如果上面说的人与宇宙是一个"大"的整体,那么对人体自身而言,也有一个"小"的整体存在。中医整体观中的"身心合一"概念主要强调生命活动的统一性。五脏之中,心为"君主之官",它与其他脏腑共同维持生命状态的完整性和统一性。生命活动不仅限于脏腑功能,还包括心理和情感方面。《素问·灵兰秘典论》曰:"心者,君主之官也,神明出焉……凡此十二官者,不得相失也。故主明则下安。"可见心理情绪的变化直接影响其他脏腑功能,由心出发,通过经络、经筋、皮部等将系统构成网状交织的人体生理系统,从而气血津液等营养物质通过经络的传输作用输布于人体的各个组成部分,产生各种各样广义或狭义的"身心"变化。

其实,身心合一的理念不是中医所独有,也可以扩展至道家的对于自身修行的一种理想境界。如道家著名的《内经图》(图1-1),其中以自然景物象征内丹修炼的关键步骤及人体脏腑经络生理与解剖部位关系,可以认为是该理念的形象化展示,强调通过内丹修炼来达到身体和精神的和谐统一。图中人体分为上、中、下三丹田,三丹田可经由任、督脉沟通联络,体内之气循环周流往复,形成有机整体。在中丹田(膻中)的位置,为自承浆下十二层楼至黄庭,以牛郎代表心为阳,围绕有肝、胆、脾脏,均各自专职,共同耕种心田,可见心神的重要

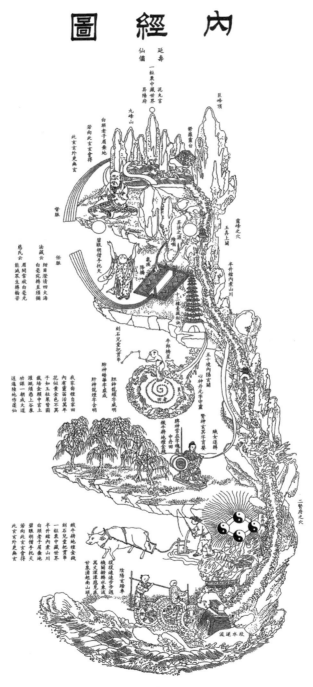

图1-1　内　经　图

作用。同时，道家以织女喻肾，为真阴，在卦为坎；以牛郎喻心，为真阳，在卦为离，心肾相交则水火相交，可以完成阴阳的互动，图中"水火交炼池"即喻心肾相交之处所。通过这种方式，《内经图》展示了身体各部分与心理和情感状态之间的微妙联系，进而强调了身心合一的重要性。

通过身心合一，中医理论认为情绪和心态直接影响人的生理健康，反之亦然，且这种观念在中医的诊断和治疗中得到广泛应用。例如在治疗身体疾病的同时也会考虑患者的情绪和心理状态，以及他们所处的社会和环境因素。在实际运用过程中，不仅会根据辨证结果采用养心、宁心、泻心火等药物，同样也会通过情志疏导、起居指导等方式进行综合调治。另外，通过针灸治疗改善经络气血运行，也能起到身心调节的作用。例如，治疗头痛时，针灸不仅能减轻疼痛，也可帮助患者放松因头痛而产生的紧张精神状态。

3. 阴阳五行平衡

阴阳五行学说作为古人认识世界的方法论，认为宇宙万物包括人体都是由阴阳两种基本属性和五行（金、木、水、火、土）相互作用和转化的结果。在中医理论中，阴阳五行不仅是自然界的基本规律，也是人体生理和病理变化的根本原理，其思想同样是中医整体观的重要组成部分。由于五脏有阴阳之分，同样归属五行，因此各个脏器之间构成了相互联系、相互影响及相互制约的关系。在诊断和治疗时，中医不仅仅关注局部的病变，而是从整体出发，考虑病变与整体状态的关系。例如，阴阳偏盛或偏衰的患者通常需要考虑其虚实属性，在阳偏盛时应注重其是否是由于阴虚不制阳所致，阳偏衰时是否是由于阴盛克阳而产生。又如治疗时，应根据五行相生相克的原理来选择治疗方法，比如针对头痛，可能需要考虑到肝（木）与脾（土）的关系，因为肝木过旺可能会克制脾土，导致头痛。通过调和肝脾之间的关系，可以达到治疗头痛的目的。

另外，整体观不仅需要考虑体内脏腑间的平衡关系，还强调人与自然和社会环境的平衡协调。主要体现在人的生活作息、饮食习惯、情绪状态等都应顺应四时变化，与自然环境保持同步。例如，春季万物生长，气机调达，应注重肝气的调理顺应自然之气；冬季万物沉寂，气机沉降，应注重滋养肾气为春季的气机变化做好储备。此外，社会环境的变化，如工作压力、人际关系等，也会相应地造成人体肝气不舒、心火偏旺等表现。若能合理地运用五行生克制约关系，则能收获较好的治疗效果。

二、中医整体观下失眠的病因病机

相比较西医,中医在失眠的诊疗过程中具有诸多优势,比如辨证施治、综合治疗、疗效稳定、减少药物依赖等。但是获得这些疗效的根本在于中医基础理论的运用,尤其是中医整体观的指导。中医古籍中对睡眠的认识较多,比如《灵枢·口问》曰:"阳气尽,阴气盛,则目瞑,阴气尽而阳气盛,则寤矣。"说明睡眠是由阴阳消长产生的。就其具体的产生方式而言,《灵枢·大惑论》云:"夫卫气者,昼日常行于阳,夜行于阴,故阳气尽则卧,阴气尽则寤。"日间行于外的卫气入夜后行于营阴,则使人产生睡意并进入睡眠状态。

(一)影响睡眠的因素

虽然古籍对睡眠发生过程的论述非常简洁,但是古籍中对睡眠病理状态的描述则更为丰富,比如对睡眠障碍的称谓可以说多种多样,有"目不瞑""不得卧""善眠""多卧""好瞑"等。可见古往今来,失眠一直是临床常见病症。影响睡眠的因素颇多,从整体观出发,主要有:

(1)卫气运行:卫气是人体防御外邪、维持体温和调节睡眠觉醒的重要气机。卫气在昼行于阳,夜行于阴,其正常运行对睡眠节律的维持至关重要。

(2)心肾相交:心属火,肾属水,心火下降交于肾阴,肾水上升济于心阳,形成一个阴阳相济、水火相济的状态,这是维持正常睡眠的关键。心肾相交的通道受阻,会导致心神不宁,从而影响睡眠。

(3)脾胃功能:脾胃为后天之本,负责运化水谷精微,生成气血,为全身提供营养。脾胃功能失调,气血生化不足,可能导致精神不振,影响睡眠。

(4)情志稳定:是进入睡眠的重要条件,而过度的思虑、怒气等则会导致心神不宁,气血运行不畅,从而影响睡眠。

(5)经络通畅:经络是气血运行的通道,经络通畅与否直接影响气血的运行和脏腑功能的正常发挥。经络壅滞可能导致气血运行不畅,影响睡眠。

(6)脏腑协调:五脏六腑之间的相互协调和影响也是影响睡眠的重要因素。如肝主疏泄,肝气郁结可能导致睡眠不安;肺主呼吸,肺功能失调可能影响呼吸节律,进而影响睡眠。

(二)失眠的发病过程

由上可见,睡眠的发生虽然简单,但其形成条件繁多,任何一个环节出现问题都可以造成睡眠障碍。这一特点的产生源于整体观的理论，以及天人合一、平衡制约的思维方式。从整体观出发，失眠的发病过程主要包含以下几方面的病理变化。

1. 天人相应过程的失衡

天人相应即为人体与自然界的协调互动，人体的生理活动与自然界的变化密切相关。当人体不能顺应自然界的变化时，就可能导致阴阳气血的运行失调，从而产生失眠。首先，人体的阴阳平衡是维持正常生理功能的基础。自然界的阴阳变化，如昼夜交替、四季更迭，对人体的阴阳平衡有着直接影响。当人体不能适应这些变化，如过度劳累、生活不规律，就可能导致阴阳失衡，阴阳失衡则气血运行不畅，心神不宁，进而引发失眠。其次，情志因素在失眠的产生中起着重要作用。而人类的社会群居属性导致其个人情志不可避免地受到社会环境的影响，往往情志内伤，如过度的思虑、怒气等，会导致心神不宁，气血运行不畅，从而影响睡眠。情志不畅，也易出现心神失养，表现为心烦意乱、难以入睡或睡眠浅。此外，脾胃功能失调也与失眠有关。脾胃为后天之本，负责运化水谷精微，生成气血。脾胃功能失常，如脾气虚弱或胃气不降，会导致气血生化不足，心神失养，进而影响睡眠。

综上所述，天人相应出现问题时，人体的阴阳失衡、情志不畅及脾胃功能失调等因素相互作用，导致气血运行不畅，心神不宁，从而产生失眠。因此，治疗时应首先关注患者自身及其周围环境、社会心理因素的变化，结合症状进行调治。

2. 脏腑气机升降出入失调

气是沟通人体内外的媒介，是天人相应的物质基础。就功能而言，五脏六腑的气机升降出入与自然界的四时变化相适应，而这种"同步"若出现异常，往往与失眠的发生并见。最为突出的表现就是在不同的季节，人体的气血运行和脏腑功能均会有所变化，以适应季节的气候变化。如果人体不能适应这些变化，或者脏腑功能失调，就可能导致气机升降出入异常，进而影响睡眠。比如夏季炎热容易造成心火上炎，若无法调整心脏气机，则易扰乱神明而诱发不寐。

失眠病机中的气机失调更多地表现在多个脏腑功能的相互影响和协调的失衡。脾胃作为后天之本，位于中焦，是气机升降运动的枢纽。当脾胃功能失调，如脾胃气机升降失常，会影响其他脏腑的气机升降，从而引起整体气机失衡。例如,脾胃升降失常可能导致心肾相交的通道受阻,心火不能下降交于肾阴,肾水不能上升济于心阳,形成心肾不交的状态,进而影响睡眠。肝主疏泄,肝的疏泄功能失常,如肝气郁结,会导致气机不畅,影响脾升胃降,进而影响全身的气机运动。肝的疏泄功能还与肺的肃降功能相互影响,肝气郁结可能导致肺气不降,肺气不降则影响肝气升发,形成恶性循环,进一步扰乱气机的正常运行。心为君主之官,主宰神明,心的功能失调,如心火过旺或心神不宁,会导致神明被扰,神不守舍,从而引发失眠。肾主藏精,与心火相互制约,肾水不足或肾阳不足,不能济心火,也会导致心肾不交、心神不宁,影响睡眠。

治疗失眠时,应该从整体出发,不单是着眼于气机失调最为显著的脏器,更需将其升降过程中影响的脏腑一并进行考虑。多从阴阳互生互克、五行相互制约的角度思考治则,才是获得肯定疗效的关键。

3. 阴阳气血的失调

阴阳气血的失调是失眠产生的又一重要原因。首先,阴阳失衡会导致气血运行不畅。气血是人体生命活动的物质基础,在体内循环不息,为各个脏腑提供营养和能量。阴阳失衡时,气血的生成、分布和消耗可能出现异常,如阳气过盛可能导致气血上冲,阴气不足可能导致气血不足,这些都会影响心神的安宁。当心神受到阴阳气血失调的影响时,如心火过旺或心肾不交,心神无法得到安宁,表现为心烦意乱、思绪纷飞,进而导致失眠。

肝主疏泄,负责调节情绪和气血的流通。肝气郁结时,情绪压抑,气血运行受阻,心神不宁,也会影响睡眠。同时,肝与肺的升降功能相互影响,肝气郁结可能导致肺气不降,进一步影响心神的安宁。脾胃功能失调也与失眠有关。脾胃为后天之本,负责运化水谷精微,生成气血。脾胃功能失常,如脾气虚弱或胃气不降,会导致气血生化不足,心神失养,进而影响睡眠。

总体来说,阴阳气血的失调主要通过影响心神安宁、肝的疏泄功能及脾胃的运化功能而导致失眠的产生。其调治过程应注重调和阴阳、疏通气血、疏肝理气、健脾和胃等方法的运用,以恢复阴阳气血的平衡,从而达到安神助眠的效果。

4. 心肾相交障碍

心肾相交是阴阳对立制约的典型表现,也是中医整体观的重要体现。心属火,肾属水,心火下降交于肾阴,肾水上升济于心阳,形成一个阴阳相济、水火相济的平衡状态。当心肾相交的通道受阻,这种平衡就会被打破,导致失眠的产生。若心火不能下降,肾水不能上升,这种水火不济的状态会导致心神不宁。心火过旺,心神被扰,表现为心烦意乱、思绪纷飞,难以安静入睡。同时,肾水不足,不能滋养心阴,心阴不足则心神失养,表现为多梦易醒,睡眠质量下降。另外,心肾不交还会影响到其他脏腑的功能。心与肝、脾、肺、肾等脏腑之间存在相互影响和制约的关系。心肾不交可能导致肝气郁结,肝郁化火,进一步影响心神的安宁。心肾不交也可能影响脾胃的运化功能,导致气血生化不足,心神失养,从而影响睡眠。所以治疗该类失眠时,多会从调和心肾、疏肝理气、健脾和胃等方面入手,以恢复心肾相交的平衡。

不难看出,病理的过程就是正常生理的异常改变,而且往往牵一发而动全身。不考虑整体的治疗可能偶有效果,但病情反复是失眠患者的常态,因为就整体而言,还是有环节存在隐患。

三、当代失眠人群的证候特点

当今社会快节奏的生活方式、工作学习所带来的各类压力使得失眠呈现高发态势。因此,总结当代失眠人群的中医证候特点,有利于把握中医诊疗的总体趋势,提高诊疗准确性与效率。在这些年的临床实践过程中,黄韬总结得出了许多失眠患者的特点,可为失眠诊疗提供一定的参考。

(一)基本特征

在临床中观察到,失眠患者的年龄分布呈现出一定的特征。青少年虽然在所有患者中占比较小,但他们的失眠问题同样值得关注,诱因多出现在学业压力、生活作息的不规律等。近年来,18~45 岁的青年患病人数呈现逐年上升的态势。在有些临床调查中发现,该年龄段人群失眠数量占比最大,可达到44.80%。究其原因,主要在于这一年龄段的人群往往面临着职业发展和个人生活的双重压力,加之生活节奏不断加快,往往导致失眠的发生。45~60 岁的中年患者同样多见,这一年龄段的人群可能因为职业和家庭的双重责任,以及生理功能开始衰退,较容易出现睡眠障碍。而 60 岁以上的老年患者,虽然占比少于中青年人群,但随着年龄的增长,老年人的生理功能变化,如激素水平的波动和慢性疾病的发生,也使得他们成为失眠的易发人群,临床占比约为 20%。

在性别方面,临床中女性失眠患者的数量显著多于男性,有调查显示,女性失眠患者占比高达70%左右。这可能与女性的生理周期、激素水平波动、情绪敏感性及社会心理因素有关,如在家庭和职业角色中承受的压力、对情感的细腻表达和处理等。相比之下,男性失眠患者虽然数量较少,但随着失眠总体病患数量的递增,男性患者数还是呈上升态势。上述年龄和性别特点提示在预防和治疗失眠时,应考虑不同年龄段和性别的生理、心理和社会特点,采取针对性干预措施,以提高疗效和改善患者生活质量。

(二) 伴随症状

除了入睡困难、睡眠浅、早醒、多梦等失眠主症外,病患仍伴随有诸多复杂的临床表现,这为诊疗带来一定的挑战,但也为辨证论治提供了更多的依据。情绪波动是失眠患者常见的表现,他们可能会经历情绪低落、易怒和焦虑,这种情绪不稳定可能与心神不宁和肝气郁结有关。在认知功能方面,失眠患者可能会表现出记忆力减退、注意力不集中和反应迟钝,这些症状可能源于心脾两虚和气血不足,影响大脑的正常功能。另外,失眠患者还常伴随有不同程度的焦虑表现。有研究表明,失眠患者的焦虑程度呈现不同的分布特点,从无焦虑到轻度、中度焦虑,乃至重度焦虑。在这些患者中,无焦虑患者数量最多,轻度焦虑患者次之,中度和重度焦虑的患者则相对较少。表明尽管大多数失眠患者的焦虑程度并不严重,但仍有一部分患者的焦虑问题较为显著。对中医证型与焦虑程度的关系研究发现,肝郁化火证和痰热内扰证的患者中,焦虑程度较高。简单来说,焦虑对失眠的影响是双向的。一方面,焦虑可能导致患者难以放松,影响入睡和睡眠质量;另一方面,长期失眠又可能影响患者的情绪状态而加剧焦虑。这种恶性循环使得失眠和焦虑的治疗变得复杂。

在躯体感觉方面,失眠患者常可能会感到易疲乏、腰膝酸软、头晕昏沉等,这些症状可能与气血不足和阴阳失调有关,表明身体能量不足和平衡紊乱。消化系统症状,如食欲不振、消化不良、便秘或腹泻,可能与脾虚湿困和脾胃运化功能失调有关。生理功能异常,如心悸、口干、咽干、盗汗等,可能与阴虚火旺和心火炽盛相关,反映了体内阴阳失衡和气血运行障碍。其他症状,如怕冷、喜食热食、眼睛干涩、口苦等,可能与体质偏颇、阴阳失调、气血运行不畅等因素有关。这些症状的多样性和复杂性要求在治疗失眠时,从整体观出发综合考虑患者的病情,通过辨证施治,调整患者的阴阳气血,恢复脏腑功能,以达到改善睡眠和提高生活质量的目的。

(三) 以肝郁脾虚证为主

在目前的社会环境下,个体往往面临着来自工作、家庭和社会的多重压力,这些压力如果不能得到有效的释放和调节,就容易形成情志不畅,导致肝气郁结。肝主疏泄,当肝气郁结时,会影响脾胃的正常功能,因为肝与脾在中医理论中有着密切的相互影响关系。肝气郁结会阻碍脾的运化功能,导致脾气虚弱,进而出现脾虚的表现。因此,当代的失眠人群往往多见肝郁脾虚之证,且年轻化趋势越来越明显。

肝郁脾虚的证候特点主要表现为情绪低落、易怒、胸闷、食欲不振、消化不良、大便不成形等。肝郁脾虚的病理状态会对其他脏腑的气机产生影响。在中医理论中,肝主疏泄,其功能正常与否直接影响全身的气机。当肝气郁结时,不仅肝本身的疏泄功能受损,还会对脾的运化功能造成阻碍。脾负责运化水谷精微,是气血生化之源。肝郁导致脾气虚弱,脾的运化功能减弱,使得水谷精微不能正常转化为气血,进而影响其他脏腑的营养供应和功能活动。肝郁脾虚对气血的影响表现在气血的生成和运行上。气血是人体生命活动的物质基础,肝郁导致气血运行不畅,气血生化不足。心主血脉,肝主疏泄,两者相互影响。肝郁化火,心火亦旺,心神不宁,表现为心悸、失眠。肺主气,肝郁影响肺的宣降功能,导致气机不畅,出现呼吸不畅、胸闷等症状。肾藏精,肝郁影响肾精的生成和肾气的运行,可能导致腰膝酸软、耳鸣、记忆力减退等肾虚症状。

最后,肝郁脾虚还可能导致痰湿和瘀血等病理产物的产生。脾失健运,水湿内停,不能转化为津液,从而形成痰湿。痰湿上扰心神,加重失眠症状,甚至可能导致精神恍惚、记忆力减退。同时,肝郁气滞,气血运行受阻,血液在体内停滞而成瘀血。瘀血阻滞经络,影响气血的正常循环,导致局部疼痛、肿胀、皮肤紫斑等瘀血的症状。瘀血还可能阻碍新血的生成,形成恶性循环,加重气血不足的症状。

(四) 气机失调

失眠患者的气机失调主要体现在以下几个方面。

首先,中焦脾胃的升降功能失调是失眠的一个重要病机。脾胃被认为是气机升降的枢纽,负责运化水谷精微,维持气血的正常生成和分布。当脾胃功能受损,中焦升降不利时,会导致气机运动不畅,气血运行受阻,从而影响心神的安宁,导致失眠。这种失调可能表现为消化不良、食欲不振、腹胀等症状,进而影响整个机体的生理功能和睡眠状态。

其次,肝胆的升降失司也是导致失眠的关键因素。肝主疏泄,负责调节气机的通畅,而胆则与肝相表里,共同参与气机的升降。当肝失疏泄,胆火不降时,则出现肝气郁结,胆逆不降,相火不潜,气机升降失常,从而影响睡眠。这种失调可能表现为情绪波动、易怒、焦虑、抑郁等情绪问题,以及头痛、口苦、胁痛等肝胆症状。

最后,心肾的升降失交也是失眠的常见病机。心主神明,肾藏精,心肾相交是维持正常睡眠的关键。当心火上炎,肾水沉寒,水火不济,心肾不交时,会出现心神不宁,肾精不藏,导致失眠。这种失调可能表现为入睡困难、易醒、醒后难眠,以及心烦、潮热盗汗、头部常热但膝盖常冷等心肾不交的症状。失眠患者气机失调的总体特点涉及脾胃、肝胆及心肾的升降失司,这些失调直接影响着气机的正常流转,导致心神不宁,进而影响睡眠。在中医理论中,这些气机失调的病机是失眠发生和发展的基础,对患者的整体健康状态和生活质量有着重要影响。

(五) 中医体质

在中医的理论体系中,体质被视为个体健康状态和疾病易感性的重要标志。中医体质学说认为,人体的体质是由先天遗传和后天环境共同塑造的,它反映了个体在形态结构、生理功能、心理状态及对外界刺激的反应等方面的整体特性。失眠作为一种常见的睡眠障碍,其发生与个体的体质有着密切的联系。根据中医体质学说,失眠患者的体质特点与睡眠质量存在显著的相关性。研究发现,气郁质、痰湿质、湿热质、阳虚质、阴虚质等体质类型的失眠患者,其匹兹堡睡眠质量指数(Pittsburgh sleep quality index, PSQI)评分较高,表明这些体质类型的人更容易受到失眠的困扰。例如,气郁质患者可能因为肝气郁结导致心神不宁,从而影响睡眠;而痰湿质患者可能因为痰湿内阻,上扰心神,导致睡眠障碍。

在辨证施治的过程中,患者的具体症状和体质类型同样是诊疗的重点。例如,对于气郁质的失眠患者,中医可能会采用疏肝解郁、调和气血的方剂;而对于痰湿质的患者,则可能会使用化痰祛湿、和胃安神的方剂。这种个体化的治疗方案有助于有效缓解失眠症状,提高患者的生活质量。此外,中医还强调预防,认为了解和调整体质是预防失眠的重要手段。通过合理的饮食、适当的运动、良好的作息习惯及情志调摄,可以调整和改善体质,减少失眠的发生。例如,对于气郁质的人,中医建议保持情绪舒畅,避免过度压抑;而对于痰湿质的人,则建议饮食清淡,避免过度油腻。

(唐文超)

第二节　失眠学术思想

人的睡眠周期是由睡眠动力系统、生物钟、褪黑素共同调节的。当我们睡眠时,大脑正在加强认知、巩固记忆。脑电波的波幅越高,振幅越大,促使液体流动的能力就越强。脑电波是脑细胞耗氧的过程。

人的大脑大约只有2%的容量被使用,但脑部血流占了心输出量的15%,说明脑细胞工作时较人体其他细胞需要更多的氧。人体睡眠中枢分别位于大脑中脑干网状上行激活系统、下丘脑以及脑干末端,其中脑干网状上行激活系统可以接收多种信号,帮助调节睡眠,受损可导致昏睡状态;下丘脑调节体温、情绪活动、睡眠、觉醒等功能,与内分泌系统关联密切,异常可引发睡眠相关疾病;脑干内的网状结构调节和控制睡眠,受损可引发睡眠麻痹。睡眠的启动和维持是耗氧的过程。

微压氧舱可以增加血液中氧气的溶解度,促进血液循环和提高血氧饱和度。近年有不少微压氧舱治疗失眠的报道,受到很多患者的关注。微压氧舱氧疗可以改善心脏功能,使人体内血氧含量上升,脑组织氧代谢增加,恢复大脑皮质正常的生理活动,从而改善睡眠质量。中医在天人合一、整体观下辨证论治使用的方剂和针灸穴位能改善睡眠,也能增加脑部供氧。

地球以自转和公转的形式运动。自转是地球绕着地轴从西到东,产生昼夜交替,时间差异。公转是地球绕着太阳旋转的运动,产生四季和昼夜长短。人生活在地球表面,与地球的运行一致,受太阳光照射的影响有昼夜之分。《类经》曰:"夫阳主昼,阴主夜;阳主升,阴主降。凡人之寤寐,由于卫气。卫气者,昼行于阳,则动而为寤;夜行于阴,则静而主寐。"乃指人体的营卫一昼夜循行五十周,至夜营卫会聚于阴,营卫相会则入睡。卫气源于下焦,滋生于中焦,宣发于上焦,与肾、脾、肺密切相关,行于脉外,防御外邪、温养全身、调节腠理,营阴由脾胃运化的水谷精气和肺吸入的自然界清气相结合所化生,再经心化生血液,营养全身,行于脉中,通过十二经脉和任督二脉而循行于全身,贯五脏而络六腑。

卫气充足才有睡意,卫气入营阴的道路通畅才有睡眠,卫气"昼行于阳二十五周,夜行于阴二十五周",从太阳、少阳、阳明到太阴、少阴、厥阴,其关键环节在阳入于阴(从阳明到太阴),营阴精血足,至厥阴则酣睡,卫气从阳明入太阴后,在太阴、少阴、厥阴之间反复运行,这样可以很好地解释现代睡眠理论每晚5~6个周期说(每个周期90~120分钟)。中医将人体看作一个整体,以太极的形式运动,其气机运动的基本形式是阴升、阳降、阴出、阳入。并以中土为枢轴,火、金、水、木为轮轴的协调运转来体现。肾阴(肾水)为一身之阴,肾水滋养肝木,为肝藏血和肝阴提供物质基础。肾水借肝气升发,上达于心,其中精微物质借心火化赤生血,肾之阴寒救济心火。心火下移于胃,为胃的腐熟功能提供能量。胃气以降为和,胃气下降,心火会随胃气下降以温暖肾水,胃中阴分为肾阴提供补给。位于下焦的肾阳能够温暖脾阳,肾阳对脾的温煦作用和心火对胃的能量补给,是人体中焦脾胃消化吸收功能健全、中焦如沤得以体现的关键。脾将小肠吸收的营养物质上输到肺,为肺提供营养,肺通过宣发和肃降功能,将营养物质中清的部分向上向外宣发,滋养人体的皮肤和毛发,浊的部分向下敛降,滋养五脏六腑。肺敛降浊性物质的同时,人体上焦的水气也被敛降,化为水液进入三焦,经三焦入膀胱而成小便排出体外。其中一部分被再次吸收,入肾补养肾水。人体气机通过这样的轮周运动,下者上升,高者下降,盈则溢,虚则纳,升降出入,达到阴阳相交,心肾相交,"阳入于阴则寐,阳出于阴则寤",有效改善人体各部位的供氧。

在人体气机运动中,起支撑作用的是人体的中气,"地气上升为云,天气下降为雨",阳主升,是精血之气化;阴主降,是阳气之收敛;阴随阳升,阳随阴降。中焦脾胃之气和脾胃等脏腑对饮食物的消化运输、升清降浊功能(中气)在人体气机斡旋中起着枢纽作用,心包与胃相别通,脾胃与心经络相连,心火生胃土。

心为五脏之大主,神明的滋养依靠心所主宰的五脏供给,五脏升清降浊产能的过程由中气调节,心主神明的功能与中气密切相关。肝肺是升降运动的通道,心肾是升降运动的征兆,卫气入营阴相合为合阴(入睡)。失眠根本病机"阳不入阴,阴不纳阳",其本质是心神主宰的气机升降出入紊乱。而肝郁脾虚是当今人群失眠的主要病机,"燥"通过影响气机升降在失眠发病中起重要作用。

一、心主神明的功能与中气密切相关

(一) 心主血脉与主神明一体

《灵枢·邪客》曰:"心者,五脏六腑之大主,精神之所舍也。""心主神明"首见于《素问·灵兰秘典论》:"心者,君主之官,神明出焉"。《素问·调经论》曰:"心藏神"。中医的"神"有广义和狭义之分。广义的"神"是指整个人体生命活动的外在表现,狭义的"神"是指人的精神意识,思维活动,即心所主之"神"。明代张介宾在《类经·脏象类》中说:"心者,君主之官,神明出焉。心为一身之主,禀虚灵而含造化,具一理而应万几,脏腑百骸,惟所是命,聪明智慧,莫不由之,故曰神明出焉"。《灵枢·营卫生会》:"血者,神气也"。血液是神志活动的物质基础,心具有主血脉的生理功能,心藏脉,脉舍神,所以才具有主神志的功能。心的气血充盛,心神得养,神志活动才能正常,则精神振奋、神志清晰、思考敏捷、反应迅速,能与外界环境协调统一。若心有病变,主神志的功能失常,即可出现精神、意识、思维活动的异常。心的气血不足,则必然影响到心神,表现为失眠、多梦、健忘、神志不宁;如血中有热,扰动心神,则表现为烦躁、谵语、失眠,甚至昏迷,不省人事。以上表明心有病变,则会出现神志活动的异常表现。

(二) 心主神明的功能与中气密切相关

心主神明的功能由肝、肾、脾、胃、肺提供的阴血和气为物质基础,中焦脾胃之气和脾胃等脏腑对饮食物的消化运输、升清降浊(中气)在人体气机运动中起着重要作用,在生理上,脾胃与心经络相连,《灵枢·经脉》:"脾足太阴之脉……其支者,复从胃,别上膈,注心中"。《灵枢·本神》所说:"三焦者,六府之大络也,水谷皆行于焦也……故三焦之络属心包者也。"心开窍于舌,舌根连心包经,心包经与三焦经相表里。三焦经又与脾经相表里,脾经与胃经相表里。因此,中焦脾气上升、胃气下降,会通过经络相连的关系,影响心包经和三焦经的气血运行，进而影响心神的安定。如果中焦脾胃的运化功能失常，气机紊乱，气血不足，就会导致心神不安，失眠难寐。当脾气上升不及时，可能导致水湿内停、气血不足等问题。在经络层面，脾经循行至头部，脾气上升不及可能引发头部不适、头晕、头痛等症状，进而影响睡眠。此外，脾气不足还可能导致情志病变，如忧虑、疲惫等，进一步加重失眠问题。当胃气下降不及时，可能导致食滞、消化不良、胃胀等症状。胃经与心经相互联系，胃气下降不畅可能影响心脏功能，导致心慌、心神不宁等症状，同样引起不寐。

1. 气血失调，神明失养

气血为人体精微物质，气血充足则能濡养神明；若气血失调则神明失养，神不安则不寐。脾主运化，脾气虚致脾失健运，则腹胀便溏，气血生化乏源，气血亏虚。

中医之神是一种客观存在，神的产生需要一定的物质基础。生命的起源是"精"，维持生命的动力是"气"，而生命的体现就是"神"的活动。人身之精有先天之精与后天之精的区别，先天之精源于父母的生殖之精，是人体生命活动原始的微观物质。后天之精来源于水谷，又称为水谷之精，主要通过脾胃化生的水谷精微所产生，是人体出生后赖以维持生命活动的基础物质。脾胃为后天之本，指的是人摄入的水和食物需要靠脾胃进行消化，饮食中的营养物质也要靠脾胃功能来吸收。从神产生的物质基础而论，神的维持依赖后天之精的充养，而胃作为水谷之海，受纳腐熟水谷，是后天之精产生的源泉。胃的功能正常，后天之精生成有源，与脾的运化功能相互配合，将水谷精微化生为后天之精，充养脏腑，供养全身。先天之精与后天之精相互融合、相互依存、相互为用，共同构成了人体之精。

临床上失眠患者多精血不足，尤其是老年人，心神由精血所养，若精血不足则神失所养而为病。心血不足者，不能藏心神，则神无所依，则心悸、失眠、多梦。

心主神明，寐由心神主，心神安则寐，心神不安则不寐。神舍于心，心与脾经脉相连。脾司运化，为气血生化之源，脾之化源功能正常，则血液化生充足，心神得养，夜寐得安。若因思虑过重，或作息紊乱、饮食不节等致脾脏亏损，运化失职，气血化生乏源，子病及母不能上奉于心，则心虚而神不归舍，彻夜不寐。

治宜健脾益气、养血安神，方选归脾汤加减。辨证要点除主症失眠外，多伴心悸健忘、头昏眼花、面色少华或面黄、唇甲色淡、气短汗出、体倦乏力、纳差、舌质淡边有齿印、苔薄、脉细弱。治宜健脾益气、养血安神，方选归脾汤加减。《医学心悟·不得卧》曰："有心血空虚卧不安者，皆由思虑太过，神不藏也，归脾汤主之。"方中人参、黄芪、白术、当归、甘草皆性甘。《医方考》云："五味入口，甘先入脾"。方中以人参、黄芪、白术、甘草等大量甘温之品补脾益气以生血，使气旺而血生；当归、龙眼肉甘温补血养心；茯苓（多用茯神）、酸枣仁、远志宁心安神；木香辛香而散，理气醒脾，与益气健脾药配伍，复中焦运化之功，又能防大量益气补血药滋腻碍胃，使补而不滞，滋而不腻；煎药时加入姜、枣调和脾胃，以资化源。全方共奏益气补血，健脾养心之功。黄韬在临床应用归脾汤时，常结合补中益气汤和柴胡疏肝散方意，疏肝升清。她认为人体是一个整体，出现心脾二虚的症状一定有中气不足和肝郁。单纯的归脾汤起效也就2至3天，很多医生临床治疗失眠都有短期有效，但病症易反复甚至后期出现治疗无效的经历，黄韬认为是没有顾及中气所致，患者用药过程中气发生了变化，却没有从整体角度加以纠正。

2. 痰热扰心，心神失宁

脾喜燥恶湿，若脾的运化功能失常，则易成为生痰之源。脾虚失运，积湿生痰，蕴久化热，酿生痰热，痰热既成，扰乱心神，心神失宁则表现为失眠。叶天士《临证指南医案·脾胃门》云："脾宜升则健"，若脾之气机升降失常，津液不化，当升不升，聚湿生痰，日久郁而化热亦成痰热。过食辛辣、肥甘厚腻的食物，脾运化无权，痰热内生，壅遏体内，痰热上扰，心神不安，发为失眠。

黄韬常给予温胆汤加柴胡疏肝散加减，清热除烦，理气化痰。药物组成有陈皮、姜半夏、生姜、茯苓、远志、石菖蒲、竹茹、枳实、酸枣仁、柏子仁、首乌藤、炙甘草、柴胡、当归、川芎、党参、黄芪等。半夏燥湿化痰，陈皮理气除湿，茯苓健脾除湿，共奏理中焦、化湿浊的功效。半夏辛温，燥湿化痰，降逆和胃，可助中焦调节气机，引阳入阴而使阴阳平衡。竹茹、枳实是黄韬治疗痰热扰心证的常用药对，竹茹清热化痰、除烦宁神，枳实破滞气以疏肝、化痰湿以助脾运，二药相伍，清热化痰。柴胡疏肝行气活血、调和肝脾，党参、黄芪益气健脾而安神。

3. 脾胃气机失调，君相妄动

君火和相火之间的关系在失眠治疗中有着重要的意义。君火是事物生长和变化的最高主持者，以血为养。相火是在君火统帅下，具体完成、促使人体生长发育之火，以水为养。相火助肝调畅全身气机，助肾输布一身之火。脾胃是后天之本，是气机升降的枢纽。如果脾胃气机失调，相火妄动，则该证初期仅表现为纳差、腹胀等脾胃症状，并无心悸，病久则影响君火发为失眠证。调水火必先治土，培土可使生化有源、气机阴阳升降有序，且培土可生金，阳明燥金之气降心火入肾水而温阳根，助力二火交感，恢复人体圆运动之态。黄韬常用补中益气汤、小建中汤、理中汤、炙甘草汤加减。小建中汤方中重用芍药，重用饴糖，补中土，以土伏火，恢复胆经敛降之性，并用炙甘草、生姜、大枣以补中气健脾胃，恢复中轴之旋转。全方服后木调土运，火降归根，中气转旺，经气之升降既复，阳气入阴而寐。理中汤中白术燥中土之湿，附子、干姜温中土之寒，人参、甘草补中气之虚。中土温运则脾升胃降恢复，运轴以行轮，四维升降自复，阴阳相交而得安眠。炙甘草汤主治阴血阳气不足的虚弱，心脉失养，有通阳复脉之效，加减治疗可同时治疗君相二火失调而改善失眠。

二、肝郁脾虚是失眠的主要病机

在过去的 30 年中，大量的流行病学研究调查和报道了失眠与压力源之间的相关性。性格压抑者睡眠质量明显低于乐观者。失眠患者更趋于内向、自省，较难适应外界环境变化，不善于控制情绪，且情绪反应剧烈，多表现为易生气、愤怒、爱抱怨等，容易出现焦虑、抑郁情绪。尽管引起失眠的因素有很多，包括环境、社会、躯体等，但近年来的调查研究显示精神紧张、焦虑、抑郁等精神心理因素已经成为失眠最重要的发病因素。临床研究发现在各型失眠中，肝郁脾虚型分布最为广泛。肝郁脾虚证已成为临床最为常见的失眠证型之一。

（一）肝、脾的功能

《素问·灵兰秘典论》曰："肝者，将军之官，谋虑出焉。"《素问集注》云："肝主急而志怒，故为将军之官。"肝之所以称为"将军"，是因为其病理表现与将军相似，且将军作战，贵在善谋，不贵在勇，遂曰："谋虑出焉"。肝者，司其将军之能，其谋虑者，阴柔而蓄发，使机体不受外邪侵犯。故肝气畅达，肝血充足，气血运行无碍，阴阳出入有常，则情志调达，五脏和谐，自可酣然入寐。肝主疏泄，五行属木，肝喜条达而恶抑郁，若气机顺畅，则气血津液等运行正常，脏腑功能方可发挥正常。"肝藏血，肝以血为体，以气为用。"肝主藏血与主疏泄的功能通常相辅相成,相互为用,从而使人体气机畅达,散而不郁,通而不滞。若肝藏血功能失常,血不归肝,不能安其舍,神魂游荡飞扬,则会出现不寐、多梦、梦游和梦语等病症。若肝主疏泄功能失常,则气机郁结,会出现郁闷寡欢、太息等症状;若肝主疏泄功能太过,则肝气上逆,故而出现急躁易怒、失眠多梦等症状。脾脏在五行中属土,为后天之本,主司运化水谷精微,养血生气。脾脏气机的升降出入,与人体的精神、睡眠、情志等都有密切关系。同时脾气是人体的后天之本,与心、肝、肾等脏器相互联系,共同维持人体的生理平衡。在失眠的病因和病机形成过程中,脾脏气机失调是非常重要的一环。

(二)肝郁脾虚导致失眠

随着社会经济的发展,人们的生活节奏日益加快,面临的生活和工作压力很大,许多人心情不畅、思虑过度。另外,如果长期饮食不规律或过食油腻、生冷食物,容易导致肝气郁结,脾胃功能损伤,从而导致肝郁脾虚。肝为刚脏,气机不宣,扰动神明而致失眠。脾失健运,气血生化乏源,不能养心安神,或脾失健运,痰湿内生,日久内生湿热,痰热扰心,可导致失眠。

中医认为人体是一个整体,五脏之间相互制约、滋生,使得机体处于动态平衡中。《素问·玉机真脏论》记载:"五脏相通,移皆有次。"《素问·阴阳应象大论》写道:"肝生筋,筋生心……心生血,血生脾。"其中肝脾相关理论在临床上应用较广。肝属木,脾属土,两者关系密切,从生克关系而言,木克土即指肝失疏泄,则横逆犯脾,导致脾脏运化功能失调。因此,肝郁脾虚是一种常见的中医证型,多由情志不畅,肝气郁结,影响脾胃运化而致。胃不和则卧不安。所以当脾胃运化功能失常时,患者还因不同程度的消化道症状而常伴失眠的发生。另外,肝主藏血,脾主统血,两者相互关联,共同参与血液的生成和输布。肝郁脾虚导致血液不足或运行不畅,则不能养心安神,心神失养则同样难以入眠。正是由于这种密切的关联性,肝郁容易导致气滞,从而影响脾脏的运化功能。同时,脾虚导致的气血不足又会加重肝气郁结。这种相互影响的恶性循环,使失眠问题更加严重。所以该类患者临诊时多为反复失眠,迁延不愈。

(三)肝郁脾虚型失眠的证候特点

肝郁脾虚型失眠患者临床表现是腹胀,食欲欠佳,大便时干时稀,入睡困难、早醒、多梦,情绪焦虑,舌质淡,苔白或薄黄,脉弦细或弦缓无力。多因情志不畅,导致肝气郁结,肝木太旺以乘脾土致脾土亏虚,气血生化乏源,心神失养故而成不寐,病性属虚实夹杂之证。

(四) 肝郁脾虚型失眠的治疗

逍遥散是宋代《太平惠民和剂局方》名方,本方为调和肝脾的常用方,服之可达到疏肝理脾、养血和营之效,使得肝气畅,郁结消,气血调,精神爽,逍遥自在,故名"逍遥散"。本方由柴胡、白术、当归、白芍、茯苓、甘草、薄荷、生姜8味药组成。八味相合,血盈脉畅,神魂归府,心神自宁,全方可奏疏肝解郁、养血健脾之功。柴胡疏肝解郁清热,当归养血和血,白芍养血敛阴、柔肝缓急。从人体脏腑阴阳气血循环来看,白术、茯苓健脾祛湿,这样脾脏功能恢复,升清功能加强;薄荷疏肝清热行气,生姜温胃和中,炙甘草益气补中,缓肝之急。

若合并心慌心悸,则加酸枣仁、远志、五味子、柏子仁以养血安神。酸枣仁味甘、酸,性平,归肝、胆、心经,具有养心益肝、宁心安神、敛汗生津的作用;远志味苦辛,性温,归心、肾、肺经,具有宁心安神、祛痰开窍的作用;五味子味酸、甘,性温,归肺、心、肾经,具有收敛固涩、益气生津、补肾宁心的功效;柏子仁性甘、平,归于心、肾、大肠经,有养心安神、润肠通便的功效。肝郁日久化热时,患者出现烦躁易怒、头痛目赤、胁痛乳胀、月经不调、大便秘结、小便涩痛等症状时,加入牡丹皮、栀子。临床诊疗过程中,部分患者病程长久,病势缠绵,肝郁气滞,久病必瘀,瘀阻已成,内扰心神,则失眠更甚,外现血瘀之象。症状常见入睡困难,易于惊醒,噩梦纷纭,或彻夜不寐,久治不愈,伴有烦躁不安,头沉头昏,健忘,更见面部黧黑,肌肤甲错,口干欲饮,月经不调,舌质紫暗或有瘀斑,脉细涩或弦细数。治疗过程中若瘀不去则眠不安,眠不安则瘀更甚。常用的代表方剂为清代王清任《医林改错》所载名方——血府逐瘀汤,方云:"夜不能睡,用安神养血药治之不效,此方若神。"又曰:"夜睡梦多,是瘀血,此方一两剂痊愈,外无良方。"

黄韬在治疗肝郁脾虚型失眠时,考虑肝郁日久化火伤阴,血脉郁滞,气血不足而君火生,自拟血府升发汤,以血府逐瘀汤活血祛瘀行气,补中益气汤益气升阳,甘温除热,桂枝温阳行气,荆芥、熟大黄升阳散风,清热导滞,诸药合用共奏疏肝解郁,益气养血,调整气机之功(见自拟方)。对于伴有水热互结的肝郁脾虚型失眠,黄韬常予猪苓汤和柴胡疏肝散加减;而对肝郁脾虚伴有明显阳明不降的患者,常以自拟流气灵百汤加减,方以十六味流气饮调理气机,祛湿化痰;柴胡疏肝散加熟地疏肝理气养血;灵芝、百合补气清热安神,诸药合用共起调理气机阴阳安神的功效(见自拟方)。对于肾亏肝郁所致失眠用养血解郁安神方益气养血生精,解郁安神(见自拟方)。对于阴阳二亏、肝郁气机失调的失眠患者用养阴调气方养阴调气,补益肝肾(见自拟方)。对于肝郁脾虚,三焦水饮,上热下寒所致的失眠、疲乏、畏寒、畏风、耳鸣、目糊、头晕、有痰难咯、口干不欲饮、心烦、盗汗、自汗、小便不利、大便不畅等用神圣复气汤(见自拟方)。

三、燥和气机失调在失眠发病中具有重要作用

"燥者,乾也",其本质是阴阳的聚合状态,在《黄帝内经》中燥气配金,说明其聚敛沉降之性正可以使阳气沉敛,沉敛而不蒸发,水下而不上,燥便产生了,与阳明两阳聚合之性相同。通常提的阳明燥金就是这层含义。《易经》说:"燥万物者,莫乎火",说明火与燥在病理上有密切联系。君相二火亢盛,皆成燥化,而燥则易伤津血,津血伤则火偏亢,相火以水为养,相火偏亢则气分热,燥在气分,起初走肝胆能焚草木而焦土,终能灼肺而煎涸肾。君火以营血为养,君火偏亢则营血热,燥在血分。

燥有凉燥、温燥之分。秋燥之时,大气中已降入地下之气,忽然逆升,与凉降之金气抵触,金气凉降不下,火气逆升不上,金火裹束,遂燥结于中气之间。人身感之,肺金敛结则恶寒,相火逆升则发热,金火裹束于中部,则胸腹塞胀。肺金敛结,降气不舒则头痛。此乃一种中气燥结,升不上来又降不下去的燥象,多为凉燥。就凉燥而言,对机体造成的影响是肺的肃降太过,中气下陷,肝的生发不利,生化乏源,气血不足,日久肾阳衰疲,君火旺而相火衰,此病燥火在血分而虚,水湿聚停气分而实,证见虚中夹实,心火灼肺伤胃,肺胃津液日亏,心肾不交,阳不入阴而不寐作。其舌尖部位必嫩红而干,舌中根淡红有白苔或腻,舌多暗红胖,脉沉细弦。临床多见不易出汗,自觉潮热汗出、胸闷、肢体麻木、皮肤干燥、大便干结等。而温燥多"火就燥",君相二火亢盛燥化耗阴伤津,多累及阳明胃腑。《重订广温热论·燥火篇》中曰:"大凡肝郁络而相火劫液,液结化燥者,火盛则发于少阳胆经,风动则发于厥阴肝经,心络郁而君火烁阴,阴虚化燥者,上蒸则发于太阴肺经,下烁则发于少阴肾经。而无不累及阳明胃腑者,以胃主一身之津液也。"很好地概括了温燥的成因及对机体的影响。温燥对机体的影

响多与君、相二火有关,君火亢盛多由少阳三焦元气不足,生化之气失常所致,日久上源水亏而及下,君火引动相火,肾水不足,相火日旺,君临臣位,舌中下部无苔,其舌多暗胖而燥,脉多右大无力,左弦细,甚或沉细涩。相火与燥同病,必伤及阴分,肾水不足而相火偏盛,火就燥,犯肺、脾、肾、津液,多表现阴阳二虚,阴虚火旺的症状,失眠患者以前者为多,临床多见紧张焦虑、心悸、皮肤干燥、腰酸等症状。

气机升降学说的理论思想源于《黄帝内经》。脑居于至清至高之处,乃五脏六腑精微物质聚集之所。肾藏精,若肾精充盈则人的髓海得以充养,大脑才会发挥正常的生理功能。脑髓具有藏而不泻的特质,需要肾的精气及后天水谷精微的不断滋养,这些皆依靠脏腑气机运动上升输运至脑,大脑充盈而发挥其正常的生理功能。中医认为,脏腑气机升降对人的神志具有调节作用。

民国彭子益所著的《圆运动的古中医学》通过宇宙大气热的升浮降沉圆运动之理来构建人身生理病理的动态模型,对中医临床实践具有很好的指导意义。

圆运动理论认为正常人体气机具有升、浮、降、沉,如环无端的运动特色。在正常情况下,肾火温动,肾水上承,肝木得肝阴上升,以养心火,则火气温润,昼得精神;心火、相火得肺金之降而沉潜于肾水中,则心肾相交,相火温煦肾水故夜得安睡;中焦脾胃为轴,脾升胃降,枢转中焦气机,使升降协调,阴阳平衡故昼精夜暝。圆运动的任何一个环节出现问题,都可能导致失眠,可从以下几个方面来论述气机失调。

(一) 肝脾气机失调

肝气指的是肝脏的生理功能和精神情志的表现。肝主疏泄,调畅全身气机,与情志活动及睡眠质量有密切关系。肝气的正常升降出入,是维持人体生理功能和精神情志的基础。如果肝脏气机失调,就会影响心血和心神,导致失眠的发生。因此,肝脏气机异常是导致失眠的重要因素之一。

肝主疏泄,对全身气机升降出入的平衡和协调发挥着重要作用,亦是情志应激反应的调节中枢。若肝失疏泄,气机不畅,则肝血亏虚,心神失养,肝魂妄动,致神魂散乱而出现肝血亏虚型失眠。

《灵枢·本神》曰:"肝藏血,血舍魂。"即是指肝脏具有贮藏血液和调节血量的功能。人体对血液有一定需求量,比如当人在休息和睡眠时,机体的血液需要量就减少,大量的血液回流到肝脏储藏起来;而当人在活动和工作时,机体的血液需要量就增加,肝脏就将储藏的血液输送到全身各处,以滋养脏腑组织和维持生命活动。而肝郁血瘀或血虚,是指肝气郁结导致气机不畅,进而影响血液的运行和生成,造成血瘀或血虚的病理状态。当肝郁血瘀、气血运行不畅、经络阻滞时,影响夜间的阳气入阴而致不寐产生。若血瘀日久,会产生血虚症状,此时心失血养,神明不宁,进而出现睡眠障碍。肝郁造成的血液运行障碍或精血亏虚的主要原因有情志不遂、思虑过度、劳累过度、饮食不节等。相关临床表现主要包括情绪低落、胸闷胁痛、面色晦暗或萎黄、眩晕耳鸣、舌暗或淡、苔白、脉弦细等。

脾脏在五行之中属土,为后天之本,主司运化水谷精微,养血生气。脾脏气机的升降出入,与人体的精神、睡眠、情志等都有密切关系。脾气是人体的后天之本,与心、肝、肾等脏器相互联系,共同维持人体的生理平衡。在失眠的病因和病机形成过程中,脾脏气机失调是非常重要的一环。

脾能运化水谷,为心神提供养分。如果饮食不节或情志不遂,导致脾胃受损,运化失常,水谷停滞,壅遏中焦,胃气上逆,则会影响心神的安宁而致失眠。如《张氏医通·不得卧》云:"脉滑数有力不得卧者,中有宿滞痰火,此为胃不和则卧不安也。"反之,如果脾能健运水谷,则能养心安神而利寐眠。脾胃是气血生化之源、后天之本和气机升降的枢纽。《素问·逆调论》云:"胃不和则卧不安",提出失眠可从脾胃论治的观点。脾胃运纳自如,气血化源充足,气机正常运行,则阴阳调和,寤寐正常。

脾主思,思则伤脾,而心主神明,心神的稳定与否直接影响睡眠质量。过度思虑、忧郁、劳心过度等,都会导致脾气虚弱。脾气虚则不能运化水谷精微,导致水湿内停,阻滞气血运行,影响心神安宁。《素问·阴阳应象大论》说:"脾主四时,运化水谷,为胃之仓廪,其华在唇,其充在肌肉。"可见,脾气充足时,能够运化水谷精微,滋养心神,使人思维敏捷、语言流利、睡眠安稳。反之,则心神不宁,夜寐不安。脾气虚弱时,常会伴随不思饮食、恶心呕吐、腹胀腹泻、气血不畅、心神不宁等相关症状。

脾主升清。脾气健运,则水谷精微升清下浊有序,水液代谢正常。若脾气不足,则清阳不升,浊阴不降,水液停聚于肺,则肺气不宣;停聚于心,则心火旺盛;停聚于肝,则肝气郁结;停聚于肾,则肾气亏损。五脏浊气堆积都可能影响心神的安宁,导致失眠。可见,脾虚水停是导致失眠的重要原因之一。正如《诸病源候论》记载:"脾虚水停者,胸中满闷而心悸气促,故不能寐。"该病理过程可因失眠的进展而相互影响,即夜寐不安者"肝血不足而脾气亦虚",继之导致水湿、痰浊、瘀血等病理产物进一步堆积,而加重失眠症状,形成恶性循环。该类患者常伴随乏力、头晕、四肢无力等临床表现。

脾与肝关系密切,常相互影响,相兼为病。脾之升清有赖于肝的疏泄功能正常,肝之气机调畅亦需脾运化有序。《严氏济生方》云:"气结成痰,留蓄心包,怔忡惊惕,痰逆恶心,睡卧不安。"情志异常致肝失疏泄,肝气犯脾,脾失健运,导致津液输布失常,聚而成痰,痰随气行,上聚于心,蕴久化热化火,加之肝郁日久易助火生热,痰热交结,心神被扰而致失眠,常见痰热扰心证。若肝气横逆中焦,侮脾犯胃,影响中焦气机升降,致脾不升清,胃不降浊,酿生湿热,蕴结肝胆,郁久则热愈炽,热扰心神,常见肝胆郁热型失眠。同时,过食肥甘厚味致脾失健运,痰热内生,阻碍气机运行,亦使肝气郁结,肝郁日久化热,累及胆腑,临床可见痰热扰心型、肝胆郁热型失眠症。《古今医统大全》云:"凡人劳心思虑太过,必至血液耗亡,而痰火随炽,所以神不守舍,烦敝而不寐也。"思虑太过,劳心伤脾,损耗阴血,血不养肝,肝血亦亏,则肝疏泄功能失调,气机不畅,致津液代谢失常,日久酿生痰热,扰乱心神,临床常见肝血亏虚兼夹痰热扰心型失眠。

血液可濡养自身脏腑官窍,平衡阴阳,而此功能的发挥需建立在其原料充沛、运行通利的基础上。气血不能正常运行是导致阴阳失调、阳不交阴,从而引发失眠的关键。血源于水谷精微,生化于脾而藏受于肝。由此可见,血液的化生和贮藏离不开肝脾的参与。肝藏血有节,脾统血有度,是气血运行的重要条件。反之,若肝脾失常,血液的生成和运行则会受到不同程度的影响。正如《灵枢·平人绝谷》言:"血脉和利,精神乃居。"神的功能需要血的濡养才能得以发挥。当肝脾协调,生血有源,藏血有度,则血量得以有效保证,血行得以顺畅,机体气血得以充沛,血脉调和则能达到精神得守,魂安故寐安。

(二) 心火不降,肾水不升

阳气充足,则神魂安宁,睡眠正常;阳气过盛,则神魂不宁,睡眠障碍。心属火,为阳之极,若情志不遂,肝郁化火,或饮食不节,胃火上炎,或阴虚火旺,均可导致心火亢盛。心火亢盛是指心脏的阳气过旺,烘扰心神,使之不能安宁,而出现入睡困难或睡眠浅度、多梦等。心火亢盛的原因有多种,如情志抑郁、肝郁化火、饮食不节、暑热侵袭等。《灵枢·本神》说:"阳气盛则身热,魂魄飞扬,耳目聪明。"《医宗金鉴·诸病源候论》说:"心火旺则多梦喜笑。"这些都说明了心火亢盛会影响人的精神状态和睡眠质量。

肾作为先天之本,肾在五脏中主水,司二阴,藏精气,主骨髓,开窍于耳。肾气充足,则精神旺盛,睡眠安稳,耳聪目明。肾气不足,则精神萎靡,睡眠不宁,耳聋目暗。在临床失眠诊疗过程中,肾脏气机的失调往往是重要的调治对象之一。肾气失调对失眠发病和病情进展过程的影响可以归结如下三点。第一,心在上,肾居下,心肾气机联动紧密,肾阴是人体的阴液,主要负责滋养和濡润各个脏腑,维持人体的阴阳平衡。第二,心火是心脏的阳气,主要负责温煦和激发各个脏腑,维持人体的生命活力。当肾阴不足时,就会导致心火亢盛,而过旺的心火影响心神的安宁,导致失眠。第三,肾阴亏虚的原因有多种,如先天不足、后天失调、年老体衰等。而心火亢盛导致的失眠症状多见入睡困难、睡眠浅易醒、梦多惊醒,且常伴随有心悸、口干舌燥、面红目赤、易怒烦躁等。

不仅肾阴不足常致不寐,肾阳虚衰,清阳不升同样可诱发夜寐不安。肾阳是人体生命活动的根本,它主持着人体的温煦、气化、生发等功能。肾阳虚弱,不能温养脏腑和升发清阳,则头目昏沉,神志恍惚;清阳不散,则水液代谢障碍,湿浊内停,影响心神安宁。《素问·逆调论》曰:"肾者水也。"《素问·上古天真论》又曰:"肾者主水,受五脏六腑之精而藏之。"可见,肾阳虚衰,清阳不升,湿浊内停的失眠与肾脏气机有关。

中医认为阳中有阴,阴中有阳,为阴阳互根也,肾水与心火二者升降相因,水火既济,乃脏腑气机升降的根本。《格致余论》中提到:"人之有生,心为火居上,肾为水居下,水能升而火有降,一升一降,无有穷已,故生意存焉。"心居于上为阳脏,其性属火;肾居于下为阴脏,其性属水。人体脏腑气机失调时,心火失于下降而亢盛于上,肾水失于上济而凝聚于下,则心肾不交。脏腑气机升降的根本在于心肾,上下相交则睡眠正常。此外,肝主疏泄,对于心肾相交甚为重要。若肝失条达,不能协助肾水上升以济心火,心火偏亢而扰乱心神,导致心肾不交而不寐。若心肾不交,则表现为口干少津、五心烦热、潮热盗汗、多梦、腹泻、下肢凉、怕冷等。

血脉心之所主。津液阴血流通,中气旋转,心气下行,则心不动悸,心神得安。津液阴血损伤,脉络枯滞,中气不能旋转,故心气不能下行而跳动作悸,心神不能归所而不寐。此病机属阴血亏虚,不能润泽阳气收降、心气潜藏、心神归所,圆运动下旋之力减弱,故阴不纳阳,神不归舍,导致失眠。心肾不交的根本原因在于肾阳不足、不能蒸腾肾水上滋心阴,导致心火独亢、上炎而不能下降于肾,则神躁不安而出现失眠。正如张锡纯云:"诚以人当睡时,上焦之阳气下降潜藏,与下焦之阴气会合,则阴阳自能互根,心肾自然相交……由斯知人能寐者,由于阳气之潜藏,其不能寐者,即由于阳气之浮越。"郑钦安《医法圆通》中记载:"不卧一证……有因肾阳衰而不能启真水上升以交于心,心气即不得下降,故不卧。"

(三) 中焦不运,轴停轮停

中气亦指脾胃之气,中气如轴,中轴旋转停顿,四维的升降不利,则圆运动停止,上下左右俱病。中焦虚寒的失眠患者常伴有以下特征:既往常服用清热药或冷饮过多,倦怠,喜温饮,纳呆、腹胀、便溏或便秘,舌淡苔白腻,右关脉紧。此病机属于中气亏虚,土气寒湿,圆运动中轴虚弱则不稳定,寒湿则影响中轴转动,轴停则轮停,阴阳失衡,升降无序,导致失眠。李东垣《脾胃论》曰:"夫脾胃不足,皆为血病。是阳气不足,阴气有余,故九窍不通。……夫阳气走空窍者也,阴气附形质者也。如阴气附于土,阳气升于天,则各安其分也。"

(四) 肺失宣降,肝失疏泄

肺气指的是肺脏的生理功能和活动状态。肺气的主要功能有三个方面:一是主呼吸,即肺脏通过呼吸吸入自然之气,排出浊气,参与人体的气血运行;二是主皮毛,即肺脏通过开合毛孔,调节人体的温度和水分,保护人体免受外邪侵袭;三是主宣降,即肺脏通过宣发清气,降摄浊液,协调上下气机,维持人体的平衡。肺脏气机的正常与否,直接影响到人体的精神、情绪和睡眠。肺气升降正常时,呼吸平稳,血液循环畅通,心神安宁,夜寐安好。肺气升降异常时,呼吸不畅,气血运行受阻,心神不宁,夜间难以入眠或易惊醒。因此,肺气和不寐的病因病机有密切的联系。一方面,肺脏气机不畅,会导致心神不安,影响入睡。肺气虚弱或肺气郁滞,会使心神失去依托和安顿,从而产生恐惧、忧郁、悲伤等不良情绪,干扰睡眠。另一方面,失眠会损伤肺脏气机,影响呼吸和气血运行。失眠会使阳气亢盛或耗散，导致荣卫失调，使肺脏失去滋润和保护，从而出现咳嗽、喘息、胸闷等症状。

肺脏气机升降最为相关的生理过程主要包括肺气的宣发和肃降两个方面。肺气的宣发是指肺脏将吸入的清气和水谷精微散布于全身，以滋养人体各组织器官。肺气的宣发与人体的血液循环、水液代谢、皮毛营养等有着密切的联系。如果肺气宣发不畅，就会导致气血运行不畅、水液停滞、皮毛失养等，从而出现面色苍白、咳嗽、胸闷、口渴、便秘等症状。失眠也与肺气宣发不畅有关。因为肺气宣发不畅常会影响心的功能，心主血与神志，如果心脏受扰，就会出现心悸、惊恐、多梦、失眠等症状。肺气的肃降是指肺脏将呼出的浊气和多余水液下降至膀胱和大肠，以排出体外。肺气的肃降与人体的呼吸系统、泌尿系统、消化系统等有着密切的联系。如果肺气肃降不利，就会导致浊气和水液上逆，从而出现喘息、咳嗽、咯痰、鼻塞、水肿等症状。失眠同样与肺气肃降不利有关，因为肺气肃降不利会影响脾胃的功能，脾胃主管水谷和精神，如果脾胃受到干扰，就会出现食欲不振、消化不良、思虑过度、失眠等症状。

另外，从气机角度而言，失眠治疗过程中尤其需要重视肝肺之间的气机升降关系。《素问·刺禁论》曰："肝生于左，肺藏于右"，肺居膈上，其气肃降；肝居膈下，其气升发。肝从左而升，肺从右而降，"左右者阴阳之道路也"。肝从左升为阳道，肺从右降为阴道，肝升才能肺降，肺降才能肝升，升降得宜，出入交替，则气机舒展人体精气血津液运行以肝肺为枢转，肝升肺降，以维持人体气机的正常升降。而失眠患者通常伴有肝郁或肝阳偏亢的特点，进而影响肺脏气机，加重病情。

肝主疏泄，肺主宣降，两者相互协调，才能保持气机的平衡。如果肝气上升，肺气下降，就会导致气机紊乱，心神不宁，从而引发失眠。

根据经络学说，人体左侧为阳经，右侧为阴经。阳经主升，阴经主降。左侧的肝经属于足厥阴经，右侧的肺经属于手太阴经。当人体处于平衡状态时，左侧的肝气和右侧的肺气都是适度的，不会过于升降。从气血运行角度而言，肝主疏泄，肝气具有疏泄气血、调节情志的作用。当肝气上升过旺时，会导致气血运行不畅，容易引发肝气郁结、肝火上炎等病理变化，进而影响睡眠。肺主气、宣降，肺气具有宣发肃降、调节水液的作用。当肺气下降不畅时，会导致气机不畅、水液代谢紊乱等问题，进一步影响睡眠。

四、升清调气治疗失眠

天地万物、人身的变化都是圆运动的结果，人体的气机通过降、沉、升、浮，如环无端地不停进行圆运动。正如《圆运动的古中医学》所著："中气如轴，四维如轮，轴运轮行，轮运轴灵，轴则旋转于内，轮则升降于外。"只有轴轮配合，全身脏腑在生理情况下相互配合，如果各个脏腑的功能有一方出现问题，会导致圆的运动失常，影响其他脏腑。因此，"复圆"为治疗疾病的根本大法，修复失常环节可使人恢复健康。由于圆运动运转失常，肾水不升，心火不降，肝气失疏，中焦不运，阴阳失衡，神不安则不寐。阴精内守，阴阳协调，则神志安宁；神不守内，阳不入阴则不寐。治疗不寐应根据圆运动规律，调整脏腑阴阳、调畅气机，主要从以下几点来分析不寐的治疗。

（一）升清阳，降浊阴

"清"是指水谷精微等营养物质，利用脾气的升动转输作用，将胃肠道吸收的水谷精微和水液上输于心、肺等脏，通过心、肺的作用化生气、血、津、液、精微，以营养濡润全身。而中医对"浊"的认识，一是致病之浊，浊邪蕴久以致气滞、血瘀、热郁、痰结等诸邪搏结，终酿为浊毒；二是正常生理浓稠精微或代谢产物。而临床论浊多以致病之浊邪为主，升清降浊理论也基于此。

脾主运化，胃主受纳，共主中焦，主升清降浊。脾主运化，为气血生化之源，主升清；胃主受纳，纳水谷生精微，主降浊，脾胃虚弱，清气不升，浊阴不降，使阴阳不循其道，而最终导致神不归舍发为不寐。

金元时期著名医家李东垣在《脾胃论》中详细地论述了升阳的观点。李东垣非常重视脾胃升降，特别强调阳气的升发，善用黄芪、人参、白术、炙甘草等品补其中；升麻、柴胡、葛根升其阳；防风、羌活、独活助阳气升发，意在使脾胃之气旺，清气上升。他认为只有脾胃升发，清气上升，才能使阴精上奉，浊气下降，才能不出现太阴湿浊下注，阴火上炎。

李东垣《脾胃论》曰："夫脾胃不足，皆为血病。是阳气不足，阴气有余，故九窍不通。诸阳气根于阴血中，阴血受火邪则阴盛，阴盛则上乘阳分，而阳道不行，无生发升腾之气也。夫阳气走空窍者也，阴气附形质者也。如阴气附于土，阳气升于天，则各安其分也。"治疗以补阳泻阴、宁心安神为主，方选补脾胃泻阴火升阳汤加减。全方以黄芪为君药,主要起到健脾补气的作用。以人参、甘草、苍术为臣药,其中人参、甘草甘温益气,苍术健脾祛湿。以柴胡、升麻、羌活、黄芩、黄连、石膏为佐药,其中柴胡、升麻主要起到引药的作用,引胃中清气上行;羌活既起到祛风除湿的作用,又起到辅助升麻、柴胡升发清阳的作用;黄芩、黄连、石膏可散火清热、燥湿。以甘草为使药,兼以为使,主要起到调和诸药的作用。黄韬治疗中气不足、气机失调所致的失眠,常用补中益气汤加减,畏风甚者以消风散疏风养血,柏子仁丸养心安神。

(二) 养心阴,降心火

火气在上,水气在下,心火足则下降以交肾水,肾水足则上升交心火。由于过度耗损津液,心阴不足,君火独亢,相火不降,中气不能正常旋转,故心火亢盛而下行失常,阳不入阴,心神无所归,导致不寐。

炙甘草汤适合治疗阴血阳气虚弱、心脉失养所致的失眠患者。患者常伴有以下典型特征:女性月经量少、月经延期、颜色淡、心悸、左寸虚浮、脉细弱。血脉心之所主,阴血亏虚,阴不纳阳,神不归舍,导致失眠的发生。炙甘草、人参用于补气,生地、阿胶、麦冬、麻仁用于补心中阴血,大枣健脾养血,生姜和桂枝温通心中血脉,振奋心阳。补中土,生阴血,则阳气通过阴血的润泽归位,中气旋转,阴阳相交,神得以安。黄韬常在原方基础上加补中益气丸及荆芥、防风。

(三) 温肾阳,升肾水

肾阳不足常见症状是失眠、情绪激动、女性痛经、畏寒、大便不畅等。肾阳不足,则阳气不能蒸腾升发温养肝木和脾土,肾阳蒸腾才能温煦脾土及肝木。肝木得阴气方能养心火。相火少则中土寒也,圆运动中轴轮失衡。当阳虚无以化生,无力推动体内"圆"的运转,阳不入阴,则夜寐不安。针对肾阳虚、寒水不升所致失眠,治以温肾散寒,和其阴阳。予以苓甘姜附汤以温肾阳,散寒水,水中涵阳,阳与阴平,运动复圆,是以病愈。对于肾阳不足的失眠患者,黄韬善用淫羊藿,归肝、肾经,温肾阳的同时祛肝风。

(四) 疏肝木,调肝脾

肝郁气滞或者肝阳上亢会出现情绪低落、情绪波动大、入睡困难、多梦等症状。若脾失健运,气血生化乏源,精血不足,心神失养,可致失眠;或脾虚不能运化,痰湿内生,日久化火,心神被扰,则不寐而多梦。

肝郁脾虚型失眠患者临床表现是腹胀,食欲欠佳,大便时干时稀,入睡困难、早醒、多梦,情绪焦虑,舌质淡、苔白或薄黄,脉弦细或弦缓无力。多因情志不畅,导致肝气郁结,肝木太旺以乘脾土致脾土亏虚,气血生化乏源,心神失养而成不寐,病性属虚实夹杂之证。

逍遥散是调和肝脾的常用方,服之可达到疏肝理脾、养血和营之效,使得肝气畅,郁结消,气血调,精神爽,逍遥自在。逍遥散由柴胡、当归、白芍、白术、茯苓、生姜、薄荷、甘草共八味药物组成。柴胡疏肝解郁,使肝气得以调达;当归、白芍能养肝血、柔肝体,帮助柴胡恢复肝正常的顺达之性,兼制柴胡疏泄太过;白术、茯苓健脾祛湿、气血有源,炙甘草配合茯苓、白术益气补中;薄荷助柴胡疏肝解郁;生姜助薄荷、柴胡疏肝,助茯苓、白术健脾。黄韬认为肝郁脾虚是失眠的主要病机,心主神明的功能与中气密切相关,以逍遥散治疗失眠常加重疏肝药的剂量,柴胡、香附、广郁金常用30 g,并予升麻、党参、黄芪等补中益气。

(五) 升肝气,降肺气

通过平衡肝气和肺气的升降运动,可以有效地调节肝肺功能,从而缓解失眠症状。例如,针对肝气上升过旺,可以采用疏肝解郁的方法来调和肝气;针对肺气下降不畅,可以采用宣肺降气的方法来调和肺气。

例如,当人体遭受情绪刺激时,如愤怒、忧郁、恐惧等,就会导致肝气郁结,不能正常疏泄。这时,左侧的肝气就会上升到头部,临床常见失眠表现外,还伴有胀痛、眼睛干涩等症状。同时,右侧的肺气也会受到影响,不能正常宣降。这时,右侧的肺气就会下降到腹部,使腹部胀满、呼吸不畅、咳嗽等。这样,左侧肝气上升、右侧肺气下降就形成了一种恶性循环,使人体左右失衡加重,而失眠病情趋于顽固。

因此,在失眠诊疗中,要从天人合一、整体观念、辨证论治出发,综合考虑中气、左侧肝气上升、右侧肺气下降的作用。一方面,要调理肝脏的功能,使其能够正常疏泄情绪和气血;另一方面,要注意补益中气精血,调理肺脏的功能,使其能够正常宣降水液和津液,使机体阴升阳降、心肾相交,阴阳平衡。可以采用中药、针灸、推拿等方法疏通经络,使其能够顺畅地输送气血、水液和津液。同时,要注意饮食调养,避免过于辛辣、油腻、刺激性的食物,多吃清淡、润滑、养血的食物。

(李　静)

第二章

临证用药

第一节 安神助眠单味中药

安神的中药根据来源可分为植物类、动物类、矿物类、化石类等,根据作用可分为养心安神类、宁心安神类、清心安神类、解郁安神类、潜阳安神类、镇静安神类、养血安神类、补气安神类及其他。常用剂量参考《中华人民共和国药典(2020年版)》(后称《中国药典》)。

一、养心安神

1) 酸枣仁 性平,味甘、酸,归心、肝、胆经,养心安神,主治心肝血虚、肝虚有热之失眠。兼有补益肝血、生津、敛汗功效。现代药理研究表明,酸枣仁含黄酮类、生物碱、皂苷、三萜类、脂肪油等成分,具有抗抑郁、催眠、抗惊厥、改善记忆减退等作用。《中国药典》规定,酸枣仁常用剂量为 $10\sim15\,g$,捣碎用。

2) 柏子仁 性平,味甘,归心、肾、大肠经,养心安神,主治心阴不足、心血不足之失眠。兼有润肠通便、敛汗、生津功效。现代药理研究表明,柏子仁含有油脂、皂苷、氨基酸、萜类、多糖等成分,具有镇静、催眠、增强记忆力、补虚损等作用。《中国药典》规定,柏子仁常用剂量为 $3\sim10\,g$。

3) 莲子 性平,味甘,归心、脾、肾经,养心安神,主治心火旺盛之失眠多梦。兼有补脾止泻、止带、益肾涩精功效。现代药理研究表明,莲子含有多种微量元素、多种维生素、荷叶碱等成分,具有镇静、维持神经传导、维持肌肉伸缩、维持心律等作用。《中国药典》规定,莲子常用剂量为 $6\sim15\,g$。

4）刺五加 性温，味甘、微苦，归脾、肺、肾、心经，养心安神，主治心脾两虚之失眠多梦。兼有益气健脾、补肾强腰、化痰平喘功效。现代药理研究表明，刺五加含有多种苷类成分、香豆素成分、异秦皮啶、木脂素类成分、芝麻脂素、糖类、脂肪酸和醌类等，具有抗抑郁、镇静催眠、保肝、护心、抗帕金森病、改善缺血、调节免疫、抗肿瘤、抗氧化、降血糖等作用。阴虚内热慎用。《中国药典》规定，刺五加常用剂量为 9～27 g。

二、宁心安神

1）远志 性温，味辛、苦，归心、肺、脾、肾经，宁心安神，交通心肾，主治心肾不交之失眠。兼有祛痰开窍、消痈散结功效。现代药理研究表明，远志含有三萜皂苷类、酮类、寡糖酯类、生物碱类、苯丙素类、内酯类等成分，具有镇静、抗惊厥、祛痰、杀菌、抗突变、抗癌等作用。《中国药典》规定，远志常用剂量为 3～10 g。

2）茯苓 性平，味甘、淡，归心、肺、脾、肾经，宁心安神，主治心脾两虚之心悸失眠。兼有利水渗湿、健脾功效。现代药理研究表明，茯苓含有多糖类、三萜类、甾醇类、磷酸酯、腺嘌呤、蛋白质等成分，具有镇静、护肝、抗肿瘤、抗溃疡、降血糖、抗心肌缺血、提高水液代谢、提高免疫力、调节胃肠功能等作用。《中国药典》规定，茯苓常用剂量为 10～15 g。孕妇及阴虚者慎用。

3）茯神 性平，味甘，归心、肺、脾、肾经，宁心安神，主治惊悸失眠。现代药理研究表明，茯神含多糖、蛋白质、挥发油、三萜、多种微量元素等成分，具有镇静、催眠、抗抑郁、抗肿瘤、抗氧化、免疫调节、抗炎、利尿、预防肾纤维化等作用。《中国药典》规定，茯神常用剂量为 9～15 g。

4）五味子 性温，味酸、甘，归心、肺、肾三经，宁心安神，主治心肾亏虚之失眠。兼有固涩收敛、生津止渴、补肾功效。现代药理研究表明，五味子含有木脂素、挥发油、多糖类、有机酸、三萜类、黄酮等成分，具有镇静、催眠、抗氧化、抗过敏、抗肿瘤、抗惊厥、抗衰老、抗疲劳、抗应激、护肝、促排卵、抗炎、祛痰、止咳、提高免疫力等作用。《中国药典》规定，五味子常用剂量为 2～6 g。

三、清心安神

1）朱砂 性寒，味甘，归心、肺经，清心安神兼重镇安神，主治心火亢盛之失眠。兼有清热解毒、明目功效。现代药理研究表明,朱砂含硫化汞,具有镇静、催眠、抗焦虑、抗恐惧等作用。《中国药典》规定,朱砂常用剂量为 0.1～0.5 g。多入丸散服,不宜入煎剂。

2) 百合 性寒,味甘,归心、肺经,清心安神,主治虚热扰心之虚烦失眠。兼有养阴、润肺、止咳功效。现代药理研究表明,百合含有甾体皂苷、生物碱、多糖、酚类等成分,具有镇静、催眠、调节免疫、抑菌等作用。《中国药典》规定,百合常用剂量为 6～12 g。

3) 丹参 性微寒,味苦,归心、心包、肝经,清心安神,主治热病心烦、阴血不足、虚热内扰之心悸失眠。兼有活血调经、祛瘀止痛、凉血消痈功效。现代药理研究表明,丹参含丹参素、丹酚酸、丹酚酸甲酯、迷迭香酸、咖啡酸等水溶性成分,以及丹参酮Ⅰ、丹参酮ⅡA、丹参酮ⅡB、丹参酮Ⅵ、异丹参酮、隐丹参酮等脂溶性成分,具有保护心脏、保护神经、改善微循环、抗血栓、抗癌、抗炎、抗菌、抗病毒等作用。《中国药典》规定,丹参常用剂量为 10～15 g。反藜芦,月经过多、孕妇慎用。

4) 麦冬 性微寒,味甘、微苦,归心、肺、胃经,清心安神,治疗热扰心神之心烦失眠。兼有养阴、生津、润肺功效。现代药理研究表明,麦冬含有甾体皂苷类、高异黄酮类、多糖类、挥发油、蒽醌类等成分,具有镇静、催眠、降血糖、抗心肌缺血、抗心律失常、升高血压、增强免疫力、抗炎、抗菌、抗肿瘤、抗惊厥、抗氧化、抗疲劳等作用。《中国药典》规定,麦冬常用剂量为 6～12 g。

四、解郁安神

1) 合欢皮 性平,味甘,归心、肝、肺经,解郁安神,主治情志不遂、忿怒抑郁之失眠。兼有活血、消肿、止痛功效。现代药理研究表明,合欢皮含有三萜类、黄酮类、木脂素、生物碱、鞣质类、多糖等成分,具有镇静、催眠、抗焦虑、抗抑郁、抗肿瘤、抗菌、抗炎、增强免疫、抗氧化等作用。《中国药典》规定,合欢皮常用剂量为 6～12 g。

2) 合欢花 性平,味甘,归心、肝经,解郁安神,主治忧郁失眠。兼有理气和胃、清心明目功效。现代药理研究表明,合欢花含有黄酮类、挥发油类、三萜皂苷类、甾体皂苷类、鞣质类等成分,具有抗焦虑、抗抑郁、镇静、催眠等作用。《中国药典》规定,合欢花常用剂量为 5～10 g。

3）西红花　性平,味甘,归心、肝经,解郁安神,主治忧郁失眠。兼有活血化瘀、凉血解毒功效。现代药理研究表明,西红花含西红花苷、西红花酸、苦番红花素、黄酮类、多糖、生物碱、蒽醌类等成分,具有抗焦虑、抗抑郁、抗凝血、兴奋子宫、降血压、护肝等作用。《中国药典》规定,西红花常用剂量为1～3 g。月经过多、孕妇慎用。

五、潜阳安神

1）磁石　性寒,味咸,归心、肝、肾经,潜阳安神兼重镇清热安神,主治肾虚肝旺、上扰心神之失眠。兼有益肾平肝、纳气平喘、聪耳明目、镇摄浮阳功效。现代药理研究表明,磁石主含四氧化三铁,具有镇静、补血、止血、抗炎等作用。《中国药典》规定,磁石常用剂量为9～30 g。入药先煎。

2）龙骨　性平,味涩、甘,归心、肝、肾、大肠经,潜阳安神兼重镇安神,主治心悸失眠。兼有平肝潜阳、收敛固摄、生肌敛疮功效。现代药理研究表明,龙骨含有钙、铜、锰等元素,具有镇静、催眠、抗惊厥、促进血液凝固、降低血管通透性等作用。《中国药典》规定,龙骨常用剂量为9～30 g。入药先煎。

3）牡蛎　性微寒,味咸,归肝、胆、肾经,潜阳安神,主治阳亢失眠。兼有补阴潜阳、收敛固摄、软坚散结功效。现代药理研究表明,牡蛎含有蛋白质、牛磺酸、糖原、锌元素、牡蛎肽、多糖等成分,具有抗疲劳、抗氧化、抗炎、抗高血压、抗凝血、抗肿瘤、护肝等作用。《中国药典》规定,牡蛎常用剂量为9～30 g。入药先煎。

六、镇静安神

1）琥珀　性平,味甘,归心、肝、小肠经,镇静安神,主治心悸失眠。兼有活血散瘀、利尿通淋功效。现代药理研究表明,琥珀含有树脂、挥发油、琥珀氧松香酸、琥珀松香酸、琥珀银松酸、琥珀脂醇、琥珀松香醇、琥珀酸等成分,具有抗惊厥、镇静、抑制中枢神经、降低体温、镇痛、升血压等作用。

2）珍珠母　性寒,味甘、咸,归肝、心经,镇心安神,主治惊悸失眠、心神不宁。兼有平肝潜阳、清肝明目功效。现代药理研究表明,珍珠母含碳酸钙、有机质、微量元素等成分,具有镇静、抗氧化、中和胃酸、调节免疫力、抑菌、降血糖、抗肿瘤、利尿等作用。《中国药典》规定,珍珠母常用剂量为10～25 g。入药先煎。

七、养血安神

1) 大枣 性温,味甘,归心、脾、胃经,养血安神,主治血虚烦躁之失眠。兼有甘温补中、缓和药性功效。现代药理研究表明,大枣含有三萜类、皂苷类、生物碱类、黄酮类、糖类、维生素类、矿物质元素等成分,具有镇静、保肝、抗过敏、抗氧化、抗衰老、抗肿瘤等作用。《中国药典》规定,大枣常用剂量为 6～15 g。破开或去核入煎。

2) 夜交藤 性平,味甘,归心、肝经,养血安神,主治阴虚血少之心神不安、失眠多梦。兼有祛风通络功效。现代药理研究表明,夜交藤含有醌类、黄酮、苷类、甾体、二苯乙烯衍生物、苯的衍生物、花青素类等成分,具有镇静、催眠、降脂、降糖、抗炎、抗氧化等作用。

3) 龙眼肉 性温,味甘,归心、脾经,养血安神,主治心脾两虚之心悸失眠。兼有补益心脾功效。现代药理研究表明,龙眼肉含有糖类、脂类、核苷、皂苷、多肽、多酚、氨基酸、微量元素等成分,具有改善睡眠、抗焦虑、抗应激、抗衰老、免疫调节、抗肿瘤等作用。《中国药典》规定,龙眼肉常用剂量为 9～15 g。

4) 灵芝 性平,味甘,归心、肺、肝、肾经,养血安神,主治气血不足之失眠多梦。兼有益气、祛痰、止咳、平喘功效。现代药理研究表明,灵芝含有多糖类、三萜类、生物碱、核苷、甾体、脂肪酸、蛋白质、多肽、无机元素等成分,具有镇静、镇痛、保肝、护肾、抗炎、降血糖、抗肿瘤、抗衰老、改善心肌缺血、强心、升压、解痉平喘、止咳祛痰、免疫调节、抗辐射等作用。《中国药典》规定,灵芝常用剂量为 6～12 g。

5) 龟甲 性微寒,味咸、甘,归心、肝、肾经,养血安神,主治心神失养之惊悸失眠。兼有滋阴潜阳、益肾强骨、固经止血功效。现代药理研究表明,龟甲含有氨基酸、胶原蛋白、无机元素等成分,具有抗氧化、提高机体免疫力、促骨髓间充质干细胞增殖分化、降低甲状腺功能、促进发育、延缓衰老等作用。《中国药典》规定,龟甲常用剂量为 9～24 g,先煎。

6) 白芍 性微寒,味苦、酸,归肝、脾经,养血安神,主治心血不足之失眠。兼有平抑肝阳、柔肝止痛、养血调经、敛阴止汗功效。现代药理研究表明,白芍含有单萜、糖苷类、三萜类、黄酮类、鞣质类等成分,具有催眠、抗抑郁、抗炎、抗溃疡、保肝、保护心肌、镇痛、抗惊厥、调节免疫、抗菌、抗炎等作用。《中国药典》规定,白芍常用剂量为6～15g。反藜芦,虚寒证患者慎用。

7）当归　性温,味甘、辛,归心、肝、脾经,养血安神,主治心肝血虚之失眠。兼有补血活血、调经止痛、润肠通便功效。现代药理研究表明,当归含有挥发油、多糖类、有机酸、氨基酸和黄酮类等成分,具有催眠、抗惊厥、抗炎、促进造血功能、抗肿瘤、保肝、护肾、镇痛、兴奋子宫、增强免疫、调节血管、利尿、平喘等作用。《中国药典》规定,当归常用剂量为6～12g,便溏者慎用。

八、补气安神

1）人参　性微温,味甘、微苦,归心、肺、脾、肾经,补气安神,主治中气不足之失眠,兼有益智、大补元气、补脾益肺、生津止渴功效。现代药理研究表明,人参含有多糖、皂苷、挥发油、微量元素、有机酸、蛋白质等成分,具有镇静、催眠、增强记忆、强心、护肝、降脂、抗癌、抗休克、抗心肌缺血、抗动脉粥样硬化、抗溃疡、抗慢性肾衰、增强免疫、延缓衰老等作用。《中国药典》规定,人参常用剂量为3～9g,抢救虚脱时用量15～30g,另炖服,可研粉吞服。不宜与藜芦、五灵脂、莱菔子同用。

2）西洋参　性凉,味苦,归心、肺、肾经,补气安神,主治气阴不足之失眠,兼有养阴、清热生津功效。现代药理研究表明,西洋参含有人参皂苷、多糖、挥发油、有机酸、甾醇、聚炔类、氨基酸等成分,具有催眠、抗惊厥、抗血栓、抗心肌缺血、抗心律失常、抗辐射、抗缺氧、抗疲劳、降血糖等作用。《中国药典》规定,西洋参常用剂量为3～6g,另炖服或入丸、散剂。反藜芦。

九、其他

1）半夏　性温,有毒,归肺、脾、胃经,燥湿化痰、降逆止呕、消痞散结。半夏通过化痰降逆、通利中焦引阳入阴、使阴阳平衡治疗不寐。现代药理研究表明,半夏含有生物碱、有机酸、氨基酸、挥发油、黄酮类、半夏淀粉、半夏蛋白、甾醇类、芳香族成分、糖类、微量元素等成分,具有镇静、催眠、镇痛、镇咳、止吐、抗氧化、抗衰老、抗惊厥、抗炎、抗肿瘤、抗菌、抗癫痫、抗衰老等作用。《中国药典》规定,半夏常用剂量为3～9g。反附子、乌头,孕妇禁用。

2）浙贝母　性寒,味苦,归心、肺经,清热解毒、化痰止咳、消痈散结。现代药理研究表明,浙贝母含有生物碱、多糖、总皂苷、黄酮类、挥发油等成分,具有镇静、镇痛、止咳、祛痰、抗炎、抑菌、抗癌等作用。浙贝母中的浙贝母碱、去氢浙贝母碱有镇静、助眠作用。《中国药典》规定,浙贝母常用剂量为 5～10 g。反乌头、附子。

3) 僵蚕 性平,味咸、辛,归肺、肝、胃经,息风止痉、祛风止痛、化痰散结。现代药理研究表明,僵蚕含有蛋白质、氨基酸、草酸铵、酶类、核苷碱基、微量元素等成分,具有催眠、抗惊厥、抗凝、抗血栓、抑菌、抗癌、降血糖等作用。僵蚕的水提醇沉提取物具有镇静、催眠作用。《中国药典》规定,僵蚕常用剂量为 5～10 g。

4) 地龙 性寒,味咸,归肝、脾、膀胱经,清热定惊、通络、平喘、利尿。现代药理研究表明,地龙含有蛋白质、多肽、氨基酸、酶类、核苷酸、脂类、微量元素等成分,具有镇静、抗惊厥、抗凝血、抗血栓、抗肿瘤、降血压、抗心律失常、解热、平喘、兴奋子宫、杀精子等作用。地龙的乙酸乙酯、氯仿和水提部位存在镇静、催眠作用。《中国药典》规定,地龙常用剂量为 5～10 g。孕妇慎用。

5) 赭石 性寒,味苦,归心、肺、肝、胃经,平肝潜阳、重镇降逆、凉血止血。现代药理研究表明,赭石含有铁、锌、铜、锰、钴、镍、钙等多种元素,具有镇静、抗炎、抗惊厥、止血、保护胃肠黏膜、兴奋肠管、促进红细胞及血红蛋白新生等作用。《中国药典》规定,赭石常用剂量为 9～30 g,先煎。孕妇慎用。

6) 钩藤 性凉,味甘,归肝、心包经,清热平肝、息风定惊。现代药理研究表明,钩藤含有生物碱类、黄酮类、三萜类、皂苷类等成分,具有镇静、抗惊厥、抗血栓、解痉、抗炎、止痛、降压、抗癌、抗癫痫等作用。钩藤中的钩藤碱发挥镇静、催眠作用。《中国药典》规定,钩藤常用剂量为 3～12 g,后下。

7) 天麻 性平,味甘,归肝经,息风止痉、平抑肝阳、祛风通络。现代药理研究表明,天麻含有酚类、苷类、有机酸类、多糖类、甾醇类等成分,具有镇静、镇痛、催眠、抗惊厥、抗癫痫、增强免疫力、抗氧化、降血脂、降血压、抗疲劳等作用。天麻中的天麻素发挥镇静、催眠作用。《中国药典》规定,天麻常用剂量为 3～10 g。

8) 淫羊藿 性温,味辛、甘,归肝、肾经,补肾助阳、强壮筋骨、祛风除湿。现代药理研究表明,淫羊藿含有黄酮、多糖、生物碱、木脂素等成分,具有镇静、抗惊厥、抑菌、提高性机能、提高免疫力、抗心肌缺血、抗心律失常、促进骨生长、抗氧化等作用。淫羊藿中的朝藿定 C 起到镇静、改善睡眠作用。《中国药典》

规定,淫羊藿常用剂量为 6～10 g。

9) 杜仲　性温,味甘,归肝、肾经,补肝肾、强筋骨、安胎。现代药理研究表明,杜仲含有环烯醚萜类、木脂素类、黄酮类、苯丙素类、多糖类等成分,具有降血糖、降血压、降血脂、抗骨质疏松、抗氧化、免疫调节、抗炎、抑菌等作用。杜仲中的乙酸乙酯和正丁醇提取物有镇静、催眠作用。《中国药典》规定,杜仲常用剂量为 6～10 g。

10) 延胡索　性温,味辛、苦,归肝、脾经,活血、行气、止痛。现代药理研究表明,延胡索含有生物碱类、甾体类、有机酸类、糖类等成分,具有镇静、催眠、镇痛、抗焦虑、抗抑郁、抗心肌缺血、抗脑缺血、抑制胃酸分泌、抗肿瘤、解毒、降血压等作用。延胡索中的延胡索乙素可抑制羟考酮躯体依赖的形成发挥镇静、催眠作用。《中国药典》规定,延胡索常用剂量为 3～9 g,研末吞服一次 1.5～3 g。孕妇慎用。

11) 川芎　性温,味苦、辛,归肝、胆、心包经,活血行气、祛风止痛。现代药理研究表明,川芎含有挥发油、生物碱、多糖成分,具有镇静、抗抑郁、镇痛、抗炎、抗氧化、抗肿瘤、抗凝血、抗衰老、抗动脉粥样硬化、抗肺气肿、改善心功能、改善肾灌注、降低血压等作用。川芎中的阿魏酸具有镇静作用。《中国药典》规定,川芎常用剂量为 3～10 g。

12) 香附　性辛,味微苦、微甘,疏肝解郁、理气宽中、调经止痛。现代药理研究表明,香附含有挥发油、黄酮、生物碱、三萜、甾醇、蒽醌等成分,具有催眠、抗抑郁、抗炎、抗菌、抗氧化、抗肿瘤、镇痛、保肝、降血脂、降血压等作用。香附中的挥发油具有中枢抑制作用发挥催眠作用。《中国药典》规定,香附常用剂量为 6～10 g。

13) 薏苡仁　性凉,味甘、淡,归脾、胃、肺经,利水渗湿、健脾止泻、清热除痹、排脓、解毒散结。现代药理研究表明,薏苡仁含有脂肪酸、糖类、甾醇类、生物碱类、三萜类等成分,具有镇静、镇痛、抗肿瘤、抗炎、抗菌、提高机体免疫、降血糖、降血脂等作用。《中国药典》规定,薏苡仁常用剂量为 9～30 g。孕妇、阴虚津伤者慎服。

14) 苍术　性温,味辛、苦,归脾、胃、肝经,健脾除湿、祛风解表、明目。现代药理研究表明,苍术含有烯炔类、倍半萜类、糖类、甾醇类、三萜类、芳香苷类、苍术醇类等成分,具有镇静、抗胃溃疡、保肝、免疫调节、抗菌、抗炎、抗肿瘤、抗氧化、降血糖、神经保护等作用。《中国药典》规定,苍术常用剂量为 3～9 g。阴虚燥热者慎服。

15）桑寄生 性平,味苦、甘,祛风湿、补肝肾、强筋骨、安胎元。现代药理研究表明,桑寄生含有桑寄生总黄酮、凝集素、挥发油、维生素、微量元素等成分,具有镇静、镇痛、抗炎、强心、扩张冠脉、利尿、降血糖、降血压、降血脂、抗肿瘤、保护神经等作用。《中国药典》规定,桑寄生常用剂量为9～15 g。

16）独活 性微温,味辛、苦,归肝、肾、膀胱经,祛风湿、止痹痛、解表散寒。现代药理研究表明,独活含有香豆素类、挥发油类、萜类、甾醇类、有机酸、糖类等成分,具有镇静、镇痛、催眠、抗炎、降压、抗心律失常、抗凝血、抗溃疡、抗肿瘤等作用。《中国药典》规定,独活常用剂量为3～10 g。

17）栀子 性寒,味苦,归心、肺、三焦经,泻火除烦、清热利湿、凉血解毒。外用消肿止痛。现代药理研究表明,栀子含有环烯醚萜类、单萜苷、二萜类、三萜类,黄酮类、有机酸酯类等成分,具有镇静、解热、抗炎、抗惊厥、抗动脉粥样硬化、神经保护、降血糖、降血压等作用。栀子中的环烯醚萜类具有改善失眠、焦虑、抑郁症状等作用。《中国药典》规定,栀子常用剂量为6～9 g,捣碎用。外用生品适量,研末调敷。脾虚便溏者慎服。

18）桑白皮 性寒,味甘,归肺、脾经,泻肺平喘、行水消肿。现代药理研究表明,桑白皮含有黄酮类、呋喃类、香豆素类、萜类、甾醇类、糖类、挥发油类、芪类等成分,具有镇静、镇痛、抗炎、抗病毒、镇咳、平喘、祛痰、利尿、降尿酸、护肾、保肝、降血糖、降血脂、扩张心血管、解热、利尿、抗肿瘤、抗氧化等作用。《中国药典》规定,桑白皮常用剂量为6～12 g。

19）五加皮 性温,味辛、苦,归肝、肾经,祛风除湿、补益肝肾、强筋壮骨、利水消肿。五加皮含有挥发油、木脂素、有机酸、萜类等成分,具有镇静、抗炎、镇痛、调节免疫、降低血糖、抗疲劳、抗肿瘤、抗溃疡、改善肾功能等作用。《中国药典》规定,五加皮常用剂量为5～10 g。阴虚火旺者慎服。

第二节 临证药对

黄韬在治疗失眠中根据八纲辨证给予个性化治疗,根据相使相须的理论,临床常用以下药对增进疗效。

1. 麻黄—桂枝

麻黄、桂枝性温,味辛,入肺、膀胱经,辛温解表,开宣肺气。《本草正义》:"麻黄轻清上浮,专疏肺郁,宣泄气机……虽曰散寒,实为泄邪……肺气郁窒,治节无权,即当借其轻扬,以开痹着。"现代药理研究表明,麻黄含有盐酸麻黄碱、盐酸伪麻黄碱、挥发油、黄酮类、多糖类、鞣质、有机酸、氨基酸、矿质元素类等成分,桂枝含有肉桂酸、桂皮醛、香豆素等成分。两药配伍应用后兴奋交感神经,能产生抗炎、解热、镇痛等作用。两药相须为用,宣散之力倍增,使全身玄府疏通,营卫调和,阳入于阴入寐。黄韬运用桂枝 6 g 宣阳行痹,9 g 解肌祛风,15 g 平冲降逆、抑肝平肝。

2. 桂枝—白芍

桂枝、白芍调和营卫、发散表邪。桂枝辛散,解肌祛风,助阳化气,主升提,助上焦气化;白芍酸苦微寒,敛阴和营,主通降,助下焦潜藏与排泄。《本草正义》:"益阴养血,滋润肝脾,皆用白芍。"现代药理研究表明,桂枝中的桂皮醛扩血管、促发汗,白芍中的芍药苷调节免疫、抗炎镇痛。两药配伍,一升一降,一收一散,共奏调和营卫、益阴止汗之功。

3. 荆芥—防风

荆芥性微温,味辛,归肺、肝经,祛风理血。防风性温,味辛、甘,归膀胱、肝、脾经,能疏散脾经浮火,疏解肝脾不和,祛风胜湿。荆芥、防风祛风胜湿。《本草求真》:"宣散风邪,用以防风之必兼用荆芥"。荆芥、防风为风药中润剂,药性和缓,无论风寒风热,诸风之证皆可应用。《中医临床常用对药配伍》记载:"荆芥偏入血分,防风偏入气分,相须为用,加强祛风之效。"现代药理研究表明,荆芥、防风均含有挥发油,两药配伍,有解热、镇痛、抗炎、抗过敏等药理作用。

4. 羌活—独活

羌活、独活性温,味辛,羌活入膀胱经,独活入肾经,祛风湿、止痹痛、解表散寒,治表里之风。羌活善上行治在表之游风,治上肢痹痛;独活善下行治在里之伏风,治下肢痹痛。现代药理研究表明,羌活含羌活醇、挥发油等成分,有抗炎、抗病毒、镇痛、改善微循环等作用。独活含蛇床子素、香豆素等成分,具有镇静、镇痛、消炎、保护神经元等作用。两药相须为用,疗效强于单独给药。黄韬取羌活、独活祛风通络功效,剂量在 10~15 g。

5. 白芷—藁本

白芷性温,味辛,归肺、胃、大肠经,辛香行窜,解表散寒,祛风止痛,宣通鼻窍,燥湿止带,消肿排脓。藁本性温,味辛,归膀胱经,祛风胜湿、散寒止痛。现代药理研究表明,白芷含有挥发油、香豆素、多糖、氨基酸、微量元素等成分,具有抗炎、镇痛、解痉、抗菌、抗氧化、抗肿瘤等功效。藁本含生物碱、挥发油、萜类、内酯、黄酮、蒽醌、苯酞类、有机酸等成分,具有抗氧化、抗血栓、降血脂、抗菌、抗病毒、抗突变等作用。白芷善散阳明经风寒湿邪,藁本善散膀胱经风寒湿邪,既能达巅顶,又能入肌肉、经络、筋骨。白芷、藁本联用,增强辛散祛风之力。

6. 薄荷—葛根

薄荷性凉,味辛,归肺、肝经,疏散风热,清利头目,利咽透疹,疏肝行气。《医学衷中参西录》称薄荷"其力能内透筋骨,外达肌表,宣通脏腑,贯串经络。"葛根性凉,味辛,归脾、胃经,发散风热,升发脾气。葛根升津液,舒筋脉,鼓舞脾胃之气,清宣透热。现代药理研究表明,薄荷含挥发油类、黄酮类、萜类、酚酸类、醌类、苯丙素类等成分,具有抗菌、抗病毒、抗感染、抗氧化、抗肿瘤等作用。葛根含有葛根素、黄酮、三萜、香豆素、皂苷等成分,有扩张血管、清除自由基、抑制血小板聚集、降低血黏度、解痉、解热、抗氧化、抗炎等作用。薄荷、葛根联用,能疏肝升脾,改善清阳不升所致的头昏、头胀。

7. 当归—川芎

当归性温,味辛、微甘,归心、肝、脾经,补血和血,养血中有活血之力,走而不守。《本草正》云:"当归,其味甘而重,故专能补血,其气轻而辛,故又能行血,补中有动,行中有补,诚血中之气药,亦血中之圣药也。"川芎性温,味辛,归心、肝经,行气活血,为血中之气药。《本草汇言》谓"川芎,上行头目,下调经水,中开郁结,血中气药……味辛性阳,气善走窜而无阴凝黏滞之态,虽入血分,又能去一切风,调一切气。"现代药理研究表明,川芎含川芎嗪等成分,具有抑制中枢神经系统兴奋性、改善微循环、抗凝血、抗脑缺血、抗动脉粥样硬化等作用。当归中的藁本内酯有镇静安神作用,当归能增强免疫、改善血液循环。《医宗金鉴》云:"当归、川芎为血分之主药,性温而味甘辛,以温能和血,甘能补血,辛能散血。"当归、川芎联用,活血、养血、行气,生血脉通营阴,气血并治,使血行不滞。

8. 党参—黄芪

党参性平,味甘,归肺、脾经,健脾益肺、养血生津。黄芪,性温,味甘,归肺、脾经,补气健脾,益卫固表,生津养血,托毒排脓。党参、黄芪为补气要药,补肺、脾之气。《本草正义》云:"黄芪,补益中土,温养脾胃,凡中气不振,脾土虚弱,清气下陷者最宜。"现代药理研究表明,党参含多糖类、生物碱类、炔类、三萜类、黄酮类等成分,具有调节免疫、抗感染、抗氧化、抗肿瘤等作用。黄芪含有多糖、黄酮、皂苷等成分,具有抗炎、抗氧化、保肝、抗肿瘤、增强免疫力等作用。党参益气养血生津,黄芪益气固表补中,两药联用,增强补益中气功效,中气足乃助运化。

9. 柴胡—升麻

柴胡性微寒,味苦、辛,归肝、胆经,和解退热,升举清阳,疏肝解郁。升麻性微寒,味辛、微甘,入肺经,升举阳气,清热解毒。现代药理研究表明,柴胡中的柴胡皂苷能够镇静和延长睡眠时间,柴胡还有抗癫痫、抗炎、抗病毒、解热、镇痛、保肝、抗肿瘤等功效。升麻含有三萜苷类、酚酸类、色酮类等成分,具有抗炎、抗肿瘤等功效。柴胡 15 g 辛散解肌,柴胡 9 g 疏理肝气,柴胡 6 g 升举阳气。柴胡、升麻合用,辛散升发阳气,引脾胃清阳之气上升。

10. 龙骨—牡蛎

龙骨性平,味涩、甘,归心、肝、肾、大肠经,重镇安神,平肝潜阳,固涩止遗。牡蛎性微寒,味咸,归肝、胆、肾经,平肝安神,软坚散结,收敛固涩。龙骨偏入手少阴心经,牡蛎偏入足少阴肾经。现代药理研究表明,龙骨含有碳酸钙、五氧化二磷、磷酸钙等成分,具有抗抑郁、延长睡眠时间、镇静等作用。牡蛎含有碳酸钙、氨基酸、微量元素、甘氨酸等成分,具有抗病毒、抗肿瘤、降血糖等作用。龙骨、牡蛎二药合用,镇潜摄纳,调节心肾,引火归位,制动平亢。

11. 山药—芡实

山药性平,味甘,归肺、脾、肾经,补脾养胃,生津益肺,补肾涩精。《本草纲目》记载,山药"益肾气,健脾胃,止泻痢,化痰涎,润皮毛"。芡实性平,味甘,归脾、肾经,固肾涩精,补脾止泄,除湿止带。《本草从新》记载,芡实"补脾固肾,助气涩精。"现代药理研究表明,山药含有多糖、蛋白、皂苷类等成分,具有降糖、血脂、抗炎、抗氧化、抗肿瘤、免疫调节等作用。芡实含有多酚类、黄酮类、甾醇类等成分,具有抗氧化、抗菌、降糖等作用。两药合用,补益脾肾,充足阴精,除湿止泻。

12. 地肤子—白鲜皮

地肤子性寒,味苦,归肾、膀胱经,清热利湿,祛风止痒。白鲜皮性寒,味苦、微辛,归肝、胆、脾、胃、肺、膀胱经,清热燥湿,祛风解毒。现代药理研究表明,地肤子含地肤子皂苷、齐墩果酸等成分,具有抗过敏、抗瘙痒、抗炎等作用。白鲜皮含白鲜碱、梣酮、黄柏酮等成分,具有抗炎、止痒、抑菌、抗变态反应、抗肿瘤等作用。地肤子配伍白鲜皮能增强祛风止痒、清热利湿之功效。

13. 鹿角片—制首乌

鹿角片性温,味咸,归肝、肾经,温肾阳,强筋骨,活血消肿。制首乌性微温,味甘、苦、涩,归心、肝、肾经,补益精血,填补肝肾,祛风乌发。《本草纲目》谓何首乌"气温味苦涩,苦补肾,温补肝,能收敛精气,所以能养血益肝,固精益肾,健筋骨,乌发,为滋补良药。"现代药理研究表明,鹿角片含有无机元素、氨基酸、蛋白多肽类、激素、胆固醇、多糖、神经节苷脂、磷脂等成分,具有抗乳腺增生、抗骨质疏松、增强免疫力、提高性机能、抗病毒、抗炎、镇痛、抑菌、护胃、降血糖、抗疲劳、抗氧化等作用。何首乌含有二苯乙烯苷类、蒽醌类、黄酮类等成分,具有抗氧化、抗肿瘤、抗衰老、降血脂、抗动脉粥样硬化、提高记忆力、增强免疫力等作用。两药合用,益精补肾,补而不滞。

14. 干姜—附片

干姜性热,味辛,归脾、胃、肾、心、肺经,温中散寒,回阳通脉,温肺化饮。附片性大热,味辛、甘,归心、肾、脾经,回阳救逆,补火助阳,散寒止痛,温肾中真阳,助脏腑气血。现代药理研究表明,干姜含有挥发油、姜辣素类化合物、二苯基庚烷类化合物、多糖、无机元素、氨基酸等成分,具有抗炎、抑菌、抗氧化、抗癌、保护肝脏、保护心血管、保护脾胃等作用。附片含有生物碱、黄酮、多糖等成分,具有抗心律失常、提高免疫、抗炎、镇痛等作用。两药合用,温脾肾阳,散除阴寒。

15. 石膏—知母

石膏性大寒,味甘、辛,归肺、胃经,解肌退热,清热除烦。知母性寒,味苦,归肺、胃、肾经,清热泻火,滋阴润燥,除烦止渴,善清肺胃之热,补肺肾之阴。现代药理研究表明,石膏含有硫酸钙等成分,具有解热、镇痛、抗炎、降血糖、降血压、降低毛细血管通透性等作用。知母含有皂苷类、双苯吡酮类、生物碱类、氨基酸类、矿物质等成分,具有抑制炎症、抗氧化应激损伤、改善肾脏血液流变、调节糖脂代谢紊乱等作用。两药合用,增强清热除烦功效,滋阴生津,除烦安神。

16. 牡丹皮—栀子

牡丹皮性寒,味辛、苦,归心、肝、肾经,活血祛瘀,凉血不留瘀,活血不动血,入手厥阴心包经、足少阴肾经,擅于养阴清血分伏火。栀子性寒,味苦,归心、肺、三焦经,清心除烦解热,擅清内生郁热。《药征》谓栀子"主治心烦也,旁治发黄"。生栀子走气分,炒栀子走血分。现代药理研究表明,牡丹皮含丹皮酚、萜类、苷类、甾醇、槲皮素、6-羟基香豆素、没食子酸、苯甲酸、对羟基苯甲酸、反式咖啡酸、硬脂酸酯、腺苷等成分,具有镇静、催眠、抗肿瘤、抗菌、消炎、抗氧化、抗血栓、保肝、提高免疫力、止血等作用。栀子含有环烯醚萜类、栀子苷、二萜类西红花酸、西红花苷、黄酮、有机酸酯等成分,具有镇痛、解热、抗炎、保肝、利胆、抗血栓、降血脂等作用。两药合用,清热除烦不留邪,除心胸烦热。

17. 陈皮—薄荷

陈皮性温,味苦、辛,归肺、脾经,理气健脾,燥湿化痰,和胃止呕。《神农本草经》称陈皮"味辛,温。主胸中瘕热逆气,利水谷。久服去臭,下气,通神。"薄荷性凉,味辛,归肺、肝经,疏散风热,清利头目,利咽透疹,疏肝行气。《新修本草》言薄荷"主贼风伤寒发汗,恶气,心腹胀满,霍乱,宿食不消,下气,煮汁服,亦堪生食。人家种之,饮汁发汗,大解劳乏。"现代药理研究表明,陈皮含有挥发油、黄酮苷类、多甲氧基黄酮类等成分,具有抗氧化、抗癌、抗诱变、抗炎、保护心血管等作用。薄荷含有挥发油类、有机酸类、萜类、黄酮类、酚酸类、醌类、苯丙素类等成分,具有抗衰老、抗氧化、抗病毒、抗肿瘤、抗菌、抗炎等作用。两药合用,增强疏肝理气功效。

18. 麦冬—北沙参

麦冬性微寒,味甘、微苦,归心、肺、胃经,养阴清热、益胃生津、润肺止咳、清心除烦。北沙参性微寒,味甘、微苦,归肺、胃经,养阴清肺,益胃生津。现代药理研究表明,麦冬含有甾体皂苷类、高异黄酮类、氨基酸类、豆甾醇类、酚酸类、多糖类等成分,具有抗心脑血管疾病、降血糖、降血脂、提高免疫、止咳、抗肿瘤、延缓衰老等作用。北沙参含有萜类、乙炔类、黄酮类等成分,具有抗炎、抗菌、抗肿瘤、免疫调节、抗肺纤维化、镇痛等作用。两药合用,养阴生津之力倍增,善治上焦阴虚证。

19. 玉竹—天花粉

玉竹性平,味甘,归肺、胃经,滋阴润肺、生津养胃。天花粉性微寒,味甘,归肺、胃经,清热泻火,生津止渴,消肿排脓。现代药理研究表明,玉竹含有黄酮类、多糖类、皂苷类、挥发油、生物碱等成分,具有降血糖、抗肿瘤、抗氧化、免疫调节等作用。天花粉含有蛋白质、多糖、皂苷、氨基酸等成分,具有抗肿瘤、降血糖、调节免疫等作用。天花粉有引产抗孕作用,孕产妇禁用。两药合用,加强滋养肺胃功效,用于肺胃津亏证。

20. 南沙参—太子参

南沙参性凉,味甘、苦,归肺、胃经,养阴清肺,益胃生津、化痰、益气。太子参性平,味甘、微苦,归脾、肺经,益气健脾、生津润肺。现代药理研究表明,南沙参含有多糖、β-谷甾醇、三萜等成分,具有提高免疫力、清除自由基、抗衰老、抗辐射、保肝等作用。太子参含有环肽类、苷类、糖类、氨基酸类、磷脂类、挥发油类、脂肪酸类、油脂类、甾醇类、微量元素等成分,具有保护心肌、调节免疫、抗氧化、降血糖、抗应激、抗疲劳、抗肿瘤、镇咳等作用。两药合用,益气生津,用于脾肺气虚津亏。

21. 菖蒲—郁金

菖蒲性温,味辛、苦,归心、胃经,开窍豁痰、化湿醒神,能通心气,化寒湿,利九窍。《重庆堂随笔》载菖蒲:"舒心气、畅心神、怡心情、益心志。"郁金性寒,味辛、苦,归肝、心、肺经,行气化瘀、清心解郁、利胆退黄,长于解郁。现代药理研究表明,菖蒲含有苯丙素类、萜类、生物碱类、黄酮类、有机酸等成分,具有抗抑郁、抗焦虑、抗癫痫、抗帕金森、保护心血管、降压、平喘、抑制胃肠道平滑肌收缩、抗肿瘤、抗菌、改善骨质疏松、改善认知障碍、安胎等作用。郁金含有挥发油、姜黄素类、生物碱等成分,具有抗肿瘤、抗炎、镇痛、抗病毒、保护心血管、保护神经、抗氧化、保肝等作用。两药合用行气活血,疏肝清心,除湿开窍。

22. 酸枣仁—白芍

酸枣仁性平,味甘、酸,归肝、胆、心、脾经,养心安神、益肝养血、敛汗生津。白芍性微寒,味苦、酸,平肝止痛、养血调经、敛阴止汗。白芍柔肝解郁,养肝之体,和肝之用。现代药理研究表明,酸枣仁含黄酮类、生物碱、皂苷、三萜类、脂肪油等成分,具有抗抑郁、催眠、抗惊厥、改善记忆减退等作用。酸枣仁中的酸枣仁油、皂苷、黄酮可以显著作用于神经-内分泌-免疫系统,发挥镇静助眠作用。白芍含有单萜及其苷类、三萜及其苷类、黄酮类、鞣质类等成分,具有镇痛、抗炎、抗抑郁、保肝、调节免疫等作用。两药相须而用,养肝血,安心神,敛汗液。

23. 生地—熟地

《珍珠囊》载地黄可"凉血,生血,补肾水真阴。"生地性寒,味甘、苦,归心、肝经,清热凉血,养阴生津。熟地性平,甘温,归肝、肾经,入血分,补血滋阴,填精益髓。现代药理研究表明,地黄含有糖类、环烯醚萜苷类、苯乙醇苷类、氨基酸、微量元素、黄酮类、三萜类等成分,具有降血糖、抗焦虑、抑制神经系统、补血、止血、抗肿瘤、抗衰老、抑菌等作用。地黄中的地黄多糖、地黄苷 D 能够抗焦虑、抑制中枢神经系统,发挥镇静安神作用。两药合用,寒温并用,通过滋肾阴以抑心火,入血分以养血,使补而不腻,益而不燥,治不寐阴虚血少,虚烦少寐。

24. 白术—茯苓

白术性温,味苦、甘,归脾、胃经,补气健脾、利水、止汗、安胎。茯苓性平,味甘、淡,入心、肺、脾经,渗湿利水、健脾和胃、宁心安神。现代药理研究表明,白术含有挥发油、多糖、内酯等成分,具有改善肠胃、调节免疫、抗炎、抗菌、调节激素分泌、抗氧化、抗衰老、抗肿瘤等作用。茯苓含有多糖类、三萜类、甾醇类、磷酸酯、腺嘌呤、蛋白质等成分,具有促进水液代谢、调节胃肠功能、镇静、抗肿瘤、护肝、提高免疫、抗病毒等作用。茯苓中的茯苓三萜酸、茯苓多糖可调控神经递质,起到镇静催眠作用。两药合用,健脾化湿,宁心安神。

25. 薏苡仁—厚朴

薏苡仁性凉,味甘、淡,归胃、脾、肺经,清热止痹、健脾止泻、利水渗湿、清热排脓。厚朴性温,味辛、苦,归脾、胃、肺、大肠经,燥湿消痰、下气除满。《本草正》言,厚朴"温降,散滞,除寒湿泻痢。"现代药理研究表明,薏苡仁含有薏苡仁多糖、薏苡仁油、薏苡仁酯、三萜类化合物、黄酮类化合物、甾醇类等成分,具有抗肿瘤、提高免疫力、降血糖、抗炎、镇痛、镇静、调节血脂等作用。厚朴含有酚类、木脂素类、挥发油类、生物碱类等成分,具有抗菌、抗氧化、抗炎症、抗抑郁、抗肿瘤、保肝、促进肠胃蠕动等作用。两药合用,一温一凉,除湿消积,无伤胃之虑。

26. 紫苏叶—炙麻黄

紫苏叶性温,味辛,解表散寒、行气和胃、解鱼蟹毒。炙麻黄性温,味辛,归肺、膀胱经,发散风寒、宣肺平喘。《雷公炮制药性解》载,紫苏叶"能发汗散表,温胃和中,除头痛肢节痛。"现代药理研究表明,紫苏叶含有萜类、黄酮类、苯丙素类等成分,具有抗过敏、抗炎、抗氧化、抗肿瘤、抗抑郁、镇惊、调脂、降糖等作用,其中的迷迭香酸、紫苏醛、紫苏果精油具有抗抑郁、镇静作用。炙麻黄含有麻黄碱、伪麻黄碱等成分,具有抗炎、解痉等作用。两药合用,理气宣肺,行气解表。

27. 桃仁—红花

桃仁性平,味苦、甘,活血祛瘀,润肠通便,止咳平喘,甘温通行而缓肝。红花性温,味辛,活血行瘀止痛,入血分而活血,入肝经而畅肝。现代药理研究表明,桃仁含有挥发油类、氰苷、氨基酸、蛋白质类、黄酮及其苷类、甾醇及其苷类、芳香苷类、脂肪酸类、苯丙素类、核苷、微量元素等成分,具有抗血小板聚集、改善血液流变学、抗肿瘤、调节免疫、减轻炎性反应、营养和保护脑神经等作用。红花含有黄酮类、生物碱、有机酸类、色素类、挥发油、多糖等成分,具有扩张冠状动脉、抗心律失常、抗氧化、降血压、抗凝血、抗炎、镇痛、调节生殖和免疫、抗肿瘤等作用。桃仁、红花共入心、肝血分,共效活血化瘀之功。

28. 香附—合欢皮

香附性平,味辛、微苦、甘,归肝、脾、三焦经,疏肝解郁、理气宽中、调经止痛。合欢皮性平,味甘,解郁安神、活血消肿。《神农本草经》载,合欢"味甘,平。主安五脏,利心志,令人欢乐无忧。久服,轻身明目,得所欲。"现代药理研究表明,合欢皮含黄酮、三萜皂苷、木脂素、甾醇、挥发油等成分,具有抗菌、抗炎、抗氧化、抗肿瘤、镇静、催眠、抗抑郁、保护神经等作用。香附含有萜、黄酮、生物碱、糖、甾醇等成分,具有抗肿瘤、抗抑郁、抗炎、抑菌、抗氧化、降血糖等作用。两药合用,理气解郁。

29. 蝉蜕—僵蚕

蝉蜕性寒,味甘,归肺、肝经,疏散风热、利咽开音、透疹、明目退翳、息风止痉。僵蚕性平,味咸、辛,归肝、肺、胃经,息风止痉、祛风止痛、化痰散结。《本草纲目》载,蝉蜕"治头风眩晕,皮肤风热"。《医学衷中参西录》载,蝉蜕"善解外感风热,为温病初得之要药。又善托隐疹外出,有皮以达皮之力"。现代药理研究表明,蝉蜕含有甲壳质、蛋白质、氨基酸、微量元素等成分,具有抗炎、抗氧化、抑制免疫、镇咳、祛痰、平喘、镇静、止痛、解痉、抗惊厥、抗凝等作用。僵蚕含有蛋白多肽类、甾醇类、黄酮类等成分,具有抗惊厥、抗凝、抗血栓、抗癌、催眠、降糖等作用,其中僵蚕水提醇沉物具有显著的镇静作用。两药合用,既可镇静安神,又能解表祛风。

30. 仙茅—淫羊藿

仙茅性热,味辛,归肝、脾、肾经,补肾阳、益精血、祛寒湿、强筋骨。淫羊藿又名仙灵脾,性热,味辛、甘,归肝、肾经,补肾阳、益精气、祛风湿、强筋骨。《本草纲目》谓仙茅:"性热,补三焦,命门之药也。"《本经逢原》载,淫羊藿"手、足阳明、三焦、命门药也。辛以润肾,温以助阳。"现代药理研究表明,仙茅含有多糖、皂苷、酚类、酚苷、萜类等成分,具有抗炎、抗氧化、抗骨质疏松、抗抑郁、免疫调节、保护血管内皮细胞等作用。淫羊藿含有黄酮类、木脂素、多糖、生物碱、挥发油、微量元素等成分,具有镇静、抗惊厥、降血糖、祛痰、平喘、免疫调节、抗炎、抗衰老、抗肿瘤、抗心肌缺血等作用。仙茅、淫羊藿能直接作用于下丘脑-垂体-性腺轴及肾上腺皮质轴,增益细胞激素和生殖器官。两药合用,共奏温肾阳、强筋骨、益精填髓功效。

第三节　常用经方

失眠是复杂的病证,五脏六腑、气血阴阳失调皆可引起失眠。黄韬治疗失眠不拘一格,辨证论治,灵活运用经方组合或加减,调理阴阳、气血,使身体处于平衡状态,达到"阴平阳秘,精神乃治"。

1. 小柴胡汤

小柴胡汤出自《伤寒论》,为和解剂,是"少阳机枢之剂,和解表里之总方",具有透达外邪、调理肝脾、调和营卫等功效。该方由柴胡、黄芩、人参、半夏、炙甘草、生姜、大枣组成。方中柴胡疏肝达外,黄芩清胆泄热,半夏和胃顺气,人参补益肺脾,生姜、大枣温养阳气,炙甘草调和诸药。用于情志不遂,郁闷压抑,肝失条达,肝气郁结,郁而化火,扰动心神之多梦不寐,可见心烦、口苦、咽干、目眩等症状。

2. 大柴胡汤

大柴胡汤出自《伤寒论》,为表里双解剂,具有和解少阳、内泻热结之功效。全方由柴胡、黄芩、芍药、半夏、生姜、枳实、大枣、大黄组成。方中柴胡既能和解少阳之邪,又能调胃肠之气,黄芩清泻少阳郁热,大黄、枳实清泻阳明里热,行气破结,芍药柔肝和营通便,半夏和胃降逆,生姜、大枣调脾胃,和营卫。《素问·逆调论》曰:"阳明者,胃脉也,胃者,六腑之海,其气亦下行。阳明逆,不得从其道,故不得卧也。"大柴胡汤主治由少阳、阳明合病引起的失眠。

3. 柴胡疏肝散

柴胡疏肝散出自明代《医学统旨》,为理气剂,具有疏肝解郁、养肝健脾、行滞宁心、和血止痛等作用,是治疗肝气郁滞证的经典方。全方由柴胡、陈皮、川芎、香附、枳壳、芍药、炙甘草组成。方中柴胡疏肝解郁,调和阴阳,川芎、香附行气止痛,助柴胡疏肝解郁,陈皮理气健脾,行滞燥湿,枳壳行气疏肝理脾,白芍柔肝解郁安神,甘草调和药性,缓急止痛。常用于治疗失眠、焦虑症、抑郁症、更年期综合征等情志失调病症,对缓解焦虑烦躁、失眠具有很好的疗效。

4. 丹栀逍遥散

丹栀逍遥散,具有调和肝脾、疏肝泻热的功效。丹栀逍遥散是逍遥散加牡丹皮、栀子而成,全方由柴胡、当归、白术、白芍、茯苓、薄荷、甘草、生姜、牡丹皮、栀子组成。方中牡丹皮、栀子清泄血中伏火,当归、白芍养血补血,敛阴止汗,柴胡疏肝解郁,升举阳气,白术、茯苓健脾益气,薄荷疏肝泄热,甘草调和诸药。现代医学表明,丹栀逍遥散可抑制中枢神经系统兴奋,有明显的抗焦虑、催眠和镇静镇痛作用。用于治疗肝郁气滞,郁而化热,气阴两伤,肝气乘脾引起的失眠。

5. 抑肝散

抑肝散出自明代《保婴撮要》,具有平肝解痉、健脾养血功效。全方由钩藤、柴胡、当归、川芎、炒白术、茯苓、炙甘草组成。方中钩藤清热平肝,柴胡疏肝解郁、透邪升阳,炒白术、茯苓健脾和胃,当归养血柔肝,川芎活血祛瘀、行气止痛,炙甘草调和诸药。现代医学表明,抑肝散有改善认知、抗抑郁、抗焦虑及神经保护等作用。

6. 柴胡桂枝汤

柴胡桂枝汤出自《伤寒论》,具有和解少阳、调和营卫、理气安神之功效。柴胡桂枝汤由小柴胡汤与桂枝汤各取其半量而组成,药物组成为柴胡、黄芩、半夏、炙甘草、人参、生姜、大枣、桂枝、芍药。方中桂枝扶阳散寒,芍药益阴敛血,内和营气,柴胡疏解少阳,黄芩清泻少阳邪热,半夏、生姜降逆止呕,调和胃气,人参、大枣、炙甘草益气和中,使中土健旺,不受木邪之害。主治少阳、太阳合病引起的不寐。

7. 柴桂干姜汤

柴桂干姜汤出自《伤寒论》，具有和解散寒、生津敛阴的功效。该方由柴胡、桂枝、干姜、天花粉、黄芩、牡蛎、炙甘草组成。该方通过调肝理脾，恢复脾胃升降之性，起到调和阴阳，改善睡眠的作用。主治表证未解，阴津已伤之不寐。

8. 柴桂龙牡汤

柴桂龙牡汤出自《伤寒论》，具有和解少阳、重镇安神功效。由柴胡、桂枝、龙骨、牡蛎、黄芩、生姜、铅丹、人参、茯苓、半夏、大黄、大枣组成。方中柴胡和解表里、通阳泄热，桂枝调和营卫、解肌祛风，黄芩清上焦湿热，龙骨、牡蛎、铅丹重镇安神、潜敛阴液，白芍柔肝养血，人参、茯苓健脾益气，半夏降逆和中，大黄清泄热结，炙甘草补益中气兼调和诸药。主治胸胁苦满，烦躁惊狂，身重难以转侧之不寐。

9. 四逆散

四逆散出自《伤寒论》，为和解剂，具有调和肝脾、透邪解郁、疏肝理脾之功效。该方由柴胡、枳实、芍药、甘草组成。柴胡调畅气机、疏解肝郁、升肝脾清阳，枳实行气散结、降胆胃浊气，柴胡、枳实一升一降，调节枢机、通调中焦；白芍敛阴养血、柔肝养肝，白芍、柴胡一收一散，疏散而不伤阴；甘草调和诸药、益脾和中，甘草、白芍一缓一柔，和血利阴，调和肝脾。四药合用，升降开合，通调气血，主治阳郁气滞型失眠。

10. 沙参麦冬汤

沙参麦冬汤出自《温病条辨》，有甘寒生津、清养肺胃之功。该方由沙参、麦冬、玉竹、桑叶、扁豆、天花粉、甘草组成。方中沙参、麦冬为君药，滋养肺胃之阴；天花粉生津止渴、降火润燥，玉竹养阴清热、润肺生津，桑叶清肺润燥、疏散风热，加强君药滋阴之力；扁豆、甘草健脾补中。主治肺胃阴伤，阴不摄阳之不寐。

11. 三仁汤

三仁汤出自《温病条辨》，为治疗湿温病的首剂，有清热利湿、宣畅气机之功。该方由杏仁、白蔻仁、薏苡仁、滑石、通草、竹叶、厚朴、半夏组成。方中杏仁宣通上焦肺气，白蔻仁燥湿和胃、行气宽中，薏苡仁渗湿入脾、疏利下焦，三仁合用，达宣上、畅中、渗下之效。滑石利湿清热，通草、竹叶甘寒淡渗，助清利湿热之力,半夏、厚朴行气化湿,散结除痞,既助行气化湿之功,又使诸药寒凉而不碍湿。主治湿热内蕴、痰浊扰神之不寐。

12. 补脾胃泻阴火升阳汤

补脾胃泻阴火升阳汤出自《脾胃论》,具有补益脾胃、益气升阳、清泻阴火功效。该方由黄芪、人参、柴胡、升麻、苍术、羌活、石膏、黄芩、黄连、炙甘草组成。方中黄芪、炙甘草、人参甘温补中益气,治脾胃气虚之本。柴胡、升麻辛散升举阳气。苍术、羌活燥湿化浊,石膏、黄芩、黄连直泻阴火。补脾胃泻阴火升阳汤适用于气虚兼阴火上炎之不寐。该方补泻同治,使脾胃气充,阴火归位,心神得安而寐和。

13. 升阳益胃汤

升阳益胃汤出自《内外伤辨惑论》,具有补益脾胃、升阳益气、清热除湿、外散风寒等功效。该方由黄芪、人参、甘草、白术、防风、羌活、独活、柴胡、半夏、橘皮、茯苓、泽泻、白芍、黄连、生姜、大枣组成。方中黄芪甘温益气,人参、甘草、白术助黄芪健脾益气,防风、羌活、独活、柴胡祛风湿,升阳气,半夏、橘皮降气化痰,茯苓、泽泻利水渗湿,白芍养阴敛肝,黄连清心除烦降火。该方寒热并用,补中有散,发中有收,使气足阳升,正旺邪去。主治脾胃虚弱、湿热内蕴导致的失眠。

14. 八珍汤

八珍汤出自《瑞竹堂经验方》。该方由川芎、当归、熟地、白芍、人参、白术、茯苓、甘草组成。方中人参补脾益肺、安神,熟地补益精血,白术补气健脾、利水止汗,茯苓渗湿利水、宁心和胃,当归、白芍养血和营,川芎活血行气,炙甘草调和诸药。全方气血双补,主治气血亏虚之不寐。

15. 天王补心丹

天王补心丹出自《校注妇人良方》,具有补心安神、滋阴养血的功效。天王补心丹由生地、五味子、当归、天门冬、麦门冬、柏子仁、酸枣仁、人参、丹参、玄参、茯苓、远志、桔梗、朱砂组成。方中生地清热凉血、养阴生津;酸枣仁、柏子仁、当归敛心气、生心血;五味子、远志、朱砂养心安神;丹参清热凉血、除烦安神;玄参、天冬、麦冬滋阴清热;人参、茯苓益心气;桔梗宣肺利气,载药上行。现代药理学表明,天王补心丹可通过调节炎症因子,改善氧化应激发挥镇静、安神作用。用于阴虚血少、神志不安症。

16. 补中益气汤

补中益气汤出自《内外伤辨惑论》,有补中益气、调补脾胃、升阳举陷功效。补中益气汤由黄芪、人参、白术、陈皮、柴胡、升麻、当归、甘草组成。方中黄芪益气固表,白术、人参补气健脾,当归养血和营,升麻、柴胡引胃中清气上升、举下陷之中气,陈皮理气导滞,甘草调和诸药。现代药理学表明,补中益气汤可缓解患者应激状态,具有提高免疫力、抗炎、镇静、调节胃肠功能、改善代谢等作用。重在补养气血,以补中升阳为要,用于心脾两虚型不寐。

17. 酸枣仁汤

酸枣仁汤出自《金匮要略》,具有养血安神、清热除烦功效。酸枣仁汤由酸枣仁、川芎、茯苓、知母、甘草组成。方中酸枣仁养血补肝、宁心安神,川芎调肝血、疏肝气,茯苓宁心安神、健脾和胃,知母滋阴润燥、清热除烦,甘草和中缓急、调和诸药。《古今医统大全》曰:"酸枣仁汤:治大病后气血俱虚,内亡津液,烦渴心躁,诸虚烦热不得眠者。"现代药理表明,酸枣仁汤中的酸枣仁生物碱、酸枣仁皂苷、川芎挥发油、川芎嗪、知母皂苷、茯苓多糖、茯苓水提物、甘草总黄酮、甘草苷可有效改善抑郁情绪,提高睡眠质量。临床治疗心肝血虚之不寐。

18. 血府逐瘀汤

血府逐瘀汤出自《医林改错》,有理气开郁、活血化瘀之功。血府逐瘀汤由红花、桃仁、川牛膝、川芎、枳壳、柴胡、赤芍、生地、桔梗、当归、炙甘草。方中桃仁破血祛瘀,红花活血行滞,共行活血化瘀之效;川牛膝破血下降、通利血脉,川芎活血行瘀,赤芍凉血活血,桔梗、枳壳一升一降,宽中行气,调畅气机;柴胡疏肝调气兼升举阳气,生地清热凉血,当归补血活血,炙甘草调和诸药。现代临床研究证实,血府逐瘀汤有抗焦虑、除心烦的功效。用于治疗瘀血阻络、内有郁热之不寐。

19. 真武汤

真武汤出自《伤寒论》,有温阳化饮、温通血脉功效。真武汤由附子、茯苓、白术、白芍、生姜组成。方中附子温阳祛寒散饮,茯苓健脾化湿安神,白术健脾燥湿,白芍收敛阴血,生姜健脾散寒利水。用于治疗阳虚水泛之不寐证。

20. 麻黄附子细辛汤

麻黄附子细辛汤出自《伤寒论》,有温阳解表功效。该方由麻黄、附子、细辛组成。方中麻黄发汗解表,附子助阳温经,细辛散寒解表。用于阳虚体质、内有风寒之不寐。

第四节 自 拟 方

黄韬在经方基础上,根据辨证论治自拟多方,运用于不同证型的临床失眠患者,效如桴鼓。

1. 养血解郁安神方

【组方】制首乌 10 g,鹿角片 10 g,干姜 5 g,当归 10 g,川芎 10 g,炒白芍 10 g,蝉蜕 6 g,枸杞子 10 g,香附 15 g,陈皮 6 g,玫瑰花 8 g,刺五加 10 g,夜交藤 30 g,甘草 5 g,大枣 10 g。

【功效】益气养血生精,解郁安神。

【方解】当归、川芎、枸杞子、白芍养血活血,鹿角片、制首乌滋补肝肾生精,香附、玫瑰花、蝉蜕、陈皮解郁理气,夜交藤、刺五加益气补肾,养心通络安神,甘草、干姜、大枣温胃健脾。

【适应证】用于肾虚肝郁、气血不足所致的欲寐不能,夜寐多梦,早醒,头晕、耳鸣、健忘、乏力等。

2. 柴胡猪苓汤

【组成】猪苓 10 g,茯苓 10 g,泽泻 10 g,滑石 18 g,甘草 3 g,阿胶 9 g,柴胡 9 g,香附 15 g,当归 15 g,川芎 15 g,白芍 15 g,石斛 9 g,人参 6 g,黄芪 20 g,防风 9 g,丹参 15 g,枇杷叶 15 g,陈皮 6 g,枳壳 9 g。

【功效】养阴渗利,疏肝益气,调和阴阳。

【方解】以猪苓汤(猪苓、茯苓、泽泻、滑石、阿胶)利水渗湿,养阴清热;柴胡疏肝散(柴胡、香附、川芎、白芍、陈皮、枳壳、甘草)疏肝理气,通达血脉;人参、黄芪、石斛益气养阴;防风、枇杷叶祛风宣肺;当归养血活血,丹参活血安神。

【适应证】用于欲寐不能,易醒,多梦,口干,大便不成形,左寸软,关细弦,右寸关虚。右胁不适明显加广郁金、玫瑰花。

3. 养阴调气方

【组成】北沙参 30 g,麦冬 15 g,玉竹 15 g,天花粉 15 g,石斛 15 g,山药 15 g,

熟地15g,山萸肉12g,枸杞子15g,淫羊藿30g,葛根30g,柴胡30g,当归15g,川芎15g,鹿角片10g,制首乌10g,广郁金30g,玫瑰花15g,陈皮6g,枳壳9g,甘草3g。

【功效】养阴调气,补益肝肾。

【方解】以山药、熟地、山萸肉、枸杞子、淫羊藿益肾养肝,北沙参、麦冬、玉竹、石斛、天花粉益气养阴清热,葛根、柴胡调气机升降,当归、川芎、制首乌养血补肾,鹿角片阳中取阴,广郁金、玫瑰花、陈皮、枳壳行气疏肝,甘草调和诸药。

【适应证】用于欲寐不能,口干,大便畅,夜尿频,舌体偏小,中有裂痕,由肝郁、阳明阴虚有热、肾阴阳二亏所致失眠。右寸脉大者加煅牡蛎。

4. 养阴开燥方

【组成】菊花15g,薄荷15g(后下),金银花15g,麦冬15g,玉竹15g,天花粉15g,桔梗6g,枳壳9g,山栀10g,豆豉10g,柴胡9g,广郁金30g,升麻6g,当归10g,川芎10g,生地10g,赤芍10g,荆芥9g,防风9g,人参6g,黄芪15g,甘草3g。

【功效】疏肝解郁,益气清热。

【方解】以菊花、金银花、天花粉、玉竹、麦冬清肺热养阴;薄荷、桔梗散肺气的实滞;山栀、豆豉、广郁金清热除烦,宣发郁热;柴胡疏肝散加生地、当归、荆芥、防风疏肝调气,养血清热;升麻、人参、黄芪益气升清。

【适应证】用于气血热盛、阳明燥结所致的入睡困难,身热心烦,口干目热。大便干者加大黄;肝郁明显加广郁金、玫瑰花。

5. 流气灵百汤

【组成】当归15g,川芎15g,熟地10g,白芍15g,苏叶15g,防风9g,白芷6g,桔梗9g,木香6g,乌药6g,厚朴9g,枳壳9g,党参15g,黄芪30g,槟榔6g,桂枝9g,灵芝9g,百合15g,柴胡9g,香附15g,甘草3g。

【功效】调理阴阳,理气安神。

【方解】以十六味流气饮加减(当归、白芍、川芎、党参、苏叶、桔梗、白芷、黄芪、木香、乌药、厚朴、枳壳、槟榔、防风、甘草)调理气机,祛湿化痰;柴胡疏肝散加熟地疏肝理气养血;灵芝、百合补气清热安神,桂枝助阳化气。

【适应证】用于气血不足、气机紊乱所致失眠,症见入睡困难,口不干,汗少,大便通畅或偏溏。困意少者加鹿角、制首乌、淫羊藿。

6. 血府升发汤

【组方】柴胡9g,当归15g,桂枝9g,生地15g,川芎15g,赤芍15g,桃仁9g,红花9g,桔梗6g,枳壳9g,五味子9g,升麻6g,广郁金30g,玫瑰花15g,制香附30g,荆芥30g,防风12g,熟大黄20g,人参6g,陈皮6g,黄芪30g,鹿角片10g,制首乌15g,淫羊藿15g,干姜6g,甘草6g。

【功效】活血化瘀,行气解郁。

【方解】桃仁、红花、赤芍、川芎活血祛瘀止痛;当归、生地、制首乌养血益阴,清热活血;柴胡、广郁金、玫瑰花、香附、陈皮疏肝解郁,活血理气;升麻配合柴胡升达清阳;枳壳、桔梗理气行滞;桂枝温阳行气;干姜温中防寒凉药伤胃;五味子、人参、黄芪益气补中,补肾宁心;鹿角片、淫羊藿补益阳气;荆芥、防风、熟大黄升阳散风、清热导滞;甘草调和诸药。诸药共起疏肝解郁,益气养血,调整气机之功。

【适应证】用于适用于肝郁血瘀,气血不足,气机紊乱所致失眠,欲寐不能,心烦,汗少,大便不畅,胸闷胸痛、脘闷不适、头昏、乏力、急躁易怒等,舌质暗红或舌有瘀斑、瘀点,脉涩或弦紧。

7. 柴胡炙草安神汤

【组成】麦冬30g,生地30g,桂枝15g,炒枣仁9g,柏子仁9g,五味子9g,火麻仁15g,柴胡15g,当归15g,川芎15g,白芍15g,荆芥30g,熟大黄20g,党参30g,黄芪30g,炙甘草9g,大枣15g。

【功效】疏肝益气,通阳复脉安神。

【方解】以炙甘草汤(桂枝、党参、生地、麦冬、火麻仁、大枣、炙甘草)益气滋阴,通阳复脉;补中益气汤益气升阳;四物汤(当归、川芎、生地、白芍)益气养血;荆芥、熟大黄升阳散风,清热导滞;炒枣仁、柏子仁养心安神;五味子益气生津。

【适应证】用于肝郁心阳不振、气阴二亏所致失眠,症见欲寐不能,心悸,口干,大便欠畅。困意少者加鹿角片、制首乌、乌梢蛇。

8. 柴胡归脾方

【组成】党参20g,黄芪30g,炒白术12g,茯苓15g,炒枣仁15g,五味子9g,桂枝9g,炒白芍12g,木香9g,柴胡12g,制香附15g,当归15g,川芎15g,陈皮6g,远志9g,炙甘草9g,大枣15g。

【功效】疏肝解郁,健脾养心。

【方解】以归脾汤(党参、黄芪、炒白术、当归、炙甘草、远志、炒枣仁、大枣、木香)益气补血、健脾养心;柴胡疏肝散疏肝理气;桂枝汤调和表里;五味子益气生津,补肾宁心。

【适应证】适用于肝郁、心脾两虚所致失眠,症见入睡困难,易醒,心悸,面色萎黄,月经量少,经行衍期等。

9. 神圣复气汤

【组成】桂枝 12g,生白术 12g,茯苓 12g,泽泻 12g,猪苓 12g,柴胡 9g,升麻 9g,桑白皮 15g,白菊花 10g,五味子 12g,郁李仁 15g,制半夏 12g,细辛 6g,羌活 15g,独活 15g,白芷 9g,藁本 9g,蔓荆子 9g,干姜 15g,制附子 12g,荆芥 9g,防风 15g,党参 20g,黄芪 30g,肉苁蓉 15g,生首乌 10g,生甘草 6g。

【功效】疏肝解郁,利水渗湿,清上温下。

【方解】猪苓、茯苓、泽泻利水渗湿,桂枝温阳化气,白术健脾利湿,柴胡、升麻疏肝升阳,桑白皮宣肺利水,菊花清肝明目,制半夏化痰散结,五味子益气生津、敛汗宁心,郁李仁、肉苁蓉、生首乌补精血、通大便、利水下气,羌活、独活、白芷、藁本、蔓荆子疏肝气、祛风湿,荆芥、防风祛风解表,干姜、制附子温中回阳,党参、黄芪补中益气,甘草调和诸药。

【适应证】用于肝郁脾虚,三焦水饮,上热下寒所致的失眠、疲乏、畏寒、畏风、耳鸣、目糊、头晕、有痰难咯、口干不欲饮、心烦、盗汗、自汗、下肢不温、小便不利、大便不畅等。

(杜晓妹)

第五节 常用中成药

中医诊治失眠有着独特的临床疗效和优势。没有安眠药物的诸多不良反应,比如戒断反应、呼吸抑制、药物依赖性、记忆力下降、头晕等,同时中药可以改善失眠患者的其他症状,比如心慌、乏力、纳差、口干口苦等症状。但中药汤剂存在着不易保存、携带不方便及口味不易被患者接受等问题。作为一种替代方法,运用中成药治疗慢性失眠就成为临床治疗的重要方法之一,且中成药具有适应证明确、疗效可靠、不良反应少、易于保存、便于服用及方便携带等特点,在慢性失眠的治疗中应用很广。

一、使用注意事项

(一)辨证使用中成药

中成药是经过临床反复使用、被证明安全有效且剂型固定的成方中药制剂,包括丸、散、膏、丹等传统剂型,以及片剂、胶囊、口服液、冲剂、软胶囊及滴丸等现代制剂剂型。中成药的处方也是根据中医理论,针对某种特定病证制订的。因此,使用中成药治疗失眠同样要依据中医理论辨证选药,或辨病辨证结合选药。因为辨证论治是中医的精华所在,也是中医临床疗效的保证。

酸枣仁制剂在临床上的应用就是典型的例子。如酸枣仁是临床常用治疗失眠的中药,具有养肝、宁心、安神、敛汗的功效。《神农本草经》中有"补中益肝,坚筋骨,助阴气,皆酸枣仁之功也"的记载,《本草纲目》则认为酸枣仁"熟用疗胆虚不得眠,烦渴虚汗之症;生用疗胆热好眠,皆足厥阴少阳药也"。现代药理研究表明,该药具有明显的镇静、催眠作用。众多治疗失眠的方剂和食疗方中均可见到该药的影子,有的医院为方便患者服用将单味酸枣仁加工成中成药,如酸枣仁膏。这无疑为广大病患提供了便利,但也为中药"西用"埋下了隐患。临床上常有患者反映初服酸枣仁膏效果比较明显,随后效果逐渐减弱,甚至有患者出现不适。其实有实邪者并不适合服用本药。另外,长期服用会使临床证候发生改变,疗效转差也在情理之中,辨证施治才是关键。

(二)中成药使用时长

安神类中成药已被广泛应用于治疗心悸健忘、失眠多梦等症,并取得了较好的临床疗效。受"安全无毒"的错误观念影响,人们超剂量、超适应证、长期服用中成药的现象多有发生。殊不知,中成药也是药,而非食物或保健品,长期服用,也会引起某些药物在体内蓄积而发生不良反应。尤其是一些有一定毒性的药物,长期服用会导致中毒,应引起注意。如朱砂安神丸因方中苦寒药和重镇药用量较大,易伤脾胃,不可长期服用。并且方中含有朱砂,而朱砂含有重金属汞,不可长期服用或多服,防止汞中毒。

(三)特殊人群用药注意事项

朱砂安神丸属于重镇安神药,并且方中含有朱砂,朱砂有毒,且含量较高,而朱砂对人体的肝脏、肾脏损伤最为严重,因此,长期服用含有朱砂的药物,对人体有较大损害。天王补心丸与柏子养心丸均禁用于肝肾功能不全者。人参归脾丸与人参养荣丸不适合身体壮实不虚者服用,且不宜与感冒药同服。安神补心丸对于外感发热者忌服,孕妇慎服。枣仁安神颗粒和养心生脉颗粒均慎用于孕妇,枣仁安神颗粒慎用于胃酸过多者,并忌用于由消化不良所导致的睡眠不安者。重镇安神的中成药,大多含有金石类,易伤胃气,脾胃虚弱者应慎服或配合健脾和胃之品服用。

(四)避免药物过敏

用药前仔细阅读药物的说明书,尽可能全面了解该药所含有的全部成分。同时需要详细询问患者的过敏史,避免中成药中单味药引起患者过敏反应。另外,有些药物说明书特别指出酒精过敏者避免使用,使用时需要询问患者的酒精过敏史。

二、治疗失眠的中成药分类

(一)疏肝健脾类

肝郁脾虚型不寐证候特点:夜寐不安,多梦,眠浅易醒或早醒,醒后不能再眠,甚则彻夜难寐,胁肋隐痛,时轻时重,平时思虑较甚,情绪抑郁,容易恼怒,善太息,乏困、倦怠,食少纳呆,腹胀肠鸣,大便时干时稀,大便不爽,舌质淡,苔白或薄黄,脉弦细或弦缓无力。常用逍遥丸、舒肝解郁胶囊、丹栀逍遥丸。

1. 逍遥丸

【组成】白术、茯苓、当归、芍药、薄荷、生姜、甘草、柴胡。

【功效】疏肝健脾。

【症状】失眠合并月经不调,胸胁胀痛,头晕目眩,食欲减退等。

2. 舒肝解郁胶囊

【组成】贯叶金丝桃、刺五加。

【功效】疏肝解郁,健脾安神。

【症状】失眠,心烦,焦虑,健忘等。

3. 丹栀逍遥丸

【组成】牡丹皮、焦栀子、柴胡、酒白芍、当归、茯苓、白术(土炒)、薄荷、炙甘草。

【功效】疏肝解郁,清热调经。

【症状】胸胁胀满、烦闷急躁、面赤口干、食欲不振、潮热,妇女月经先期、经行不畅、乳房或少腹胀痛等。

(二) 滋阴疏肝类

肝郁阴虚型不寐证候特点:情绪波动大,两侧胁肋部疼痛,心悸、早醒、多梦、头晕、健忘、双眼干涩、口唇干燥、舌红、苔薄白,脉弦细。常用百乐眠胶囊。

百乐眠胶囊

【组成】百合、刺五加、首乌藤、合欢花、珍珠母、石膏、酸枣仁、茯苓、远志、玄参、地黄、麦冬、五味子、灯心草、丹参。

【功效】滋阴清热,养心安神。

【症状】入睡困难,多梦易醒,醒后不眠,头晕乏力,烦躁易怒,心悸不安等。

【禁忌】孕妇禁用。

(三) 疏肝解郁类

肝气郁滞型不寐的证候特点:心情烦躁易怒,失眠多梦,胸胁胀满,胸闷不舒,目赤耳鸣、口干口苦。常用解郁安神胶囊、舒眠胶囊等。

1. **解郁安神胶囊**

【组成】柴胡、郁金、炒栀子、制半夏、炒白术、浮小麦、制远志、炙甘草、石菖蒲、百合、胆南星、大枣、龙齿、酸枣仁、茯苓、当归。

【功效】疏肝解郁安神。

【症状】失眠,情志不舒,胸胁胀满或者疼痛,口苦,腹胀等。

2. **舒眠胶囊**

【组成】炒酸枣仁、炒柴胡、炒白芍、合欢花、合欢皮、僵蚕、蝉蜕、灯心草。

【功效】疏肝解郁,宁心安神。

【症状】失眠多梦,精神抑郁或者急躁易怒,胸胁苦满或者胸膈不畅,口苦目眩等。

(四) 活血祛瘀类

瘀血阻络型不寐的证候特点:失眠多梦,头晕头痛,胸闷,情绪焦虑,急躁易怒,面色暗沉、舌苔发紫等。常用血府逐瘀丸、清脑复神液、养血清脑颗粒、参松养心胶囊。

1. 血府逐瘀丸

【组成】柴胡、当归、地黄、赤芍、红花、桃仁、麸炒枳壳、甘草、川芎、牛膝、桔梗。

【功效】活血祛瘀,行气止痛。

【症状】头痛或者胸痛,内热胸闷,失眠多梦,心悸,急躁易怒等。

【禁忌】忌食辛冷。孕妇忌服。

2. 清脑复神液

【组成】人参、黄芪、当归、鹿茸、菊花、薄荷、柴胡、决明子、荆芥穗、丹参、远志、五味子、枣仁、莲子心、麦冬、百合、竹茹、黄芩、桔梗、陈皮、茯苓、甘草、半夏、枳壳、干姜、石膏、冰片、大黄、木通、黄柏、柏子仁、莲子肉、知母、石菖蒲、川芎、赤芍、桃仁(炒)、红花、山楂、牛膝、白芷、藁本、蔓荆子、葛根、防风、羌活、钩藤、地黄。

【功效】清心安神,化痰醒脑,活血通络。

【症状】失眠,顽固性头痛,脑震荡后遗症所致头痛、眩晕、健忘、失眠等。

3. 养血清脑颗粒

【组成】当归、川芎、白芍、熟地、钩藤、鸡血藤、夏枯草、决明子、珍珠母、延胡索、细辛。

【功效】养血平肝,活血通络。

【症状】头痛,眩晕眼花,心烦易怒,失眠多梦等。

【禁忌】孕妇禁用,肝功能失代偿患者禁用,对本品及所含成分过敏者禁用。

4. 参松养心胶囊

【组成】人参、麦冬、山茱萸、丹参、炒酸枣仁、桑寄生、赤芍、土鳖虫、甘松、黄连、南五味子、龙骨。

【功效】益气养阴,活血通络,清心安神。

【症状】心悸不安,气短乏力,动则加剧,胸部闷痛,失眠多梦,盗汗,神倦懒言等。

(五) 清心化痰类

痰热扰心型不寐的证候特点:失眠,多梦,干呕,嗳气,胸部满闷,心中烦躁,伴头重、目眩、口苦、舌红苔黄腻、脉滑数。常用礞石滚痰丸、牛黄清心丸。

1. 礞石滚痰丸

【组成】金礞石、沉香、黄芩、熟大黄。

【功效】降火逐痰。

【症状】失眠,癫狂惊悸,喘咳痰稠,大便秘结等。

2. 牛黄清心丸（《太平惠民和剂局方》）

【组成】牛黄、当归、甘草、山药、黄芩、炒苦杏仁、大豆黄卷、大枣、炒白术、茯苓、桔梗、防风、柴胡、阿胶、干姜、白芍、人参、六神曲(炒)、肉桂、麦冬、白蔹、炒蒲黄、人工麝香、冰片、水牛角浓缩粉、羚羊角、朱砂、雄黄。

【功效】清心化痰,镇惊祛风。

【症状】失眠,头晕目眩,痰湿壅盛,神志混乱,言语不清及惊风抽搐,癫痫等。

（六）理气和胃类

胃失和降型不寐的证候特点:食后不寐,食滞不化,脘腹胀满或嗳腐酸臭,大便臭秽,厌食食少,舌红苔垢腻,脉弦滑。常用香砂六君丸、保和丸。

1. 香砂六君丸

【组成】木香、砂仁、党参、白术、茯苓、炙甘草、陈皮、制半夏、生姜、大枣。

【功效】益气健脾,理气和胃。

【症状】失眠,消化不良,嗳气食少,脘腹胀痛,大便溏泄等。

2. 保和丸

【组成】焦山楂、茯苓、制半夏、炒神曲、炒莱菔子、陈皮、炒麦芽、连翘。

【功效】消食,导滞,和胃。

【症状】失眠,脘腹胀满,嗳腐吞酸,不欲饮食等。

【禁忌】孕妇忌服。

（七）健脾宁心类

心脾两虚型不寐的证候特点:多梦,早醒,心悸,眩晕耳鸣,食欲差,面色萎黄,倦怠懒言,大便溏等。常用归脾丸、参芪五味子片、九味镇心颗粒、柏子养心丸等。

1. 归脾丸

【组成】党参、炒白术、炙黄芪、炙甘草、茯苓、制远志、炒酸枣仁、龙眼肉、当归、木香、大枣。

【功效】益气健脾，养血安神。

【症状】气短心悸，失眠多梦，头昏头晕，肢倦乏力，食欲不振等。

2. 参芪五味子片

【组成】南五味子、党参、黄芪、炒酸枣仁。

【功效】健脾益气，宁心安神。

【症状】失眠，多梦，健忘，乏力、心悸，气短，自汗等。

3. 九味镇心颗粒

【组成】人参、酸枣仁、五味子、茯苓、远志、延胡索、天冬、熟地、肉桂。

【功效】养心补脾，益气安神。

【症状】善思多虑不解，失眠或者多梦，心悸，食欲不振，乏力，头晕，易汗出，善太息，面色萎黄等。

4. 柏子养心丸

【组成】柏子仁、醋五味子、党参、炙黄芪、川芎、当归、茯苓、制远志、酸枣仁、肉桂、半夏曲、炙甘草、朱砂。

【功效】补气，养血，安神。

【症状】心悸易惊，失眠多梦，健忘等。

（八）滋阴降火类

阴虚火旺型不寐的证候特点：形体消瘦，心烦失眠，咽干口燥，盗汗，遗精滑精，大便干结，尿少色黄等。常用坤泰胶囊、六味安神胶囊、朱砂安神丸。

1. 坤泰胶囊

【组成】熟地、黄连、白芍、黄芩、阿胶、茯苓。

【功效】滋阴清热，安神除烦。

【症状】潮热面红，自汗盗汗，心悸不宁，失眠多梦，头晕耳鸣，腰膝酸软，手足心热等。

【禁忌】阳虚体质者忌用。

2. 六味安神胶囊

【组成】地黄、酸枣仁、莲子心、炙远志、陈皮、甘草。

【功效】滋阴清心，化痰安神。

【症状】失眠,心烦,易汗,口干少津,健忘,胸脘痞闷等。

3. 朱砂安神丸

【组成】朱砂、黄连、地黄、当归、甘草。

【功效】清心养血,镇静安神。

【症状】胸中烦热,心悸不宁,失眠多梦等。

(九)交通心肾类

心肾不交型不寐的证候特点:心烦,失眠,多梦,心悸,眩晕耳鸣,健忘,腰膝酸软,潮热盗汗,五心烦热,咽干,男子遗精,舌红苔少,脉细数。常用交泰丸、天王补心丹、乌灵胶囊。

1. 交泰丸

【组成】黄连、肉桂。

【功效】交通心肾。

【症状】心烦多梦,心悸健忘,眩晕耳鸣,口干咽燥,腰膝酸软,潮热盗汗,小便短赤等。

【禁忌】忌辛辣油腻食物,婴幼儿、孕妇禁用。

2. 天王补心丹

【组成】丹参、当归、石菖蒲、党参、茯苓、五味子、麦冬、天冬、地黄、玄参、制远志、炒酸枣仁、柏子仁、桔梗、甘草、朱砂。

【功效】滋阴养血,补心安神。

【症状】心悸健忘,失眠多梦,大便干燥等。

3. 乌灵胶囊

【组成】乌灵菌粉。

【功效】补肾健脑,养心安神。

【症状】失眠,健忘,心悸心烦,神疲乏力,腰膝酸软,头晕耳鸣,少气懒言等。

(十)益气养血类

气血两亏型不寐的证候特点:声低懒言,气短乏力,面色无华,头发干枯,自汗,唇甲色淡,月经量少,入睡困难,失眠多梦,头晕耳鸣等。常用安神补脑液、枣仁安神胶囊。

1. 安神补脑液

【组成】鹿茸、制何首乌、淫羊藿、干姜、甘草、大枣。

【功效】生精补髓,益气养血,强脑安神。

【症状】头晕,乏力,健忘,失眠等。

2. 枣仁安神胶囊

【组成】酸枣仁、丹参、醋五味子。

【功效】养血安神。

【症状】失眠,健忘,心烦,头晕等。

(十一) 温中健脾类

脾肾阳虚型不寐的证候特点:怕冷,手脚冰凉,失眠多梦,腹泻腹胀,小便次数多。常用附子理中丸。

附子理中丸

【组成】制附子、党参、白术、干姜、甘草。

【功效】温中健脾。

【症状】失眠,脘腹冷痛,呕吐泄泻,手足不温等。

(十二) 滋补肝肾类

肝肾不足型不寐的证候特点:头晕眼花,耳鸣耳聋,双眼干涩,腰膝酸软,五心烦热,潮热,心烦,失眠。常用活力苏口服液、宁神补心片、女珍颗粒。

1. 活力苏口服液

【组成】制何首乌、淫羊藿、黄精、枸杞子、黄芪、丹参。

【功效】益气补血,滋养肝肾。

【症状】老年体弱,精神萎靡,失眠健忘,眼花耳聋,脱发或者头发早白等。

2. 宁神补心片

【组成】丹参、地黄、酒女贞子、熟地、墨旱莲、煅珍珠母、石菖蒲、首乌藤、合欢皮、五味子。

【功效】养血安神,滋补肝肾。

【症状】头昏,耳鸣,心悸,健忘,失眠等。

3. 女珍颗粒

【组成】女贞子、墨旱莲、地黄、紫草、炒酸枣仁、柏子仁、钩藤、珍珠粉、茯苓、莲子心。

【功效】滋肾宁心。

【症状】烘热汗出,五心烦热,心悸,失眠等。

(十三) 其他

临床失眠患者病情复杂,需根据患者临床表现辨证使用中成药。除上述常见证型外,还有脾胃虚弱、心血不足、肾精不足等合并证型。以下中成药作为补充。

1. 补中益气丸

【组成】炙黄芪、党参、炙甘草、炒白术、当归、升麻、柴胡、陈皮。

【功效】补中益气,升阳举陷。

【症状】失眠,体倦乏力,食少腹胀,便溏久泻,肛门下坠等。

2. 珍合灵片

【组成】珍珠层粉、灵芝、甘草。

【功效】养心安神。

【症状】心悸,失眠等。

【禁忌】外感发热患者忌服。

3. 甜梦口服液

【组成】刺五加、黄精、蚕蛾、桑椹、党参、黄芪、砂仁、枸杞子、山楂、熟地、淫羊藿、陈皮、茯苓、制马钱子、法半夏、泽泻、山药。

【功效】益气补肾,健脾和胃,养心安神。

【症状】头晕耳鸣,视力减退,食欲不振,腰膝酸软,心慌气短,中风后遗症,冠状血管疾患,脑血管栓塞及脱发等。

4. 古汉养生精口服液

【组成】人参、炙黄芪、金樱子、枸杞子、制女贞子、菟丝子、淫羊藿、白芍、炙甘草、炒麦芽、制黄精。

【功效】补气,滋肾,益精。

【症状】头晕,心悸,目眩,耳鸣,健忘,失眠,疲乏无力等。

在临床用药时应严格按照中医辨证论治的原则,在准确辨析患者病证的基础上,考虑个体差异,结合药物剂型特点,确定个体化用药方案,并合理联合使用中成药,避免不合理用药,才能更好地发挥中成药在失眠治疗中的作用。

(李　静)

第六节　常用西药

失眠是以频繁而持续的入睡困难和(或)睡眠维持困难并导致睡眠感不满意为特征的一种睡眠障碍。失眠可孤立存在或与精神障碍、躯体疾病或物质滥用共病,可伴随多种觉醒时功能损害。按症状分为:入睡困难(入睡潜伏期超过30分钟)、睡眠维持障碍(整夜觉醒次数≥2次)、早醒、睡眠质量下降、总睡眠时间减少(通常少于6.5小时)。按病程分为短期失眠(病程<3个月),慢性失眠(病程≥3个月)。

西药用于失眠治疗包括苯二氮䓬类药物和非苯二氮䓬类药物、褪黑素受体激动剂、抗抑郁药、抗癫痫药和抗精神病药等。苯二氮䓬受体激动剂包括苯二氮䓬类药物和非苯二氮䓬类药物,苯二氮䓬类药物对焦虑性失眠患者的疗效较好,非苯二氮䓬类药物半衰期短,催眠效应类似苯二氮䓬类药物,可以缩短客观和主观睡眠潜伏期,尤其是对于年轻患者和女性患者更明显。由抑郁、焦虑等精神疾病引起的失眠,治疗方法以抗抑郁焦虑为主,躯体疾病及物质滥用引起的失眠针对原发病和滥用的物质进行治疗指导。短期失眠及时心理指导、药物治疗,避免向慢性失眠转化。

临床上西药治疗失眠的药物治疗应遵循个体化原则、按需、间断、足量的原则。推荐一般用药顺序:

(1) 短、中效苯二氮䓬受体激动剂或褪黑素受体激动剂。

(2) 其他苯二氮䓬受体激动剂或褪黑素受体激动剂。

(3) 具有镇静作用的抗抑郁剂(如曲唑酮、米氮平、氟伏沙明、多塞平),尤其适用于伴有抑郁和(或)焦虑症的失眠患者。

(4) 联合使用苯二氮䓬类药物和具有镇静作用的抗抑郁剂。

(5) 抗癫痫药、抗精神病药不作为首选药物使用,仅适用于某些特殊情况和人群。

(6) 巴比妥类、水合氯醛、抗组胺药临床不推荐使用。

一、苯二氮䓬受体激动剂

苯二氮䓬受体激动剂是一类作用于中枢神经系统的药物,主要用于治疗焦虑、失眠、癫痫等疾病。这类药物通过与大脑中的苯二氮䓬受体结合,增强 γ- 氨基丁酸(gamma-aminobutyric acid, GABA)的抑制性神经传递作用,从而起到镇静、催眠、抗焦虑、抗惊厥等作用,起效迅速,疗效确切。需要注意的是,苯二氮䓬受体激动剂具有一定的成瘾性和依赖性,长期使用可能导致药物耐受性增加、出现戒断症状等,影响患者的运动及认知功能。因此,在使用这类药物时,应遵循医师的建议,严格控制剂量和使用时间。美国食品药品监督管理局建议使用苯二氮䓬类药物不宜超过 4 周。

1. 药理作用

苯二氮䓬类药物是一类中枢神经系统抑制剂,通过与 GABA 受体结合,增强 GABA 的抑制性神经传递作用,从而产生以下药理效应:

1)镇静作用 苯二氮䓬类药物可以降低大脑皮层的兴奋性,减少神经元的放电活动,从而产生镇静作用。

2)催眠作用 苯二氮䓬类药物可以缩短入睡时间,延长睡眠时间,改善睡眠质量。

3)抗焦虑作用 苯二氮䓬类药物可以减轻焦虑症状,如紧张、恐惧、不安等。

4)抗惊厥作用 苯二氮䓬类药物可以抑制脑内异常放电,从而起到抗惊厥作用。

5)肌肉松弛作用 苯二氮䓬类药物可以减弱肌肉收缩力,从而起到肌肉松弛作用。

2. 用药注意事项

1)严格遵医嘱 不可自行增减剂量或更改用药时间。

2)避免长期使用 苯二氮䓬类药物具有一定的成瘾性和依赖性,包括精神依赖和躯体依赖。因此,尽量避免长期使用,如有需要,应在医师的指导下逐渐减少剂量。

3)注意药物相互作用 苯二氮䓬类药物与其他药物存在较多的相互作用,如抗抑郁药、抗精神病药等。在使用苯二氮䓬类药物时,应告知医师自己正在使用的其他药物,避免不良反应。

4）避免驾驶和操作机械　苯二氮䓬类药物具有镇静作用,可能导致嗜睡、反应迟钝等症状。因此,在用药期间应避免驾驶车辆或操作精密仪器等需要高度注意力的活动。

5）避免突然停药　长期使用苯二氮䓬类药物后,如果需要停药,应在医师的指导下逐渐减少剂量,以避免戒断症状。

6）注意不良反应　苯二氮䓬类药物可能引起一些不良反应,如头晕、嗜睡、记忆障碍等。如出现严重不良反应,应及时就医。

7）孕妇和哺乳期妇女禁用或慎用　苯二氮䓬类药物对胎儿和新生儿可能存在潜在的风险,孕妇和哺乳期妇女在使用前应咨询医师意见。

3. 常用种类

1）艾司唑仑

（1）适应证:焦虑、失眠,也可用于紧张、惊恐、癫痫、惊厥的治疗。

（2）用法用量:①催眠:每次 1～2 mg,睡前服。②镇静:每日 3 次,每次 1～2 mg。

（3）不良反应:①常见不良反应:口干、嗜睡、头昏、乏力等,大剂量可有共济失调、震颤。②罕见不良反应有皮疹、白细胞减少。③个别患者发生兴奋,多语,睡眠障碍,甚至幻觉。停药后,上述症状很快消失。④有依赖性,但较轻,长期应用后,停药可能发生撤药症状,表现为激动或忧郁。⑤首次服用本品初期可能出现过敏性休克（严重过敏反应）和血管性水肿（严重面部浮肿）。服用本品可能引起梦游等潜在危险行为。

（4）注意事项:①用药期间不宜饮酒。②对其他苯二氮䓬类药物过敏者,可能对本药过敏。③肝肾功能损害者能延长本药消除半衰期。④癫痫患者突然停药可导致发作。⑤严重的精神抑郁可使病情加重,甚至产生自杀倾向,应采取预防措施。⑥避免长期大量使用而成瘾,如长期使用应逐渐减量,不宜骤停。⑦出现呼吸抑制或低血压常提示超量。⑧对本类药耐受量小的患者初用量宜小,逐渐增加剂量。

（5）禁忌证:①中枢神经系统处于抑制状态的急性酒精中毒。②肝肾功能损害。③重症肌无力。④急性或易于发生的闭角型青光眼发作。⑤严重慢性阻塞性肺疾病。

2）三唑仑

三唑仑因其成瘾性和逆行性遗忘发生率高,已经被我国列为一类精神药品管理。

（1）适应证:用于镇静、催眠,包括入睡困难,觉醒频繁,早醒。

（2）用法用量:成人常用量 0.25～0.5 mg,睡前服,老年人用量减半。

（3）不良反应:①较多见,如头晕、头痛、倦睡。②较少见,如恶心呕吐、头昏眼花、语言模糊、动作失调,少数可发生昏倒、幻觉。③本药所致的记忆缺失较其他苯二氮䓬类药物更易发生。首次服用本品初期可能出现过敏性休克（严重过敏反应）和血管性水肿（严重面部浮肿）。④服用本品可能引起梦游等潜在危险行为。

（4）注意事项:①对苯二氮䓬类药物过敏者,可能对本药过敏。②肝肾功能损害者能延长本药清除半衰期。③癫痫患者突然停药可引起癫痫持续状态。④严重的精神抑郁可使病情加重,甚至产生自杀倾向,应采取预防措施。⑤避免长期大量使用而成瘾,如长期使用应逐渐减量,不宜骤停。⑥对本类药耐受量小的患者初用量宜小。⑦有报道,连续用本药 10 天后出现白天焦虑增多,发现此现象应换药。

（5）禁忌证:①中枢神经系统处于抑制状态的急性酒精中毒。②肝肾功能损害。③重症肌无力。④急性或易于发生的闭角型青光眼发作。⑤严重慢性阻塞性肺疾病。

3）氟西泮

（1）适应证:治疗各种失眠,如入睡困难、夜间多梦易醒和早醒。

（2）用量用法:①规格剂量为胶囊 15 mg/粒或 30 mg/粒。②成人常用量:口服 15～30 mg,睡前服用。③老年或体弱患者,从小剂量 7.5 mg 开始,以后按需调整。

（3）不良反应:可引起精神错乱、情绪抑郁、头痛、头晕、乏力、共济失调、恶心、呕吐和排尿障碍等。常见嗜睡,可见无力、头痛、晕眩、恶心、便秘等。偶见皮疹,罕见中毒性肝损害、骨髓抑制。男性偶见阳痿。

（4）注意事项:①年老、体弱者剂量应限于 15 mg 以内。②不宜用于妊娠。如用药期间怀孕,则应停止使用此药。③本品虽未发现依赖性,但仍应限制反复应用。④15 岁以下儿童禁用。⑤反复应用者应定期检查肝肾功能,肝肾功能不全者慎用。⑥如超剂量时出现嗜睡、精神紊乱及昏迷，应洗胃，并予以支持疗法。如出现中枢兴奋，不宜用巴比妥类药，以免产生过度抑制。⑦严重抑郁症患者慎用。⑧巴比妥类等中枢抑制药及乙醇可增强其中枢抑制作用。

（5）不良反应：最常见的有眩晕、嗜睡、头昏、共济失调，多发生于年老、体弱者。亦可出现胃烧灼、恶心、呕吐、腹泻、便秘、胃肠痛等反应，以及神经质、多语、不安、发抖、胸痛、关节痛、定向不清、昏迷等反应，也可引起精神错乱、情绪抑郁、头痛、头晕、乏力、共济失调、恶心、呕吐和排尿障碍等。

（6）禁忌证：对苯二氮䓬类药物过敏者、睡眠性呼吸暂停综合征患者及孕妇禁用，严重抑郁症者慎用。

4）劳拉西泮

（1）适应证：适用于焦虑障碍的治疗或用于缓解焦虑症状及与抑郁症状相关的焦虑的短期治疗。与日常生活压力相关的焦虑或紧张，通常不需要抗焦虑药治疗。

（2）用量用法：口服用药。为达到最佳疗效，应根据患者的反应对给药剂量、频度及治疗期限进行个体化调整。常规剂量有 0.5、1.0 和 2.0 mg 片剂。常规的剂量范围是每天 2～6 mg，分次服用，最大剂量为睡觉前给予，每日剂量可在 1～10 mg 间调整。大部分焦虑症患者的初始剂量为每日 2～3 mg。由于焦虑或暂时性情景压力引起的失眠患者，每日剂量为 2～4 mg 单次口服，通常安排在入睡前给药。对于老年患者或体弱患者，推荐的初始剂量为每日 1～2 mg，分次服用，可根据需要及患者的耐受性调整用药剂量。应在必要时逐渐增加劳拉西泮的给药剂量而勿突然调整以免不良反应发生。当需要增加劳拉西泮的剂量时，在增加白天剂量之前应先增加晚上的用药剂量。

（3）不良反应：中枢神经系统作用和呼吸系统抑制作用呈剂量依赖性，更严重的不良反应发生于高剂量应用时。最常见的不良反应是镇静（15.9％），其次是眩晕（6.9％）、乏力（4.2％）和步态不稳（3.4％）。镇静和步态不稳的发生率随着年龄的增长而增加。其他不良反应为疲劳、瞌睡、遗忘、记忆力损伤、精神错乱、定向力障碍、抑郁、抑郁暴露、脱抑制、欣快感、自杀意念或企图、共济失调、虚弱、锥体外系反应、惊厥或癫痫发作、震颤、眩晕、眼功能或视力障碍（包括复视和视物模糊）、构音障碍、发音不清、性欲改变、阳痿，头痛、昏迷、呼吸抑制、呼吸暂停、睡眠呼吸暂停恶化、阻塞性肺病恶化，胃肠道症状包括恶心、食欲改变、便秘、黄疸、胆红素升高、肝脏转氨酶升高、碱性磷酸酯酶升高,高敏反应、过敏性或过敏样反应,皮肤症状、过敏性皮肤反应、脱发,抗利尿激素分泌失调综合征、低钠血症,血小板减少症、粒细胞缺乏症、各类血细胞减少,低温症,以及自主神经系统表现。可能发生自相矛盾的反应包括焦虑、激动、激越、敌意、攻击性、暴怒、睡眠障碍或失眠、性唤起和幻觉。可能使血压小幅降低或发生低血压症,但通常无临床显著性,可能与应用劳拉西泮产生的抗焦虑作用相关。

（4）禁忌证:对本品及苯二氮䓬类药物过敏者、急性闭角型青光眼患者禁用。

5）地西泮

（1）适应证:①主要用于焦虑、镇静、催眠,还可用于抗癫痫和抗惊厥。②缓解炎症引起的反射性肌肉痉挛等。③用于治疗惊恐症。④肌紧张性头痛。⑤可治疗家族性、老年性和特发性震颤。⑥可用于麻醉前给药。

（2）用法用量:①成人常用量:抗焦虑,一次 2.5～10 mg,每日 2～4 次;镇静,一次 2.5～5 mg,每日 3 次;催眠,5～10 mg 睡前服。②小儿常用量:6 个月以下不用,6 个月以上,一次 1～2.5 mg 或按体重 40～200 μg/kg 或按体表面积 1.17～6 mg/m^2,每日 3～4 次,用量根据情况酌量增减。最大剂量不超过10 mg。

（3）注意事项:①对苯二氮䓬类药物过敏者,可能对本药过敏。②肝肾功能损害者能延长本药清除半衰期。③癫痫患者突然停药可引起癫痫持续状态。④严重的精神抑郁可使病情加重,甚至产生自杀倾向,应采取预防措施。⑤避免长期大量使用而成瘾,如长期使用应逐渐减量,不宜骤停。⑥对本类药耐受量小的患者初用量宜小。

（4）不良反应:①常见的有嗜睡、头昏、乏力等,大剂量可有共济失调、震颤。个别患者发生兴奋、多语、睡眠障碍,甚至幻觉。停药后,上述症状很快消失。②罕见的有皮疹、白细胞减少。③长期连续用药可产生依赖性和成瘾性,停药可能发生撤药症状,表现为激动或忧郁。④严重的急性乙醇中毒,可加重中枢神经系统抑制作用。⑤重度重症肌无力,病情可能被加重。⑥急性或隐性发生闭角型青光眼可因本品的抗胆碱能效应而使病情加重。⑦低蛋白血症时,可导致易嗜睡、难醒。⑧多动症者可有反常反应。⑨严重慢性阻塞性肺部病变可加重呼吸衰竭。⑩外科或长期卧床的患者,咳嗽反射可受到抑制。

（5）禁忌证：①妊娠期及哺乳期妇女、新生儿禁用；②有药物滥用和成瘾史者慎用。

6）阿普唑仑

（1）适应证：主要用于焦虑、紧张、激动，也可用于催眠或焦虑的辅助用药，也可作为抗惊恐药。

（2）用法用量：①抗焦虑，起始每次 0.4 mg（1 片），每日 3 次，用量按需递增。最大限量每日可达 4 mg（10 片）。②镇静催眠：0.4～0.8 mg（1～2 片），睡前服。③抗惊恐：0.4 mg（1 片），每日 3 次，用量按需递增，每日最大量可达 10 mg（25 片）。

（3）不良反应：①常见的不良反应，嗜睡、头昏、乏力等，大剂量偶见共济失调、震颤、尿潴留、黄疸。②罕见的有皮疹、光敏、白细胞减少。③个别患者发生兴奋、多语、睡眠障碍，甚至幻觉。停药后，上述症状很快消失。④有成瘾性，长期应用后，停药可能发生撤药症状，表现为激动或忧郁。⑤少数患者有口干、精神不集中、多汗、心悸、便秘或腹泻、视物模糊、低血压。

（4）注意事项：①对苯二氮䓬类药物过敏者，可能对本药过敏。②肝肾功能损害者能延长本药的清除半衰期。③癫痫患者突然停药可导致发作。④严重的精神抑郁可使病情加重，甚至产生自杀倾向，应采取预防措施。⑤避免长期大量使用而成瘾，如长期使用需停药时不宜骤停，应逐渐减量。⑥出现呼吸抑制或低血压常提示超量。⑦对本类药耐受量小的患者初用量宜小，逐渐增加剂量。⑧高空作业、驾驶工作、精细工作、危险工作者慎用。

（5）禁忌证：①对中枢神经系统处于抑制状态的急性酒精中毒、肝肾功能损害、重症肌无力、急性或易于发生的闭角型青光眼发作、严重慢性阻塞性肺部病变者禁用。②驾驶员、高空作业者、危险精细作业者、精神抑郁患者慎用。

7）氯硝西泮

（1）适应证：用于失眠、惊恐障碍、各种类型的癫痫。

（2）用法用量：①规格剂量为 0.25、0.5、2 mg。②成人用量，起始每次 0.5 mg，每日 3 次，每 3 天增加 0.5～1 mg，直到发作被控制或出现不良反应为止；每日最大剂量不超过 20 mg。③儿童用量，10 岁或体重 30 kg 以下的儿童开始每日按体重 0.01～0.03 mg/kg，分 2～3 次服用，以后每 3 日增加 0.25～0.5 mg，至达到按体重每日 0.1～0.2 mg/kg 或出现不良反应为止，疗程不超过

3～6 个月。

（3）不良反应：①常见的不良反应如嗜睡、头昏、共济失调、行为紊乱、异常兴奋、神经过敏易激动、肌力减退等。②少见的不良反应如行为障碍、思维不能集中、易暴怒、精神错乱、幻觉、精神抑郁、皮疹或过敏、咽痛、发热、出血异常、瘀斑、极度疲乏、乏力等。③还可能发生行动不灵活、行走不稳、嗜睡、视力模糊、便秘、腹泻、眩晕或头晕、头痛、恶心、排尿障碍、言语不清等。

（4）注意事项：①从小剂量开始服用，逐渐增加剂量。②与中枢抑制药合用，会增加呼吸抑制作用。③与抗高血压和利尿降压药合用，可使降压作用增强。④与左旋多巴合用，可降低其疗效。⑤与地高辛合用，可增加地高辛浓度。⑥避免长期大量使用而成瘾，如长期使用应逐渐减量，不能骤停。

（5）禁忌证：①对本品过敏者、新生儿、妊娠期及哺乳期妇女、重度肝病、急性闭角型青光眼者禁用。②肾功能损害、严重急性乙醇中毒、低蛋白血症、严重慢性阻塞性肺部病变、多动症者慎用。

二、非苯二氮䓬受体激动剂

非苯二氮䓬受体激动剂是一类中枢神经系统抑制剂，与苯二氮䓬类药物不同，它们不直接作用于苯二氮䓬受体，而是通过其他机制发挥镇静、催眠、抗焦虑和抗惊厥等作用。常见的非苯二氮䓬受体激动剂有：①丙泊酚，是一种静脉麻醉药，具有快速起效、短时间作用的特点，常用于手术麻醉和诱导麻醉。②氯胺酮，是一种解离性麻醉药，具有镇痛、镇静和催眠作用，常用于急诊科、重症监护室和疼痛管理等领域。③依托咪酯，是一种短效静脉麻醉药，具有快速起效、短时间作用的特点，常用于手术麻醉和诱导麻醉。以上三种麻醉药本章不做介绍。佐匹克隆、酒石酸唑吡坦、扎来普隆主要用于治疗失眠，具有较好的安全性和耐受性，下面详细介绍。

1. 佐匹克隆

（1）适应证：用于成人短暂性失眠症或短期失眠症的短期治疗，尤其适用于不能耐受次晨残余作用的患者。

（2）用法用量：口服，7.5 mg，睡前服。老年人最初用量为 3.75 mg，睡前服，必要时 7.5 mg。肝功能不全者，服 3.75 mg 为宜。

（3）不良反应：不良反应可见困倦、口苦、口干、肌无力、头痛。长期服药后突然停药可出现反跳性失眠、噩梦、恶心、呕吐、焦虑、肌痛、震颤等症状,但罕见有痉挛、肌肉颤抖、意识模糊症状。

(4) 注意事项:①本品过量服用可导致深睡甚至昏迷。②用药时间不宜过长,一般不超过 4 周,可间断使用。用药期间不宜驾车或从事机械操作。停药时须逐渐减量。③用药期间禁止饮酒。

(5) 禁忌证:①对本品过敏、呼吸代偿功能不全、严重肝功能不全者禁用。②妊娠期及哺乳期妇女及 15 岁以下儿童不宜使用。

2. 右佐匹克隆

(1) 适应证:各种原因引起的失眠症。

(2) 用量用法:成人推荐起始剂量为入睡前 2 mg,由于 3 mg 可以更有效地延长睡眠时间,可根据临床需要起始剂量为 3 mg 或增加到 3 mg。主诉入睡困难的老年患者推荐起始剂量为睡前 1 mg,必要时可增加到 2 mg。有睡眠维持障碍的老年患者推荐剂量为入睡前 2 mg。如严重肝脏损伤患者应慎重使用本品,初始剂量为 1 mg。与细胞色素 P450 3A4 酶强抑制剂合用,本品初始剂量不应大于 1 mg,必要时可增加至 2 mg。

(3) 不良反应:病毒感染、口干、眩晕、幻觉、感染、疼痛、皮疹、味觉异常等。

(4) 注意事项:①服药时间右佐匹克隆应在临睡前服用。②有可能产生短期记忆损伤、幻觉、协调障碍、眩晕和头晕眼花。③老年、虚弱患者使用,应考虑到重复使用或对药物敏感引起的运动损伤和(或)认知能力损伤,对于此类患者推荐起始剂量为 1 mg。

(5) 禁忌证:①对本品及其成分过敏、失代偿的呼吸功能不全、重症肌无力、重症睡眠呼吸暂停综合征患者禁用。②18 岁以下青少年及孕妇、哺乳期者慎用。

3. 酒石酸唑吡坦

(1) 适应证:仅适用于偶发性失眠症或暂时性失眠症的严重睡眠障碍的短期治疗。

(2) 用量用法。①成人常用量:口服,10 mg,临睡前服;老年人最初临睡前服 5 mg,必要时 7.5～15 mg。②6～12 岁儿童常用量:口服,5 mg,临睡前服。

(3) 不良反应:①中枢神经系统反应,如嗜睡、头晕、乏力、头痛、共济失调、震颤等。②消化系统反应,如恶心、呕吐、腹泻、便秘等。③皮肤过敏反应,如皮疹、瘙痒等。④其他反应:如视力模糊、心动过速、低血压等。⑤长期使用还可能导致依赖性或出现戒断症状。

(4)注意事项:①有眩晕、嗜睡、恶心、头痛、记忆减退、夜寝不安、腹泻,摔倒等。②患有肾病、肝病、呼吸困难以及肌肉病症(如肌无力)等时,必须告知医生。③年老者慎服。④服药期间,应节制饮用烈性酒。⑤有可能降低驾驶员和机器操作者的注意力。⑥服用后,如是半夜起床,有可能出现反应迟缓、眩晕,有摔倒的危险。⑦15岁以下儿童、孕妇、哺乳期的妇女服用必须征求医生或药剂师的意见。

(5)禁忌证:①对唑吡坦或本品任何一种成分过敏。②严重呼吸功能不全。③睡眠呼吸暂停综合征。④严重、急性或慢性肝功能不全(有肝性脑病风险)。⑤肌无力。⑥服用本品后出现过复杂睡眠行为。

4. 扎来普隆

(1)适应证:适用于入睡困难的失眠症的短期治疗。临床研究结果显示,扎来普隆能缩短入睡时间,但还未表明能增加睡眠时间和减少清醒次数。

(2)用量用法:成人口服每次5～10 mg(1～2片),睡前服用或入睡困难时服用。体重较轻的患者,推荐剂量为每次5 mg。老年患者,糖尿病患者,轻、中度肝功能不全的患者,推荐剂量为每次5 mg,每晚只服用一次,持续用药时间限制在7～10天。如果服用7～10天后失眠仍未减轻,医生应对患者失眠的病因重新进行评估。

(3)常见不良反应:服用扎来普隆后,可能会出现较轻的头痛、嗜睡、眩晕、口干、出汗、厌食、腹痛、恶心呕吐、乏力、记忆困难、多梦、情绪低落、震颤、站立不稳、复视、其他视力问题、精神错乱等不良反应。其他不良反应包括:①服用扎来普隆(10或20 mg)后,1小时左右会出现短期的记忆损伤,20 mg剂量时损伤作用更强,但2小时后没有损伤作用发生。②服用扎来普隆(10或20 mg)后,1小时左右有预期的镇静和精神运动损伤作用,但2小时后就没有损伤作用了。③反弹性失眠是剂量依赖性的。临床试验表明,扎来普隆5 mg和10 mg组在停药后的第一个晚上没有或很少有反弹性失眠,扎来普隆20 mg组有一定程度的反弹性失眠,但在第二天晚上即消失。

(4)注意事项:①用药时间遵医嘱。长期服用可能会产生依赖性,有药物滥用史者慎用。②禁止饮酒。③未得到医生指导,不可随意增加用量。④第一次服用扎来普隆或其他催眠药时,应该知道这些药物在第二天仍然会有一些作用,当需要头脑保持清醒时,比如驾驶汽车等须慎用。⑤停止服药后的第一或第二个晚上,可能入睡较困难。⑥扎来普隆起效快,应在上床前立即服用,或上床后难以入睡时服用。⑦为更好地发挥扎来普隆的作用,不要在食用高脂肪饮食后立即服用本品。⑧与作用于脑部的药物联合使用时,可能因协同作用而加重后遗作用导致清晨时仍思睡。这些药物包括用于治疗精神性疾病的药物(如精神抑制、催眠、抗焦虑、镇静、抗抑郁药),用于止痛的药物(如麻醉止痛药),用于癫痫发作、惊厥的药物(如抗癫痫药),麻醉及用于治疗变态反应的药物(如镇静抗组胺药)。

(5)禁忌证:①对本品过敏、严重肝肾功能不全、睡眠呼吸暂停综合征、重症肌无力、严重呼吸困难或胸部疾病患者禁用。②孕妇及哺乳期妇女慎用。

三、褪黑素受体激动剂

褪黑素受体激动剂可以作为苯二氮䓬类药物不耐受、服用苯二氮䓬类药物已经产生依赖患者的替代治疗,能有效缩短入睡时间,增加总睡眠时间。此类药物主要有阿戈美拉汀和褪黑素。

1. 阿戈美拉汀

(1)适应证:具有抗抑郁和催眠双重作用,用于治疗成人抑郁症失眠。

(2)用量用法:推荐剂量为 25 mg,每日 1 次,睡前口服。如果治疗 2 周后症状没有改善,可增加剂量至 50 mg,每日 1 次,睡前服用。抑郁症患者应给予足够的治疗周期(至少 6 个月),以确保症状完全消失。可与食物同服或空腹服用。

(3)不良反应:常见的有头晕、嗜睡、失眠、头痛、恶心、腹泻、便秘、上腹部疼痛、多汗、背痛、视觉疲劳等。

(4)注意事项:①所有患者在起始治疗时应进行肝功能检查并定期复查,建议在治疗 6 周(急性期治疗结束时)、12 周和 24 周(维持治疗结束时)进行定期化验;此后可根据临床需要进行检查。②不宜长期使用,最好控制在 2 周以内,而且应在医生的指导下使用。③应禁止饮酒或同时服用其他镇静催眠药物。④禁止与强效细胞色素 P450 1A2 抑制剂(如氟伏沙明、环丙沙星)合用。

(5)禁忌证:①对活性成分或任何赋形剂过敏者、乙肝病毒或丙肝病毒携带者、肝功能损害者(即肝硬化或活动性肝病患者)禁用。②严重心血管、肝肾功能不全患者,以及孕妇、哺乳期妇女和儿童慎用。

2. 褪黑素

由松果体产生的一种胺类激素。在调节昼夜节律及睡眠-觉醒方面发挥重要作用。褪黑素属于吲哚杂环类化合物,其化学名是 N-乙酰-5-甲氧色胺,又称为松果体素、褪黑激素、褪黑色素。

(1)适应证:睡眠障碍,如调整时差、生物钟、失眠、夜班族的睡眠问题。不应与镇静催眠药同时服用。

(2)用量用法:建议睡前 1～2 小时服用较好。可以与食物同服,或饭后服用。如用于改善睡眠质量,一般建议成人口服剂量为 0.5～3 mg,睡前 1 小时服用。

关于褪黑素的推荐使用剂量,相关研究分布广泛,结果也有较大差异,UpToDate 临床顾问数据库目前推荐的是治疗失眠从 0.1～0.3 mg 开始。欧洲食品安全局则推荐 1 mg。

在中国,褪黑素产品是以保健品的形式出现的,国家药品监督管理局给出的建议是 1～3 mg。按照这些推荐使用,都是安全的。

(3)不良反应:目前关于褪黑素已经报道的不良反应都是较轻微的,主要是头晕、头痛、恶心、嗜睡等。

(4)注意事项:①褪黑素在正常人体中含量低,如果从保健品中摄取过多的褪黑素,有可能导致不良反应。②对长期服用褪黑素的安全性尚不明确,应在医生的指导下低剂量使用。③不推荐儿童及 18 岁以下青少年使用。

(5)禁忌证:①自身免疫疾病,如系统性红斑狼疮等患者慎用。②对本品过敏者、未成年人、妊娠期和哺乳期妇女,以及心脑疾病、肝肾功能不全者禁用。

四、抗抑郁药

抗抑郁药是指一组主要用来治疗以情绪抑郁为突出症状的精神疾病的精神药物。与兴奋药的不同之处为只能使抑郁患者的抑郁症状消除,而不能使正常人的情绪提高。抗抑郁药于 20 世纪 50 年代问世,在此前抑郁性疾病并无合适的药物治疗手段,常采用电休克治疗。20 世纪 50 年代以后,抗抑郁药已成为抑郁患者的首选治疗手段,很大程度上取代了休克治疗,使采用休克治疗的患者数量大大减少。抗抑郁药中常用于治疗失眠的药物有曲唑酮、阿米替林、多塞平、米氮平、草酸艾司西肽普兰、氟西汀等。

1. 曲唑酮

曲唑酮是一种非典型的四环类抗抑郁药,其抗抑郁机制是选择性地抑制5-羟色胺的重吸收。低剂量时,曲唑酮为5-羟色胺的拮抗剂,而高剂量时为5-羟色胺激动剂。曲唑酮不增强儿茶酚胺的作用或抑制单胺氧化酶活性,具有镇静和轻微的肌松作用,但没有抗惊厥活性。曲唑酮对催乳素释放没有明显影响。曲唑酮对双向和单纯性抑郁疗效相当,其抗抑郁的优点是起效快、抗胆碱和心血管意外的发生率低。

(1)适应证:临床广泛用于抑郁、失眠及抑郁焦虑伴发或合并失眠的患者。此外,还有抗焦虑、改善梦魇障碍及性功能障碍等作用。顽固性抑郁症患者经其他抗抑郁药治疗无效,用本品往往有效。尤其适用于老年性抑郁症或伴发心脏疾患的患者。

(2)用量用法:口服,剂量应该从低剂量开始,逐渐增加剂量并观察治疗反应,起始剂量为每日50～100 mg,分次服用,然后每隔3～4天每日剂量可增加50 mg。门诊患者一般以每日200 mg(分次服用)为宜,住院患者及较严重者剂量可较大。每日最高剂量不超过400 mg(分次服用)。长期维持的剂量应保持在最低有效剂量,一旦有足够的疗效可逐渐减量。

(3)不良反应:较少且轻微。最常见的不良反应是嗜睡,偶见皮肤过敏、视力模糊、便秘、口干、高血压或低血压、心动过速、头晕、头痛、腹痛、恶心、呕吐、肌肉痛、震颤、协同动作障碍。

(4)注意事项:①癫痫、轻中度肝功能不全、肾功能不全、急性心肌梗死恢复期患者慎用。②孕妇、哺乳期妇女慎用。③突然停药后可发生胃肠道症状,如恶心、呕吐、腹泻及腹部压痛。④少数患者在服用后会出现低血压和晕厥。⑤应在餐后服用,空腹服药可能会使头晕或头昏增加。⑥用药期间不宜参加需要高度集中注意力、警觉度要求高的活动,如驾驶、高空作业等。

(5)禁忌证:①对本药过敏。②肝功能严重受损。③严重心脏病、心律不齐。④意识障碍。⑤18岁以下的青少年。

2. 阿米替林

(1)适应证:用于治疗各种抑郁症。本品的镇静作用较强,主要用于治疗焦虑性或激动性抑郁症;对内因性抑郁症和更年期抑郁症疗效较好,对反应性抑郁症及神经官能症的抑郁状态亦有效；对兼有焦虑和抑郁症状的患者，疗效优于丙咪嗪；与电休克联合使用于重症抑郁症患者，可减少电休克次数；可用于缓解慢性疼痛；亦可用于治疗小儿遗尿症、儿童多动症。

（2）用量用法：口服，成人常用起始剂量为每次 25 mg，每日 2～3 次，然后根据病情和耐受情况逐渐增至每日 150～250 mg，每日 3 次，最高量每日不超过 300 mg，维持量每日 50～150 mg。

（3）不良反应：治疗初期可能出现抗胆碱能反应，如多汗、口干、视物模糊、排尿困难、便秘等。中枢神经系统不良反应可出现嗜睡、震颤、眩晕，可发生体位性低血压，偶见癫痫发作、骨髓抑制及中毒性肝损害等。

（4）注意事项：①使用期间应监测心电图。②本品不得与单胺氧化酶抑制剂合用，应在停用单胺氧化酶抑制剂后 14 天才能使用本品。③患者有转向躁狂倾向时应立即停药。④用药期间不宜驾驶车辆、操作机械或高空作业。⑤哺乳期妇女使用期间应停止哺乳。

（5）禁忌证：①严重心脏病、近期有心肌梗死发作史、癫痫、青光眼、尿潴留、甲状腺功能亢进、肝功能严重损害、对三环类药物过敏者，以及 6 岁以下儿童禁用。②肝、肾功能不全、前列腺肥大、老年或心血管疾病患者和孕妇慎用。

3. 多塞平

（1）适应证：用于治疗抑郁症和焦虑性神经症。

（2）用量用法：口服，常用量为起始剂量每次 25 mg（1 片），每日 2～3 次，以后逐渐增加至每日总量 100～250 mg（4～10 片）。最高剂量为每日不超过 300 mg（12 片）。

（3）不良反应：治疗初期可出现嗜睡和抗胆碱能反应，如多汗、口干、震颤、眩晕、视物模糊、排尿困难、便秘等。其他不良反应有皮疹、体位性低血压，偶见癫痫发作、骨髓抑制或中毒性肝损害。

（4）注意事项：①使用期间应监测心电图。②本品不得与单胺氧化酶抑制剂合用，应在停用单胺氧化酶抑制剂后 14 天才能使用本品。③患者有转向躁狂倾向时应立即停药。④用药期间不宜驾驶车辆、操作机械或高空作业。⑤用药期间应定期检查血常规及心、肝、肾功能。

（5）禁忌证：①严重心脏病、近期有心肌梗死发作史、癫痫、青光眼、尿潴留、甲状腺功能亢进、谵妄、粒细胞减少、对三环类药物过敏者禁用。②肝、肾功能不全,前列腺肥大,心血管疾病患者慎用。

4. 米氮平

米氮平通过作用于神经递质再摄取抑制剂,具有镇静催眠、抗抑郁、增强食欲、体重增加、性功能障碍等功效和作用。

(1)适应证:用于治疗各种抑郁症。对症状如快感缺乏、精神运动性抑郁、睡眠欠佳(早醒)及体重减轻均有疗效,也可用于其他症状如对事物丧失兴趣、自杀观念及情绪波动(早上好,晚上差)。

(2)用量用法:①口服,可随水吞服,不要咀嚼。成人治疗起始剂量为每日1次,每次15 mg,而后逐步加大剂量以达最佳疗效,有效口服剂量通常为每日15~45 mg。②有肝肾功能损伤的患者,米氮平的清除能力下降,因而这类患者用药时应予以注意。米氮平的半衰期为20~40小时,因而用药可以每天1次,于睡觉前服下效果更佳。也可分服,早晚各1次。③患者应持续服药,最好在症状完全消失4~6个月后再停药。合适的剂量在2~4周内就会有显著疗效。如效果不明显,可将剂量增加,直至最大剂量。④本药在用药1~2周后起效。

(3)不良反应:①发生率超过5%的不良反应:嗜睡、镇静、口干、体重增加、食欲增加、头晕和疲乏。②其余常见不良反应:腹痛、急腹症、高血压、血管舒张、呕吐、厌食、嗳气、舌炎、胆囊炎、恶心和呕吐、牙龈出血、口腔炎、结肠炎、口渴、肌无力、关节痛、感觉减退、情感淡漠、抑郁、运动功能减退、眩晕、颤搐、激越、焦虑、健忘、运动机能亢进、感觉异常、咳嗽增多、鼻窦炎、瘙痒、皮疹、尿道感染。

(4)注意事项:①米氮平可增加酒精对中枢神经系统抑制作用,因此治疗期间应建议患者不要饮用含酒精的饮料。②此药物含有乳糖,伴有罕见的遗传性半乳糖不耐症、乳糖分解酵素酶缺乏或葡萄糖-半乳糖吸收障碍的患者不应服用此药。③禁止将本品与治疗精神疾病的单胺氧化酶抑制剂合用,二者合用需间隔14天以上。④正在接受单胺氧化酶抑制剂(如利奈唑胺)或静脉应用亚甲蓝治疗血管麻痹综合征或其他疾病的患者使用本品,发生5-羟色胺综合征(具体表现为精神状态改变如焦虑、躁动等,自主神经过度活跃如发热、心动过速、出汗等,以及神经肌肉异常如震颤、肌强直、阵挛等)的风险升高。

(5)禁忌证:①对米氮平或本品任何辅料成分过敏。②正在接受单胺氧化酶抑制剂(如利奈唑胺)或静脉应用亚甲蓝治疗血管麻痹综合征或其他疾病

③18 岁以下儿童和青少年。

5. 草酸艾司西肽普兰

草酸艾司西肽普兰是三环类抗抑郁剂,是一种高选择性的 5-羟色胺再摄取抑制剂,有改善抑郁和焦虑的作用,能够改善抑郁焦虑患者合并的失眠。

(1) 适应证:①抑郁症,表现为情绪低落、兴趣减退、精力缺乏。②广泛性焦虑症,表现为过度的焦虑和烦恼持续 6 个月。主要症状为烦躁不安、易疲劳、注意力不集中、兴奋、肌肉紧张和睡眠障碍。

(2) 用量用法:①口服,可与食物同服或空腹服用,用 200 ml 温水送服,禁止咀嚼、折断或压碎药片,服药后不宜立即躺卧。②用于抑郁障碍和广泛性焦虑障碍,每日 1 次,起始剂量为 10 mg,服用至少 1 周,根据患者的个体反应增加剂量,最大剂量为每日 20 mg。通常 2~4 周即可获得抗抑郁疗效;症状缓解后应持续治疗至少 6 个月以巩固疗效。③惊恐障碍用量,每日 1 次,每次 5 mg,1 周后增至每日 1 次,每次 10 mg,最大剂量可增至 20 mg,疗程至少 3 个月。④老年患者从常规起始剂量的半量开始,每日最大剂量不超过 10 mg。⑤轻中度肾功能降低者不需要调整剂量,严重肾功能降低的患者(肌酐清除率<30 ml/min)会使药物半衰期延长,故慎用。⑥肝脏功能降低者,建议起始剂量为每日 5 mg,持续治疗 2 周;再根据患者的个体反应,剂量增加到每日 10 mg,同时应注意并特别谨慎地增加剂量。⑦应避免突然停药;需要停药时,应该在 1~2 周内逐渐减少剂量至停药,以免出现撤药症状。如果在减药和停药过程中出现难以耐受的症状时,可以考虑恢复至先前的治疗剂量,随后遵医嘱再以更慢的速度减药。

(3) 注意事项:既往有心脏病的患者,使用本药期间应加强对心律的监测;既往有糖尿病的患者,使用时应加强对血糖的监测,必要时调整胰岛素或口服降糖药的剂量。用药期间严密观察患者是否有自杀意向,病情是否有加重迹象,注意调整剂量。本药不良反应多发生于开始治疗的 1~2 周,持续治疗后不良反应的严重程度和发生率都会降低,因此给药初期及调整剂量时应加强对患者的监测。

(4) 不良反应:①影响胃肠道。服用草酸艾司西肽普兰后可能会刺激胃肠道黏膜,进而影响胃肠道功能,出现恶心、食欲增加或降低、便秘等症状。②影响性功能。小部分男性患者服用草酸艾司西肽普兰后,可能会影响性功能,出现阴茎不勃起、射精延迟等不适症状,还容易出现性快感降低的情况。③过敏。过敏体质的人群服用草酸艾司西肽普兰后,可能还会出现过敏反应,通常表现为皮肤红肿、瘙痒、起红疹等。

6. 氟西汀

(1)适应证:①用于治疗精神障碍,如抑郁症、强迫症和神经性贪食症。②8岁及以上的儿童和青少年中度至重度抑郁发作。③7岁及以上的儿童和青少年强迫症。

(2)用量用法:口服,每日20 mg。用于治疗强迫症,每日20～60 mg;用于治疗神经性贪食症,每日60 mg。老年人每日剂量一般不宜超过40 mg。最高推荐剂量为每日60 mg。可单次或分次给药,可与食物同服,亦可餐间服用。

(3)不良反应:较轻,大剂量时耐受性较好。出现不良反应一般不需要停止治疗,随着治疗的持续,不良反应发生的强度和频率可能会减少。常见不良反应有失眠、恶心、易激动、头痛、运动性焦虑、精神紧张、震颤等,多发生于用药初期,有时出现皮疹(3%)。大剂量(每日40～80 mg)用药时,可出现精神症状,约1%的患者发生狂躁或轻躁症。长期用药常发生食欲减退或性功能下降。

(4)治疗停止时的撤药症状:停药后患者通常会产生头昏、感觉障碍(包括感觉异常)、睡眠障碍(包括失眠和多梦)、乏力、激越或焦虑、恶心或呕吐、震颤和头痛等症状。一般是轻中度,可以通过自身免疫力作用自动停止。然而,某些患者的症状可能很严重或持续时间很长。因此,氟西汀不能突然停药,应逐渐减少剂量。

(5)注意事项:抗抑郁作用一般在4周后才显现出来。应密切观察在药物使用过程中,特别是初期和剂量变动期时患者的行为和情绪异常,及时发现并制止恶性事件发生。服药期间不宜驾驶车辆或操作机器。

(6)禁忌证:①对氟西汀过敏者、正在接受单胺氧化酶抑制剂治疗的患者禁用。②癫痫病史、双相情感障碍病史、急性心脏病、有自杀倾向、出血倾向者,以及儿童、孕妇和哺乳期妇女慎用。

五、抗癫痫药

抗癫痫药物有嗜睡等不良反应,利用其不良反应发挥助眠作用,主要药物是加巴喷丁。

加巴喷丁

（1）适应证：①用于成人疱疹后神经痛的治疗。②癫痫：用于成人和12岁以上儿童伴或不伴继发性全身发作和部分性发作的辅助治疗。③也可用于3～12岁儿童的部分性发作的辅助治疗。④对其他药物治疗无效、有苯二氮䓬类药物禁忌证的患者，对酒精依赖患者戒断后的焦虑性失眠、睡眠时相前移者有效，也可用于治疗慢性疼痛性失眠和不宁腿综合征。

（2）用量用法：成人和12岁以上青少年的起始剂量，第一天为300 mg，睡前服用；随后每天增加300 mg，分次服用，直至发作被控制。推荐剂量为每日900～1 200 mg，3次分服；必要时每日可达2.4 g。

（3）不良反应：①常见的为嗜睡、眩晕、运动失调、疲劳、眼球震颤、头痛、震颤、复视、鼻炎及恶心呕吐。②偶有惊厥、咽炎、发音不良、体重增加、消化不良、遗忘、神经过敏等。③极少发生胰腺炎，肝功能受损和史-约综合征。

（4）注意事项：①加巴喷丁可能引起疲乏、嗜睡、眩晕等症状，服药期间应避免开车、游泳或操作机械等需要警觉性的活动。②不可擅自停药、换药或合用其他抗癫痫药，否则可能会增加癫痫再次发作或加剧的风险。③若需要调整用药，应由医生指导逐步进行。④对于原发性全身发作型癫痫（如失神发作）的患者无效。

（5）禁忌证：①对该药中任一成分过敏、急性胰腺炎的患者禁用。②肾功能损害患者慎用。

六、抗精神病药

抗精神病药主要用于治疗精神病性障碍，目前也用于失眠治疗，剂量通常低于精神病性障碍的治疗剂量。最适合使用这些药物的仍是共病失眠的精神病性障碍或双相障碍患者。针对痴呆、低血压、存在心肌梗死、闭角型青光眼、便秘或尿潴留风险的患者使用此类药物应谨慎。此类药物有喹硫平、奥氮平。

1. 喹硫平

（1）适应证：精神分裂症。

（2）用量用法：喹硫平片应每日给药2次，饭前、饭后均可。成人在前4天治疗期的每日总剂量分别为50、100、200、300 mg。从第四日以后，将剂量逐渐增加到每日 400～600 mg。可根据患者的临床反应和耐受性将每日剂量调整为 150～750 mg。老年人的起始剂量为每日 25 mg,每日增加剂量的幅度为 25～50 mg,直至有效剂量。有肾脏或肝脏损害的患者,富马酸喹硫平的起始剂量应为每日 25 mg。随后每日增加剂量,幅度为 25～50 mg,直至有效剂量。

（3）不良反应:①最常见和最显著的不良事件为困倦（17.5%）、头晕（10%）、便秘（9%）、体位性低血压（7%）、口干（7%）、肝酶异常（6%）。②直立性低血压、心悸,某些患者会有晕厥。③罕见有神经阻滞剂恶性综合征。④白细胞计数改变,嗜酸性粒细胞增加。⑤血清转氨酶或 γ‑GT 水平增高。⑥非空腹状态下血清甘油三酯和总胆固醇水平轻微升高现象。⑦轻微的与剂量有关的甲状腺激素水平下降,尤其是总甲状腺素和游离甲状腺素。

（4）注意事项:①将喹硫平与其他已知会延长 QTc 间期的药物合用时应当谨慎,尤其是用于老年人。②喹硫平可能会导致困倦。因此对操纵危险机器包括开车的患者应予提醒。

（5）禁忌证:①对该产品的任何成分过敏。②对任何 4‑氨基喹啉化合物治疗可引起的视网膜或视野改变。③对 4‑氨基喹啉化合物过敏。④孕妇及哺乳期妇女禁用。

2. 奥氮平

（1）适应证:用于治疗精神分裂症、躁狂发作,可预防双相情感障碍复发。

（2）用量用法:①精神分裂症:建议起始剂量为每日 10 mg,每日 1 次,与进食无关。在精神分裂症的治疗过程中,可以根据患者的临床状态调整剂量为每日 5～20 mg。经过适当临床评估后,建议剂量可增加至每日 10 mg 以上,加药间隔不少于 24 小时。停用奥氮平时应逐渐减少剂量。②躁狂发作:单独用药时起始剂量为每日 15 mg,合并治疗时为每日 10 mg。③预防双相情感障碍复发:推荐起始剂量为每日 10 mg。对于使用奥氮平治疗躁狂发作的患者,预防复发的持续治疗剂量同前。对于新发躁狂、混合发作或抑郁发作,应继续奥氮平治疗（需要时适当调整剂量）,同时根据临床情况合并辅助药物治疗情感症状。④肾脏和（或）肝脏功能损害的患者:对这类患者应考虑采用较低的起始剂量（每日 5 mg）。中度肝功能不全（肝硬化、Child Pugh 分级为 A 或 B 级）的患者起始剂量应为每日 5 mg,并应慎重加量。

在精神分裂症、躁狂发作和双相情感障碍的预防治疗过程中,可根据个体临床状况不同,在每日 5～20 mg 的范围内相应调整每日剂量。建议在适当的临床再评估后方可使用超过推荐剂量的药物,且加药间隔不少于 24 小时。奥氮平给药不用考虑进食因素,食物不影响吸收。停用奥氮平时应逐渐减少剂量。当有不止一个减缓代谢因素(女性、年老、非吸烟)出现时,应考虑降低起始剂量。需要增加剂量时也应该保守。

(3) 不良反应:①常见不良反应(>10%):嗜睡和体重增加。体重增加与用药前体重指数较低和起始剂量较高(≥15 mg)有关。②少见不良反应(1%～10%):头晕、食欲增强、外周水肿、直立性低血压、急性或迟发性锥体外系运动障碍包括帕金森病样症状、静坐不能、肌张力障碍,一过性抗胆碱能作用包括口干、便秘,另外还有丙氨酸氨基转移酶和门冬氨酸氨基转移酶无症状的一过性升高,尤其是在用药初期。血浆催乳素浓度偶见一过性轻度升高,且罕见相关临床表现(如男性泌乳及乳房增大),绝大多数患者无须停药即可恢复正常。③合并其他抗精神病药时,偶见无症状性的血液学改变如嗜细胞增多。罕见不良反应(<1%):光敏反应、肌酸磷酸激酶升高。④特殊群体的不良反应:在痴呆型老年精神病患者进行的临床试验中,与奥氮平治疗相关的很常见不良反应(≥10%)是异常步态和跌倒。在痴呆性老年精神病患者进行的临床试验中,与奥氮平治疗相关的常见不良反应(1%～10%)是尿失禁和肺炎。在与帕金森病相关药物(多巴胺激动剂)诱导的精神病患者的临床试验中,帕金森病症状加重的报告很常见,比安慰剂组频率高;幻觉报告也很常见,也比安慰剂组频率高。

(4) 注意事项:①奥氮平可引起嗜睡,从事危险作业时应谨慎。②若与酒精同服,可使奥氮平的镇静作用增强。③患者长期服用抗精神病药,如果出现迟发性运动障碍的体征或症状,应减药或停药。④若出现神经阻滞剂恶性综合征的临床表现(如高热、肌强直、精神状态改变及自主神经紊乱等),应立即停用所有抗精神病药,包括奥氮平。

(5) 禁忌证:①该产品的任何成分过敏者。②有窄角性青光眼危险者。

(李深广)

第三章
非 药 物 治 疗

第一节　中医适宜技术

治疗失眠的中医适宜技术有很多,主要的有针刺(普通针刺、揿针、耳针、头针)、灸法(艾灸、督灸、隔物灸等)、拔罐、刮痧、推拿、穴位敷贴、耳穴压丸、穴位埋线、中医定向透药、中药足浴、中药茶饮等疗法,各有各的特色和优点。

一、针刺治疗

针刺治疗通过穴位和经络发挥疗效,还包括多种治疗方法,适合所有类型的失眠患者,且起效快、疗效较好,故临床应用广泛,值得着重推广介绍。

(一)普通针刺

人体穴位作用各不相同,毫针刺入不同的穴位,配合使用不同的手法,可以激发经络和穴位,调动经络和穴位内的气血,发挥出不同的作用,也能通过经络作用于相应脏腑,因而适应证非常广泛。

1. 注意事项

①不可空腹治疗(体质虚弱者在空腹状态下接受治疗时容易晕针)。②衣着宽松,治疗时容易暴露治疗部位,且不影响局部气血运行。③针刺留针时尽量放松肢体,放松精神,不刻意追求一定要睡着。人放松后气血顺畅,穴位自然能发挥出作用。④拔针后穴位处有出血属于正常且常见现象,及时用干棉球在穴位处按压止血即可。⑤女性月经期间,不做腰部和腹部的穴位治疗。⑥建议

配合中药治疗,疗效更佳。

2. 治则治法

疏通经络,调和阴阳,宁心安神。

3. 具体方法

取手少阴和足三阴经穴为主。针刺虚证用补法,实证用泻法,以调和阴阳、宁心安神。针刺治疗时间以下午或晚间睡前为佳(实际临床因门诊时间有限,不强求治疗时间)。留针 30 分钟左右,使用手法行针,通常不用电针。

1) 主穴 百会、印堂、四神聪、安眠、神门、内关、照海、申脉。

2) 方义 心主神明,不寐与心密切相关,因此首选心经原穴神门以宁心安神。内关为心包经络穴,通阴维脉,有养心宁神之效。脑为元神之府,取百会、印堂、四神聪健脑益髓,镇静安神。照海、申脉与阴跷脉、阳跷脉相通,阴、阳跷脉主睡眠,若阴跷脉衰、阳跷脉盛则失眠,故补阴泻阳使阴、阳跷脉功能协调,可改善失眠的状态。安眠为治疗失眠的经验效穴。

3) 随证配穴 正常情况下,肾火上升,温煦推动肝气及三焦相火的上升,小肠经、大肠经的上升配合脾经的上升发挥升清作用;胃经下降发挥降浊作用,同时联合肺金肃降及膀胱经的收敛之力,使心火、心包相火、胆经相火得以下降沉入肾水之中。脏腑经络气机的配合,使阴阳相互交通而作用协调,人体各项生理功能就能正常运作。睡眠的本质在于阴阳相交、阴阳平衡,五脏六腑的气机及功能失调都会导致人体阴阳失调、阳不交阴从而引发失眠。

(1) 肾及肾经问题的随证配穴:①肾阳虚、肾气功能不足、肾火上升温煦推动能力不足,加昆仑、飞扬、肾俞、命门等温补阳气。②肾阴虚、无力涵养心火及阳气,加太溪、复溜、肾俞等滋阴补肾。③肾精不足,加涌泉、悬钟、肾俞等补肾填精。

(2) 肝及肝经问题的随证配穴:①肝气郁滞、肝经上升之力不足,加合谷、太冲、肝俞等疏肝理气。②肝郁化火,加行间、太冲、侠溪、风池等平肝降火。③肝气及肝热下陷,加太冲、曲泉、太溪等清肝热疏肝气。④肝血、肝阴不足,加血海、足三里、曲泉等补血养阴。

(3) 三焦及三焦经问题的随证配穴:①三焦相火不足,加中渚、阳池、三焦俞等温阳补气。②三焦相火浮于外,火旺不明显者加太溪、尺泽等补肺滋肾涵养相火,火旺明显者在此基础上加涌泉、支沟等加强清热及引火归元之力。

③三焦不通,加阴陵泉、丰隆、外关等利水化痰、畅通气机。

（4）小肠及小肠经问题的随证配穴:①小肠有热、心火炎及小肠,加小海、少海、天宗等清热生津,并配合阴陵泉使热从小便排出体外。②小肠气机上升失调,加后溪、腕骨等益气并恢复小肠气机运转。

（5）大肠及大肠经问题的随证配穴:①大肠有热、肺热炎及大肠,加三间、曲池、尺泽等清热护液。②大肠气机郁滞,加合谷、手三里等益气通络,并配合孔最提壶揭盖、恢复气机正常运转,以及支沟通畅腑气。

（6）脾及脾经问题的随证配穴:①脾阳及脾气不足、清阳不升,加太白、公孙、脾俞等温补脾阳、升举清阳。②脾虚致水饮痰湿,加漏谷、阴陵泉、丰隆等健脾化湿。③脾虚致气血生化不足,加足三里、血海、脾俞等补气养血。④脾阴不足,加地机、血海、脾俞等养阴补血。

（7）胃及胃经问题的随证配穴:①胃气壅滞、胃气不降,加梁丘、陷谷、丰隆等疏通经络,顺降胃气。②胃经及胃腑有热,加厉兑、内庭、支沟等清热、通腑气。③胃阴不足,加解溪、血海、太溪等补气滋阴养血。④胃气、胃阳不足,加冲阳、解溪、足三里、胃俞等温补阳气。

（8）肺及肺经问题的随证配穴:①肺气不得宣发,加肺俞、孔最、跗阳宣散阳气。②肺气不得肃降,加尺泽、足三里、阳陵泉、肺俞等通降肺气。③肺气郁滞、肺气燥结,加合谷、列缺、孔最、肺俞等理气通滞。④肺热及肺阴不足,加尺泽、鱼际、太溪等滋阴清热。

（9）膀胱及膀胱经问题的随证配穴:①膀胱阳气输布不畅,加飞扬、跗阳、承山、膀胱俞等温阳通滞。②膀胱阳气不足,加昆仑、飞扬、京骨、膀胱俞等温补阳气。③膀胱经收敛顺降之力不足,加委中、委阳、合阳等敛阳降气。④膀胱有热,加至阴、太溪清热滋阴,并配合阴陵泉使热从小便排出体外,配合孔最使热从体表散出。

（10）心及心经问题的随证配穴:①心气、心阳不足,加膻中、内关、青灵、神道、心俞等补心气温心阳。②心阴血不足,加阴郄、极泉、足三里、血海等滋阴养血。③心火亢盛、心经不降,加少海、少冲、太溪、涌泉等清热养阴,引火归元。④心神不宁,加间使、心俞、神堂、神道等安神定志。

（11）心包及心包经问题的随证配穴:①心包相火不降亢盛于外,加劳宫、中冲等清热,并配合尺泽、阳陵泉、太溪滋阴敛阳,引火归元。②心包气虚及气郁,加内关、间使、心包俞、膏肓等补气通滞。

(12) 胆及胆经问题的随证配穴:①胆经相火不降,加侠溪、足窍阴、阳陵泉等清热降气。②胆腑气郁,加支沟、阳陵泉、阳交等疏肝利胆,通畅腑气。③胆气不足,丘墟、悬钟、足临泣、胆俞等温补胆气。

(13) 其他问题的随证配穴:①肝郁脾虚(是失眠的主要病机,故而各类型失眠患者均可选用),加合谷、太冲、太白、血海等,疏肝健脾、益气养血。②瘀血内停(久病必瘀,故而失眠日久者均可选用),加血海、三阴交、膈俞等,活血化瘀、养血安神。③痰湿郁而化热(诸怪病均为痰主,故而难治性失眠可以选用),加中脘、丰隆、曲池、内庭等,清热化痰,和胃安神。④火旺需区分清实火与虚火,火旺偏实火,加郄门、风池、内庭、行间等清心平肝,降火安神;火旺偏虚火,加心俞、太溪、复溜、三阴交等滋阴降火,宁心安神。⑤年老、久病精血不足(老年、体弱多病患者建议选用),加太溪、复溜、关元、血海、三阴交、大椎、肾俞、命门等补肾填精,益气补血安神。⑥中气为人之根本,失眠患者均需调中气。清阳不升,浊阴不降,加足三里、中脘、丰隆等健脾化痰,通络导滞;中焦不运,上热下寒,加足三里、曲泽、孔最、昆仑、涌泉等健运中焦,清上温下,引火归元。

(二) 揿针

揿针又叫揿钉型皮内针,其针尾呈环形且垂直于针身,是临床上常见的一种皮内针。皮内针刺技术又被称为"埋针法"。其操作原理主要是用独特的小型针具刺入皮下,并将其固定在人体腧穴皮下或皮内,针具可以较长时间地埋藏于体内,有"静以久留"之意。治疗的工作原理主要是给人体某些部位比较微弱且时间较长的刺激作用,以此预防和治疗疾病。

1. 注意事项

①局部有感染及皮肤损伤的地方,不能使用揿针治疗。②严重疲劳患者不能直接揿针,需要休息后再正常揿针,否则会出现眩晕症状,导致患者身体负担加重。③孕妇不能揿针。孕妇的三阴交、昆仑、至阴等多处穴位都不能揿针,否则会给身体加重负担。④自行按压时要注意手法,只可按压,不可揉搓,以免损伤皮肤。⑤揿针一般保留 24 小时后自行取下。

2. 具体方法

1) 主穴 神门、三阴交、照海、申脉、安眠。

2）配穴　肝俞、胆俞、心俞、肾俞、中脘、丰隆、足三里、悬钟。

3）耳穴　凡五脏六腑及其经络的失调，耳穴均可取相应的脏腑。耳穴揿针治疗选用神门、皮质下、心、肾、神门、内分泌等作为安神助眠的主穴，交通心肾，宁心安神。

（三）耳针

普通针刺通过调动人体经络穴位中的气血起作用，效果可维持一段时间，但在取针后不可避免会有衰减，耳穴可以作为配合使用的手段。通过按压耳穴，即可刺激相应的穴位，调理相应的脏腑，操作方便，适合久留，可以把治疗效果维持下去。

1. 注意事项

①若使用揿针埋藏或王不留行子、磁珠贴压，则需要患者自行按压刺激穴位。②自行按压时，耳穴刺激手法只可按压，不可揉搓，以免损伤皮肤。③揿针或使用王不留行子、磁珠贴压，以皮肤不觉瘙痒不适为度，随后自行取下。

2. 具体方法

可用毫针刺，或揿针埋藏，或用王不留行子、磁珠贴压。使用毫针刺，留针时间与普通针刺相同；揿针一般保留 24 小时后自行取下；使用王不留行子、磁珠贴压，夏季可保留 3 天左右，冬季可保留 7 天左右。

1）主穴　选用神门、皮质下、心、肾、神门、内分泌等作为安神助眠的主穴，交通心肾、宁心安神。

2）随证配穴

（1）肝郁脾虚：加肝、脾、胃等疏肝健脾。

（2）瘀血内停：加肝、脾、肾、肾上腺等活血化瘀。

（3）痰湿郁而化热：加脾、胃、胆、肺、小肠、大肠等清热化痰。

（4）火旺偏实火：加耳中、耳尖、三焦等，清热降火；火旺偏虚火：加脾、胃、肺等，滋阴养血降火。

（5）年老、久病精血不足：加脾、胃、肝、三焦等补气填精。

（6）中焦不运、清阳不升，浊阴不降：加肝、肺、脾、胃、交感、膀胱等行气建中；中焦不运、上热下寒：加三焦、脾、胃、垂前等通理三焦。

(四) 头针

头针是在头部进行针刺治疗各种疾病的一种方法,是根据脏腑经络理论和(或)大脑皮质的功能定位,在头皮上划分出相应的刺激区进行针刺。头针技术是指在头皮特定部位针刺的一种治疗技术。

1. 注意事项

①留针时针体应露出头皮,不宜碰触留置在头皮下的毫针,以免折针、弯针。如局部不适,可稍稍退出 0.1～0.2 寸。对有严重心脑血管疾病但需要留针时间较长者,应加强监护,以免发生意外。②行针捻转时应注意观察,防止发生晕针等不良反应;对精神紧张、过饱、过饥者应慎用,不宜采取强刺激手法。③头皮较紧密部位常易遗忘刺入的毫针,起针时须反复检查,并注意防止出血。④头针长时间留针并不影响肢体活动,在留针期间可嘱患者配合运动,有提高临床疗效的作用。⑤头皮血管丰富,注意防止出血。

2. 禁忌证

①囟门和骨缝尚未骨化的婴儿。②头部颅骨有缺损或开放性脑损伤,以及头部严重感染、溃疡、瘢痕者。③患有严重心脏病、糖尿病、贫血及急性心肌炎和心力衰竭者。④中风患者,急性期如因脑血管意外引起昏迷、血压过高时,暂不宜用头针治疗,须待血压和病情稳定后方可做头针治疗。

3. 分区定位

按颅骨的解剖名称额区、顶区、颞区、枕区 4 个区,14 条标准线(左侧、右侧、中央共 25 条)定位。

1) 额区　如图 3－1 所示。

(1) 额中线。

【定位】在额部正中,前发际上下各 0.5 寸,即自神庭向下针 1 寸,属督脉。

【主治】头痛、强笑、自哭、不寐、健忘、多梦、癫狂病、鼻病等。

(2) 额旁 1 线。

【定位】在额部,额中线外侧直对目内眦角,发际上下各半寸,即自眉冲沿经向下刺 1 寸,属足太阳膀胱经。

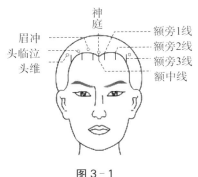

图 3－1

【主治】冠心病、心绞痛、肺系疾病、不寐等上焦病证。

（3）额旁2线。

【定位】在额部，额旁1线的外侧，直对瞳孔，发际上下各半寸，即自头临泣向下针1寸，属足少阳胆经。

【主治】胃肠、肝胆疾病等中焦病症。

（4）额旁3线。

【定位】在额部，额旁2线的外侧，自头维穴的内侧0.75寸处，发际上下各0.5寸，共1寸，属足少阳胆经与足阳明胃经之间。

【主治】功能性子宫出血、阳痿、遗精、子宫脱垂、尿频、尿急等下焦病证。

2）顶区　　如图3-2～图3-4所示。

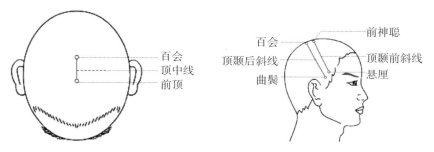

图3-2　头顶头针穴线图示　　　　图3-3　头侧面头针穴线图示

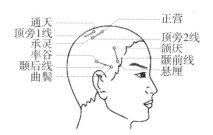

图3-4　头顶及侧面头针穴线图示

（1）顶中线。

【定位】在头顶正中线上，自百会向前1.5寸至前顶，属督脉。

【主治】偏瘫、麻木、疼痛、小儿夜尿、脱肛、胃下垂、子宫脱垂、高血压、头顶痛等。

（2）顶颞前斜线。

【定位】在头顶侧面,从前顶至悬厘的连线,此线斜穿足太阳膀胱经、足少阳胆经。

【主治】对侧肢体中枢性运动功能障碍。将全线分 5 等分,上 1/5 治疗对侧下肢中枢性瘫痪;中 2/5 治疗对侧上肢中枢性瘫痪;下 2/5 治疗对侧中枢性面瘫、运动性失语、流涎、脑动脉硬化等。

(3)顶颞后斜线。

【定位】在头顶部侧面,从百会至曲鬓的连线,此线斜穿督脉、足太阳膀胱经和足少阳胆经。

【主治】对侧肢体中枢性感觉障碍。将全线分 5 等分,上 1/5 治疗对侧下肢感觉异常,中 2/5 治疗对侧上肢感觉异常,下 2/5 治疗对侧头面部感觉异常。

(4)顶旁 1 线。

【定位】在头顶部,顶中线左右各旁开 1.5 寸的两条平行线,自承光起向后针 1.5 寸,属足太阳膀胱经。

【主治】颈、肩、腰、腿、足病,如瘫痪、麻木、疼痛等。

(5)顶旁 2 线。

【定位】在头顶部,顶旁 1 线的外侧,两线相距 0.75 寸,距正中线 2.25 寸,自正营起沿经线向后针 1.5 寸,属足少阳胆经。

【主治】肩、臂、手病,如瘫痪、麻木、疼痛等。

3)颞区 如图 3-4 所示。

(1)颞前线。

【定位】在头部侧面,颞部两鬓内,从额角下部向前发际处颔厌到悬厘,属足少阳胆经。

【主治】偏头痛、运动性失语、周围性面神经麻痹及口腔疾病等。

(2)颞后线。

【定位】在头部侧面,颞部耳上方,耳尖至上自率谷到曲鬓,属足少阳胆经。

【主治】偏头痛、不寐、眩晕、耳聋、耳鸣等。

4)枕区 如图 3-5 所示。

(1)枕上正中线。

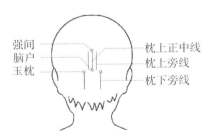

图 3-5 头后面头针穴线图示

【定位】在枕部,枕外粗隆上方正中的垂直线,自强间至脑户,属督脉。

【主治】目疾。

（2）枕上旁线。

【定位】在枕部,枕上正中线平行向外 0.5 寸。

【主治】各种目疾。

（3）枕下旁线。

【定位】在枕部,从玉枕向下引一直线,长 2 寸,属足太阳膀胱经。

【主治】平衡障碍、后头痛、腰背痛。

4. 针具及操作方法

1）针具　选用直径 0.25～0.35 mm,长 40～50 mm 的毫针。

2）操作方法

（1）进针。

进针角度:针体与皮肤呈 30°左右进针,然后平刺进入穴线内。

快速进针:将针迅速刺入皮下,当针尖达到帽状腱膜下层时指下感到阻力减小,然后使针与头皮平行,根据不同穴线刺入不同深度。

进针深度:根据患者的具体情况和处方要求决定。一般情况下,针刺入帽状腱膜下层后,使针体平卧,进针 3 cm 左右为宜。

（2）行针。

捻转:在针体进入帽状腱膜下层后,术者肩、肘、腕关节和拇指固定不动,以保持毫针相对固定,示指第一、二节呈半屈曲状,用示指第一节的桡侧面与拇指第一节的掌侧面持住针柄,然后示指掌、指关节作伸屈运动,使针体快速旋转,要求捻转频率在 90 次/分左右,持续 2～3 分钟。

提插:手持毫针沿皮刺入帽状腱膜下层,将针向内推进 3 cm 左右,保持针体平卧,用拇、示指紧捏针柄,进行提插,指力应均匀一致,幅度不宜过大。如此反复操作,持续 3～5 分钟。提插的幅度与频率根据患者的病情而定。

（3）留针。

静留针:在留针期间不再施行任何针刺手法,让针体安静而自然地留置在头皮内。一般情况下,头针留针时间宜在 15～30 分钟。如症状严重、病情复杂,病程较长者,可留针 2 小时以上。

动留针:在留针期间内,间歇重复施行相应手法,以加强刺激,在较短时间内获得即时疗效。一般情况下,在 15～30 分钟内宜间歇行针 2～3 次,每次 2 分钟左右。

(4) 出针。先缓慢出针至皮下,然后迅速拔出,拔针后必须用消毒干棉球按压针孔,以防出血。

5. 头针治疗失眠基础穴位

额中线、额旁 1 线、颞前线、颞后线。操作方法如上。

二、灸法治疗

灸法操作除温针灸外,其余均在人体体表,不用透皮,基本无痛苦,患者易接受,也可居家自行操作,因此广受欢迎。但并非所有情况均适宜艾灸,具体介绍如下。

1. 注意事项

(1) 不可空腹治疗(体质虚弱者在空腹状态下接受治疗时容易晕灸)。

(2) 灸法治疗后注意保暖,避免吹风受凉。

(3) 治疗后可饮用少许温开水,舒缓艾灸燥热之性。

(4) 艾灸温度较高,有烫伤风险。因此,患者在治疗时若感觉温度太高,及时呼喊医生或护士处理,切勿自行处理或默默忍受,以免烫伤。

2. 功效

温经通脉(散寒、活血、祛湿,以补为主),引火归元。

3. 分类及操作方法

1) 温针灸　针刺与艾灸的联合使用。在留针过程中,将艾绒或艾炷置于针柄上点燃,通过毫针将热力传入穴位。

2) 隔物灸　将中药研末后制成药饼,或将生姜等切片置于相关穴位上,再将搓成团的艾绒或艾炷置于药饼或生姜片上,点燃施灸。

3) 温灸盒　将艾绒或艾条置于盒中燃烧,燃烧产生的热力、穿透力和辐射作用对穴位进行温热刺激。

4. 灸量及频率

一般选取 1～2 穴行灸法,每穴灸 3 壮(或 15 分钟),每周 3 次。阳虚气虚较甚者可增加施灸的频率、艾灸壮数(或艾灸时间),阴虚血虚者适当减少施灸频率和灸量。

5. 失眠特色穴位及治法——灸三毛穴

【定位】隐白上方,大脚趾长着汗毛的地方。

【操作】隔姜灸,灸 3 壮,每日 1 次或隔日 1 次。

6. 随证配穴

1）肾及肾经问题的随证配穴　①肾阳虚、肾气功能不足、肾火上升温煦推动能力不足,可灸大椎、命门。②肾阴虚、无力涵养心火及阳气,可灸涌泉。③肾精不足,可灸命门、悬钟。

2）肝及肝经问题的随证配穴　①肝气郁滞、肝经上升之力不足,可灸太冲。②肝郁化火,不建议使用灸法。③肝气及肝热下陷,可灸太冲。④肝血肝阴不足,不建议使用灸法。

3）三焦及三焦经问题的随证配穴　①三焦相火不足,可灸中渚、阳池。②三焦相火浮于外,可灸涌泉。③三焦不通,可灸外关。

4）小肠及小肠经问题的随证配穴　①小肠有热、心火炎及小肠,不建议使用灸法。②小肠气机上升失调,可灸后溪。

5）大肠及大肠经问题的随证配穴　①大肠有热、肺热炎及大肠,不建议使用灸法。②大肠气机郁滞,可灸手三里。

6）脾及脾经问题的随证配穴　①脾阳及脾气不足、清阳不升,可灸足三里、公孙。②脾虚致水饮痰湿,可灸三阴交。③脾虚致气血生化不足,可灸足三里、血海。④脾阴不足,可灸地机。

7）胃及胃经问题的随证配穴　①胃气壅滞、胃气不降,可灸梁丘。②胃经及胃腑有热,不建议使用灸法。③胃阴不足,不建议使用灸法。④胃气、胃阳不足,可灸冲阳、足三里。

8）肺及肺经问题的随证配穴　①肺气不得宣发,可灸肺俞。②肺气不得肃降,可灸足三里。③肺气郁滞、肺气燥结,可灸合谷。④肺热及肺阴不足,可灸涌泉。

9）膀胱及膀胱经问题的随证配穴　①膀胱阳气输布不畅,可灸飞扬、承山。②膀胱阳气不足,可灸昆仑、至阳。③膀胱经收敛肃降之力不足,可灸合阳、涌泉。④膀胱有热,不建议使用灸法。

10）心及心经问题的随证配穴　①心气、心阳不足,可灸内关、神道。②心阴血不足,可灸足三里、血海。③心火亢盛、心经不降,可灸涌泉。④心神不宁,可灸心俞、神道。

11）心包及心包经问题的随证配穴 ①心包相火不降、亢盛于外，可灸涌泉。②心包气虚及气郁，可灸内关、膏肓。

12）胆及胆经问题的随证配穴 ①胆经相火不降，可灸阳陵泉、涌泉。②胆腑气郁，可灸阳陵泉、③胆气不足，可灸丘墟、至阳。

13）其他问题的随证配穴 ①肝郁脾虚，可灸太冲、足三里。②瘀血内停，可灸膈俞、至阳。③痰湿郁而化热，不建议使用灸法。④火旺偏实火，不建议使用灸法；火旺偏虚火，可灸涌泉。⑤年老、久病精血不足，可灸足三里、命门。⑥中焦不运、清阳不升，浊阴不降，可灸足三里、神阙。⑦中焦不运、上热下寒，可灸足三里、涌泉。

三、拔罐治疗

拔罐疗法指应用各种方法排除罐筒内空气以形成负压，使其吸附体表以治疗疾病的方法，又称吸筒疗法、拔筒法。古代有以兽角制成的罐筒，称角法。通过吸拔，可引致局部组织充血或淤血，促使经络通畅、气血旺盛，具有活血行气、止痛消肿、散寒、除湿、散结拔毒、退热等作用。适用于感冒咳嗽、肺炎、哮喘、头痛、胸胁痛、风湿痹痛、腰腿痛、扭伤、胃痛、疮疖肿痛、毒蛇咬伤（排除毒液）等病症。使用时应注意选用罐口光滑、大小适宜的罐筒，拔罐时间不宜过长。常用拔罐方法有闪罐法、投火法、抽气法、水罐法、留罐法、走罐法、刺络拔罐法等。

1. 注意事项

（1）不可空腹治疗。体质虚弱者，空腹状态下接受治疗时，容易晕厥。

（2）体质虚弱者，手法刺激不宜重，或仅做闪罐（拔完就取不留罐）以激发阳气，或须与艾灸等手段同用。

（3）皮肤破损及皮疹处不拔罐，凝血功能障碍者不拔罐。

（4）拔罐后4小时内不洗澡，切忌吹风受凉，避免推拿、贴敷膏药等其他皮肤刺激。

（5）拔罐时局部可能有疼痛感，属正常现象。

（6）取罐后，出痧颜色较深的部位后续可能有淤青现象，亦属正常现象，无须特殊处理。

（7）拔罐及刮痧后局部皮肤可能出现瘙痒，属于局部皮肤刺激及局部气血的反应,可用手轻轻地拍或涂抹润肤露,以缓解痒感,切勿抓挠,以免损伤皮肤引起感染。

(8)因背部督脉、膀胱经主阳主表,故而拔罐多选用督脉、膀胱经穴位,但要根据每个人的体质情况决定拔罐数量和留罐时间。体质强健者可用重刺激,体质虚弱者选用轻刺激为宜,切勿盲目追求出痧。

2. 治疗原理

(1)拔罐疗法通过排气造成罐内负压,罐缘得以紧紧附着于皮肤表面,牵拉了神经、肌肉等,可引起一系列神经内分泌反应,调节血管舒缩功能和血管的通透性从而改善局部血液循环。

(2)拔罐的负压作用使局部迅速充血、淤血,甚至小毛细血管破裂,红细胞破坏,发生溶血现象。红细胞中血红蛋白的释放对机体是一种良性刺激,它可通过神经系统对组织器官的功能进行双向调节,同时促进白细胞的吞噬作用,提高皮肤对外界变化的敏感性及耐受力,从而增强机体免疫力。负压的强大吸拔力可使毛孔充分张开,汗腺和皮脂腺功能受到刺激而加强,皮肤表层衰老细胞脱落,从而使体内的毒素、废物得以加速排出。

(3)拔罐局部的温热作用不仅使血管扩张、血流量增加,而且可增强血管壁的通透性和细胞的吞噬能力。拔罐处血管紧张度及黏膜渗透性改变,淋巴循环加速,吞噬作用加强,对感染性病灶无疑形成了一个抗生物性病因的良好环境。另外,溶血现象的慢性刺激对人体也起到了保健功能。

3. 具体方法

通常自项至腰部在督脉及足太阳经背部第一、第二侧线,用火罐自上而下走罐,或留罐。

4. 功效

疏通经络(散郁热、散寒气、散瘀血、散湿邪,以泻为主)。对于肝郁化火、阴虚火旺、火旺偏实火的情况,可以用来疏散体内的郁热,使多余的热邪排出体外;对于瘀血内停、阳气不足的情况,可以用来疏通阳气,激发气血功能;对于痰热内扰、中焦不运、清阳不升、浊阴不降、上热下寒的情况,可以用来祛湿化痰,疏通经络,打通气机运行和代谢的通路。

5. 随证配穴

1)肾及肾经问题的随证配穴 肾阳虚、肾气功能不足、肾火上升温煦推动能力不足,可适当在督脉及膀胱经拔罐,但刺激须轻,治疗时间须短,也可做闪罐(拔完就取不留罐)以激发阳气;肾阴虚、肾精不足通常不使用拔罐。

2)肝及肝经问题的随证配穴　肝气郁滞、肝经上升之力不足,肝郁化火,肝气及肝热下陷可在督脉及膀胱经拔罐;肝血肝阴不足,通常不使用拔罐。

3)三焦及三焦经问题的随证配穴　三焦相火不足、三焦相火浮于外、三焦不通,在督脉和膀胱经拔罐之外,还可选取三焦经前臂、上臂、肩胛循行处施术。

4)小肠及小肠经问题的随证配穴　小肠有热、心火炎及小肠、小肠气机上升失调,在督脉和膀胱经拔罐之外,还可选取小肠经前臂、上臂、肩胛循行处施术。

5)大肠及大肠经问题的随证配穴　大肠有热、肺热炎及大肠、大肠气机郁滞,在督脉和膀胱经拔罐之外,还可选取大肠经前臂、上臂循行处施术。

6)脾及脾经问题的随证配穴　脾阳及脾气不足、清阳不升,脾虚致水饮痰湿,可在督脉及膀胱经拔罐,脾气虚者刺激须轻,治疗时间须短;脾虚致气血生化不足、脾阴不足,通常不使用拔罐。

7)胃及胃经问题的随证配穴　胃气壅滞、胃气不降,胃经及胃腑有热,胃阴不足,胃气、胃阳不足,在督脉和膀胱经拔罐之外,还可选取胃经在大腿、小腿循行处施术。

8)肺及肺经问题的随证配穴　肺气不得宣发,肺气不得肃降,肺气郁滞、肺气燥结,肺热及肺阴不足:在督脉和膀胱经拔罐之外,还可选取大肠经在前臂、上臂循行处施术(肺与大肠相表里)。

9)膀胱及膀胱经问题的随证配穴　膀胱阳气输布不畅、膀胱阳气不足、膀胱经收敛顺降之力不足、膀胱有热,可在督脉及膀胱经拔罐。

10)心及心经问题的随证配穴　心气、心阳不足,心神不宁,可适当在督脉及膀胱经拔罐,心气虚及心神不宁者刺激须轻,治疗时间须短;心火亢盛、心经不降,在督脉和膀胱经拔罐之外,还可选取小肠经在前臂、上臂、肩胛循行处施术(心与小肠相表里)。心阴血不足,通常不使用拔罐。

11)心包及心包经问题的随证配穴　心包相火不降亢盛于外、心包气虚及气郁,可适当在督脉及膀胱经拔罐,心包气虚者刺激须轻,治疗时间须短。

12)胆及胆经问题的随证配穴　胆经相火不降、胆腑气郁、胆气不足,在督脉和膀胱经拔罐之外,还可选取胆经在大腿、小腿循行处施术。

13）其他问题的随证配穴　肝郁脾虚,瘀血内停,痰湿郁而化热,火旺无论实火虚火,中焦不运、清阳不升浊阴不降,中焦不运、上热下寒,均可在督脉和膀胱经拔罐和刮痧;年老、久病、精血不足者通常不使用拔罐。

四、刮痧治疗

刮痧是以中医经络腧穴理论为指导,通过特制的刮痧器具和相应的手法,配以一定的刮痧介质,在体表进行反复刮动、摩擦,使皮肤局部出现红色粟粒状,或暗红色出血点等出痧变化,从而达到活血透痧的作用。刮痧适应证非常广泛,虽然实证更为适宜,但有些虚证也可以通过特定的操作方法达到治疗效果,用于失眠也很适宜。

1. 注意事项

（1）不可空腹治疗。体质虚弱者,空腹状态下接受治疗时,容易晕厥。

（2）体质虚弱者,手法刺激不宜重,或需中药、艾灸等治疗方法同用。

（3）皮肤破损及皮疹处不刮痧,凝血功能障碍者不刮痧。

（4）因背部督脉、膀胱经主阳主表,故而刮痧多选用督脉、膀胱经的穴位,但要根据每个人的体质情况决定刮痧的力度轻重和出痧的轻重,不可一味追求出痧而加重手法或延长刮痧时间。体质强健者可用重刺激,体质虚弱者选用轻刺激为宜,切勿盲目追求出痧多。

（5）刮痧时及刮痧后局部可能有疼痛感,属正常现象。

（6）刮痧过程中要经常询问患者的感觉,如遇晕刮应立即停止刮痧并处理。刮痧后 24 小时内不洗澡,刮痧部位避免冷水刺激,切忌吹风受凉,避免推拿、贴敷膏药等刺激。

（7）刮痧后皮肤出现的颜色形态等变化属于刮痧的正常反应,数天后自动消失,无须特殊处理。刮痧后出痧颜色较深的部位后续可能有淤青现象,也属正常现象,无须特殊处理。

（8）刮痧后局部皮肤可能出现瘙痒,属于局部皮肤刺激及局部气血的反应,可用手轻拍或涂抹润肤露,以缓解痒感,切勿抓挠,以免损伤皮肤引起感染。

（9）刮痧治疗后可饮温热水一杯。

（10）出痧部位需痧消退后才能再次刮痧,退痧时间根据体质不同而有长有短,一般为 1 周左右。

2. 禁忌证

（1）严重心脑血管疾病、肝肾功能不全、全身浮肿、极度虚弱或消瘦者禁止刮痧。

（2）有出血倾向的疾病，如严重贫血、血小板减少症、白血病、过敏性紫癜的患者禁止刮痧。

（3）有精神分裂、抽搐等症状而不配合刮痧者。

（4）醉酒、过饥、过饱、过度疲劳者禁止刮痧。

（5）新发生的骨折患部不宜刮痧，须待骨折愈合后方可补刮。静脉曲张、小儿囟门未闭合、恶性肿瘤患者术后局部瘢痕处禁止刮痧。

（6）原因不明的肿块及恶性肿瘤部位禁止刮痧。

（7）孕妇的腹部、腰骶部、三阴交、合谷等穴及妇女的乳头禁止刮痧。

（8）局部有疖、痈、溃烂等疾病禁止刮痧。

3. 工具

1）刮痧板　牛角类、玉石类、砭石类、树脂类、硅胶类等。

2）刮痧介质　①液体类：如凉开水、植物油（如芝麻油、茶籽油、菜籽油、豆油、花生油、橄榄油）、药油（如红花油、跌打损伤油、风湿油）等。②乳膏类；如凡士林、润肤霜、药膏等，亦可将具有活血化瘀、通络止痛、芳香开窍等作用的中药提取物制备成乳膏剂使用。

4. 操作方法

1）持板方法　用手握住刮板，刮板的底边横靠在手掌心部位，大拇指及另外四个手指呈弯曲状，分别放在刮板两侧。刮痧时刮痧板和皮肤之间夹角约45°为宜。

2）刮痧要点　①角度，刮板与刮拭方向保持 20°～90°为宜。②长度，刮痧部位刮拭时应尽量拉长，如背部每条 6～15 cm。③力度，适中均匀。④速度，适中。⑤程度，一般刮拭 20 次左右，以痧痕为度，停止刮拭。如有些患者不出痧或出痧少，不可强求。

3）刮痧的次序与方向　总原则，由上而下，由前而后，由近及远。即先面部、腹部，再头部、肩部、背腰部；先上肢，再下肢。①单方向刮拭，不宜来回刮拭。②刮好一部位（经络），再刮另一部位（经络）。③刮痧方向。头部，一般采用梳头发，由前向后；面部，由正中向两侧，下颌向外上刮拭；胸部，正中应由上向下,肋间则应由内向外;背部、腰部、腹部,则应由上向下,逐步由内向外扩张;四肢,宜向末梢方向刮拭。

4) 刮拭要领　　刮板作用力透及的深度应达到皮下组织或肌肉,如作用力大,可达到骨骼和内肌。正确的刮拭手法应始终保持按压力。每次刮拭应速度均匀,力度平稳,不要忽轻忽重、头轻尾重或头重尾轻。

5) 刮痧的补泻方法

(1) 补法:按压力度小,作用浅、速度慢、刺激轻,顺经络行走;刮拭时间相对较长,出痧点少,对皮肤细胞、肌肉有兴奋作用。宜用于体弱多病、久病虚弱的虚证患者,或对疼痛敏感者。

(2) 泻法:按压力度大,作用深、速度快、刺激重,逆经络行走;刮拭时间相对较短,出痧点多,对皮肤细胞、肌肉有抑制作用。宜用于身体强壮、实证或瘀证患者。

(3) 平补平泻法:介于补法与泻法两者之间,按压力度和速度适中,时间因人而异。适宜虚实夹杂体质者,尤适宜亚健康人群,或慢性病患者的康复刮痧。

5. 功效

疏通经络(散郁热、散寒气、散瘀血、散湿邪,以泻为主)。对于肝郁化火、阴虚火旺、火旺偏实火的情况,可以用来疏散体内的郁热,使多余的热邪排出体外;对于瘀血内停、阳气不足的情况,可以起到疏通阳气、激发气血的功能;对于痰热内扰、中焦不运、清阳不升、浊阴不降、上热下寒的情况,可以用来祛湿化痰,疏通经络,打通气机运行和代谢的通路。

6. 随证配穴

1) 肾及肾经问题的随证配穴　　肾阳虚、肾气功能不足、肾火上升,温煦推动能力不足,可适当在督脉及膀胱经刮痧,但刺激须轻,治疗时间须短;肾阴虚、肾精不足,通常不使用刮痧。

2) 肝及肝经问题的随证配穴　　肝气郁滞、肝经上升之力不足,肝郁化火,肝气及肝热下陷,可在督脉及膀胱经刮痧;肝血不足、肝阴不足,通常不使用刮痧。

3) 三焦及三焦经问题的随证配穴　　三焦相火不足、三焦相火浮于外、三焦不通,在督脉和膀胱经刮痧之外,还可选取三焦经在前臂、上臂、肩胛循行处施术。

4）小肠及小肠经问题的随证配穴 小肠有热、心火炎及小肠、小肠气机上升失调,在督脉和膀胱经刮痧之外,还可选取小肠经在前臂、上臂、肩胛循行处施术。

5）大肠及大肠经问题的随证配穴 大肠有热、肺热炎及大肠、大肠气机郁滞,在督脉和膀胱经刮痧之外,还可选取大肠经在前臂、上臂循行处施术。

6）脾及脾经问题的随证配穴 脾阳及脾气不足、清阳不升,脾虚致水饮痰湿,可在督脉及膀胱经刮痧,脾气虚者刺激须轻,治疗时间须短;脾虚致气血生化不足、脾阴不足,通常不使用刮痧。

7）胃及胃经问题的随证配穴 胃气壅滞、胃气不降,胃经及胃腑有热,胃阴不足,胃气、胃阳不足,在督脉和膀胱经刮痧之外,还可选取在胃经大腿、小腿循行处施术。

8）肺及肺经问题的随证配穴 肺气不得宣发,肺气不得肃降,肺气郁滞、肺气燥结,肺热及肺阴不足,在督脉和膀胱经刮痧之外,还可选取大肠经在前臂、上臂循行处施术(肺与大肠相表里)。

9）膀胱及膀胱经问题的随证配穴 膀胱阳气输布不畅、膀胱阳气不足、膀胱经收敛肃降之力不足、膀胱有热,可在督脉及膀胱经刮痧。

10）心及心经问题的随证配穴 心气、心阳不足,心神不宁,可适当在督脉及膀胱经刮痧,心气虚及心神不宁者刺激须轻,治疗时间须短;心火亢盛、心经不降,在督脉和膀胱经刮痧之外,还可选取小肠经在前臂、上臂、肩胛循行处施术(心与小肠相表里)。心阴血不足通常不使用刮痧。

11）心包及心包经问题的随证配穴 心包相火不降亢盛于外、心包气虚及气郁,可适当在督脉及膀胱经刮痧,心包气虚者刺激须轻,治疗时间须短。

12）胆及胆经问题的随证配穴 胆经相火不降、胆腑气郁、胆气不足,在督脉和膀胱经刮痧之外,还可选取胆经在大腿、小腿循行处施术。

13）其他问题的随证配穴 肝郁脾虚,瘀血内停,痰湿郁而化热,火旺无论实火虚火,清阳不升、浊阴不降,中焦不运、上热下寒,均可在督脉和膀胱经刮痧;年老、久病精血不足,通常不使用刮痧。

7. 痧象分析

痧象颜色鲜红,热证;痧象紫红色,血瘀;痧象青紫或青,血瘀兼寒证;痧象晦暗无光泽,陈旧性疾病;痧象暗紫色、暗青色、包块状、青筋样,经脉严重瘀滞、缺氧,且时间较长;痧象少量红色瘀点、瘀斑,身体健康者。

五、推拿治疗

推拿治疗失眠是基于经络腧穴理论,但有别于针灸治疗。推拿十分讲究手法的运用,因此系统的推拿治疗需要专业医师来完成。但对于普通人来说,手法和穴位经过学习也能够基本掌握,因此也可以自我按摩,同样有效,是安全舒适、可持续的日常调理方法。

1. 注意事项

(1)接受治疗时需要放松身体,调匀呼吸。

(2)身体过于疲劳或虚弱时不宜推拿;对于年老体虚的患者,推拿刺激量应当轻缓。

2. 具体方法

1)治则治法 调理脏腑,镇静安神。治疗部位以头面、颈肩部、腹部、背部为主。取穴以印堂、神庭、太阳、睛明、攒竹、鱼腰、角孙、百会、风池、肩井、中脘、气海、关元、心俞、肝俞、脾俞、胃俞、肾俞、命门等穴位为主。

2)基本操作

(1)头面及颈肩部操作。

【手法】一指禅推、揉、抹、按、扫散、拿等法。

【穴位及部位】印堂、神庭、睛明、攒竹、太阳、角孙、风池、肩井等。

【操作】先用一指禅推法或揉法,从印堂开始向上至神庭,往返5~6次。再从印堂向两侧沿眉弓至太阳穴往返5~6次。然后用一指禅推法沿眼眶周围治疗,往返3~4次。再从印堂沿鼻两侧向下经迎香,至两耳前,往返2~3次。治疗过程中以印堂、神庭、睛明、攒竹、太阳为重点;沿上述治疗部位用双手抹法治疗,往返5次,抹时配合按睛明、鱼腰;用扫散法在头两侧胆经循行部位治疗,配合按角孙;从头顶开始用五指拿法,到枕骨下部转用三指拿法,配合按、拿两侧肩井。时间约10分钟。

(2)腹部操作。

【手法】摩、按、揉等法。

【穴位及部位】中脘、气海、关元等。

【操作】顺时针方向摩腹,配合按揉中脘、气海、关元。时间约6分钟。

（3）背部操作。

【手法】滚法、一指禅推法等。

【穴位及部位】背部膀胱经，心俞、肝俞、脾俞、胃俞、肾俞、命门等。

【操作】患者取俯卧位，医生站在患者的一侧，用滚法在背部和腰部操作，由上往下，重点在心俞、肝俞、脾俞、胃俞和肾俞，两侧都要进行操作。然后用一指禅推法推心俞、脾俞、胃俞、肾俞、命门，每穴 1～2 分钟，两侧均需操作。

3. 随证加减

1）肝郁脾虚

（1）加按揉肝俞、胆俞、脾俞，两侧均需操作，每穴 1 分钟。

（2）中指指端揉期门、章门，手法需轻柔，两侧均需操作，每侧 1 分钟。

（3）按揉足三里、太冲，两侧均需操作，每穴 1 分钟。

（4）搓胁肋。

2）瘀血内停

（1）加按揉膈俞、肝俞、脾俞，两侧均需操作，每穴 1 分钟。

（2）双掌自肋下至耻骨联合，从中间向两边平推 3～5 次。

（3）用整个手掌横擦左侧背部，用小鱼际擦法直擦背部督脉，以透热为度。

3）痰湿郁而化热

（1）加拇指按揉中脘、气海、天枢，每穴 1 分钟。

（2）拇指指端按揉神门，两侧均需操作，每侧 1 分钟。

（3）按揉足三里、丰隆，两侧均需操作。

（4）横擦左侧背部，横擦八髎穴，均以透热为度。

4）火旺偏实火

（1）加运用泻法点按通谷、阴谷、京骨、束骨、涌泉，并采用反推以泻其实。

（2）擦涌泉，两侧均需进行操作。

5）火旺偏虚火

（1）加推桥弓 5～7 次，两侧均需操作（推桥弓时，一定是单侧操作，不能两侧同时操作，手法一定要轻柔）。

（2）用整个手掌横擦背部肾俞、命门，以透热为度。

（3）擦涌泉，两侧均需操作。

6）年老、久病精血不足

（1）加拇指置于脊柱两旁沿华佗夹脊穴自上而下或自下而上反复推按，并配合揉法和分抹法。

（2）拇指自大椎穴开始沿督脉方向推至骶尾部数次。

（3）掌根置于脊柱两侧上下推按数次，以微热为度。

（4）双手的拇、示、中、无名指抓卷背部皮肤，操作时要抓而提起，提后即放，反复提抓，直至把整个背部皮肤抓提至红软为止。

7）清阳不升，浊阴不降

（1）加掌摩腹部 6～8 分钟，逆时针方向操作，顺时针方向移动。

（2）按揉法施于中脘、神阙、气海、关元穴各 1 分钟。

（3）指振各穴 1 分钟。

8）中焦不运，上热下寒

（1）加掌摩腹部 6～8 分钟，逆时针方向操作，顺时针方向移动。

（2）推桥弓 5～7 次，两侧均需操作（推桥弓时，一定是单侧操作，不能两侧同时操作，手法一定要轻柔）。

（3）双掌自肋下至耻骨联合，从中间向两边平推 3～5 次。

（4）擦涌泉，两侧均需操作。

六、穴位敷贴

穴位敷贴以中医的经络学为理论依据，把药物研成细末，用水、醋、酒、蛋清、蜂蜜、植物油、清凉油等将药粉调成糊状，或用呈凝固状的油脂（如凡士林等）、黄醋、米饭、枣泥制成软膏、丸剂或饼剂，或将中药汤剂熬成膏，或将药末散于膏药上，再直接贴敷穴位、患处（阿是穴），是一种用来治疗疾病的、无创无痛的穴位疗法。

1. 注意事项

（1）贴敷期间禁食生冷、海鲜、辛辣刺激性食物。

（2）贴敷药物后注意局部防水。

（3）对胶布过敏者，可选用低过敏胶带或用绷带固定贴敷药物。

（4）小儿皮肤娇嫩，不宜用刺激性太强的药物，贴敷时间也不宜太长。

（5）对于残留在皮肤上的药膏等，不宜用汽油或肥皂等有刺激性物品擦洗。

2. 禁忌证

（1）贴敷局部皮肤有创伤、溃疡、感染或有较严重的皮肤病者，应禁止贴敷。

（2）颜面五官部位慎用贴敷，且不宜用刺激性太强的药物进行发疱，避免发疱遗留瘢痕，影响容貌或活动功能。

（3）孕妇腹部、腰骶部及某些可促进子宫收缩的穴位，如合谷、三阴交等，应禁止贴敷，有些药物如麝香等孕妇禁用，以免引起流产。

（4）糖尿病、血液病、发热，及严重心、肝、肾功能障碍者慎用。

（5）艾滋病、结核病或其他传染病者慎用。

3. 治则治法

补虚泻实，调整脏腑阴阳。

4. 常用药物选择

临床有效的方剂，都可以熬膏或者研末作为穴位贴敷用药以防治相应疾病。但与内服药物相比，穴位贴敷用药还有以下特点：

1）通经走窜、开窍活络类药物　如冰片、麝香、丁香、薄荷、细辛、白芷等。此类药物具有芳香通络作用，能够率领群药开结行滞，直达病所，拔病外出。但此类药物易耗伤人体气血，不宜过量使用。

2）刺激发疱类药物　如白芥子、斑蝥、毛茛、蒜泥、生姜、甘遂等。此类药物对皮肤具有一定的刺激作用，可使局部皮肤充血、起疱，能够较好地发挥刺激腧穴作用，达到调节经络脏腑功能的效果。

3）气味俱厚类药物　如生半夏、附子、川乌、草乌、巴豆、生南星等。此类药物气味俱厚，药力峻猛，有时甚至选用力猛有毒的药物。这类药物在临床应用时，应注意掌握用量及贴敷时间，不宜用量过大，贴敷时间也不宜过长。

5. 赋形剂的选择

赋形剂能够帮助药物的附着，促进药物的渗透吸收。因此，赋形剂选用适当与否，直接关系到保健治疗的效果。现代穴位贴敷中主要常用赋形剂为水、盐水、白酒或黄酒、醋、生姜汁、蒜泥、蜂蜜、鸡蛋清、凡士林等。此外，还可针对病情应用药物的浸剂作为赋形剂。

1）水　可将药粉调为散剂、糊剂、饼剂等，既能使贴敷的药物保持一定的湿度,又有利于药物附着和渗透。

2）盐水　性寒,味咸,能软坚散结、清热、凉血、解毒、防腐,并能矫味。

3）酒　性大热,味甘、辛。能活血通络,祛风散寒,行药势,矫味矫臭。用酒调和贴敷药,则可起到行气、通络、消肿、止痛等作用,促使药物更好地渗透吸收以发挥作用。

4）醋　性温,味酸、苦。具有引药入肝、理气、止血、行水、消肿、解毒、散瘀止痛、矫味矫臭作用。应用醋调和贴敷药,可起解毒、化瘀、敛疮等作用。

5）生姜汁或蒜汁　性温,味辛。升腾发散而走表,能发表、散寒、温中、止呕、开痰、解毒。

6）蒜汁　性温,味辛。能行滞气、暖脾胃、消症积、解毒、杀虫。

7）蜂蜜　性凉,味甘,具有促进药物吸收的作用,有"天然吸收剂"之称,不易蒸发,能使药物保持一定湿度,对皮肤无刺激性,具有缓急止痛、解毒化瘀、收敛生肌功效。

8）鸡蛋清　能清热解毒,含蛋白质和凝胶,能增强药物的黏附性,可使药物释放加快,但容易干缩和变质。

9）凡士林　医用凡士林呈半透明状,主要用于配制各种软膏、眼膏的基质,还可用作皮肤保护油膏。凡士林黏稠度适宜,穿透性较好,能促进药物的渗透,可与药粉调和为软膏外敷。

10）麻油或植物油　麻油或植物油调和贴敷药能增强药物的黏附性,可润肤生肌。

11）透皮剂　是近年来新兴的一种制剂,可增加皮肤通透性,促进药物透皮吸收,增强贴敷药物的作用。目前临床常用的透皮剂氮酮为无色至微黄透明油状液体,性质稳定、无毒、无味、无刺激性,且促透效率相当高,是目前理想的促透剂之一。

6. 剂型的选择

目前临床常见的穴位贴敷剂型有散剂、糊剂、饼剂、丸剂、锭剂、软膏剂、硬膏剂、橡胶膏剂、涂膜剂、贴膏剂等。

1）散剂　是将药物研为极细粉末,过 80～100 目筛,混合均匀后,用水调和成团,根据具体需要,涂在不同大小的胶布面上,直接贴敷于穴位上。此方法制作简便,可根据病情变化随时增减药味和药量,储存方便,临床应用较广泛。

也可将药末直接撒布在普通膏药中间贴于穴位上。

2）糊剂 将粉碎过筛的药末，加入酒、醋、姜汁、鸡蛋清、水等赋形剂调为糊状，敷贴于穴位上，外用纱布、胶布固定。糊剂可使药物缓慢释放，延长药物作用的时间，缓和药物毒性。

3）饼剂 将药物粉碎研细过筛后，加入适量面粉等黏合剂搅拌均匀，压制成小饼状，可入笼蒸熟，并贴敷于穴位上。有些药物本身具有黏稠性，也可直接捣成饼状贴敷。使用量应根据疾病轻重和穴位的部位而定。

4）丸剂 将药物粉碎过细筛后，拌和适当的黏糊剂制成，便于应用。

5）锭剂 将药物研碎过筛后，加水或面糊等赋形剂，制成锭形、晾干，临床使用时加水或醋磨糊，涂敷于穴位上。可减少配制过程的麻烦，方便储存，适应于慢性疾病的保健。

6）软膏剂 将药物粉碎过细筛或经提取浓缩后的浸膏，加入适宜的基质调匀并熬成膏状，使用时摊贴于穴位上。本剂型的渗透性较强，药物释放较慢，具有黏着性和扩展性。

7）硬膏剂 将药物放入麻油或豆油内浸泡 1～2 日，将油放于锅内加热，炸枯后过滤，药油经熬制后，加入铅丹或广丹，摊涂于厚纸、布等材料中央做成固体膏剂。使用时可直接贴用或加热后贴于穴位。本剂型作用持久，保存方便。

8）橡胶膏剂 是以橡胶为基质的含药硬膏剂，黏着力好，成品稳定性高，使用方便；但制备工艺较复杂，成本也较高。

9）涂膜剂 利用现代工艺以高分子聚合物为成膜材料制成的含药涂膜剂，采用新颖的骨架型经皮给药，使用时涂于皮肤特定穴位上。

10）贴膏剂 采用高分子材料作基质而制成，具有药物容量高、剂量准确、透皮性、贴敷性、保湿性好、贴敷舒适、不污染衣物等特点，是具有发展前景的外用中药新剂型。

7. 穴位选择

穴位贴敷技术的穴位选择与针灸技术基本一致，也是以脏腑经络学说为基础，根据不同的保健需求和病证、穴位的特性，通过辨体、辨病和辨证，合理选取相关穴位，组成处方进行应用。实际操作时，可单选，亦可合选，需要灵活掌握，力求少而精。

1）局部取穴　可以采用疾病部位或者邻近的穴位。

2）循经远取　一般根据中医经络循行线路选取远离病变部位的穴位。

3）经验选穴　多根据临床医生的经验选取穴位,如吴茱萸贴敷涌泉调理小儿流涎,威灵仙贴敷身柱调治百日咳等。

8. 贴敷方法

1）体位选择　应用穴位贴敷保健时,应根据所选穴位采取适当体位,使药物能敷贴稳妥。

2）贴敷局部皮肤的准备　贴敷部位要按照常规消毒。因为皮肤受药物刺激会产生发红、水疱和破损,容易发生感染。贴药前,定准穴位后,通常用温水将局部洗净,或用 75% 乙醇棉球行局部消毒,然后敷药。

3）贴敷药物的固定　为了保证药物疗效的发挥,对于所敷之药,无论是糊剂、膏剂或捣烂的鲜品,均应将其很好地固定,防止药物移动或脱落。固定方法一般可直接用胶布固定,也可先将纱布或油纸覆盖在药物上,再用胶布固定。若贴敷在头面部,外加绷带固定特别重要,可防止药物掉入眼内,避免发生意外。目前有专供贴敷穴位的特制敷料,使用固定都非常方便。如需换药,可用消毒干棉球蘸温水或植物油、石蜡油轻轻揩去粘在皮肤上的药物,擦干后再敷药。

9. 贴敷时间

贴敷时间多依据选用的药物、体质情况而定,以贴敷者能够耐受为度。老年、小儿、体质偏虚者贴敷时间可以适当缩短。贴敷期间出现皮肤过敏,难以耐受的瘙痒、疼痛感觉者应该立即终止贴敷。

10. 敷贴验方

1）不寐 1 号方

【组成】黄连 6 g,茯神 15 g,香附 10 g,半夏 12 g,珍珠母 12 g,龙齿 20 g,柏子仁 12 g,冰片 2 g。

【制法】上药共研细末,备用。

【用法】将药粉用生姜汁调制成饼,贴于穴位。

【穴位选择】神门、内关、三阴交。外以胶布固定,每日 1 次,4 周为 1 个疗程。

2）不寐 2 号方

【组成】酸枣仁 10 g、石菖蒲 15 g、龙齿 30 g、黄芪 15 g、升麻 6 g、白术 15 g、

肉桂 6 g。

【制法】上药共研细末,备用。

【用法】将药粉用生姜汁调制成饼,贴于穴位。

【穴位选择】神门、内关、三阴交。外以胶布固定,每日 1 次,4 周为 1 个疗程。

11. 施术后可能出现的异常情况及处理措施

贴敷后局部皮肤可出现潮红、轻微红肿、小水疱、微痒、烧灼感、色素沉着等情况,均为药物的正常刺激作用,无须特殊处理;但应注意保持局部干燥,不要搓、抓局部,也不要使用洗浴用品或涂抹其他止痒药品,防止对局部皮肤进一步刺激。若出现以下异常情况,应及时处理。

(1)贴敷药物后,局部出现热、凉、麻、痒或轻度疼痛属正常现象。如贴敷处有烧灼或针刺样剧痛,难以忍受时,可提前揭去药物,及时终止贴敷。

(2)皮肤过敏可外涂抗过敏药膏,若出现范围较大、程度较重的皮肤红斑、水疱、瘙痒现象,应立即停药,进行对症处理。出现全身性皮肤过敏症状者,应及时到医院就诊处理。

(3)皮肤出现小水疱,可表面涂以甲紫(龙胆紫)溶液,任其自然吸收。水疱较大者,可先用消毒针从水疱下端挑破,排尽疱液,或用一次性注射器抽出疱液,然后涂甲紫溶液收敛,破溃水疱处也可涂以消炎软膏,外用消毒敷料包扎,防止感染。如果水疱体积巨大,或水疱中有脓性分泌物,或出现皮肤破溃、露出皮下组织、出血等现象,应到专业医院对症治疗。

七、耳穴压丸

耳穴压丸法是在耳针疗法的基础上发展起来的一种保健方法。

1. 作用机理

中医认为,人体五脏六腑均可以在耳朵上找到相应的位置。当人体有病时,往往会在耳郭上的相关穴区出现反应,刺激这些相应的反应点及穴位,可起到防病治病的作用,这些反应点及穴位就是耳穴。

2. 注意事项

(1)每次贴压前,需用 75% 乙醇棉球消毒耳郭,预防感染。

(2)嘱患者自行按压刺激穴位,每日 3~4 次。

（3）若耳郭有红肿、皮肤破溃或炎性病变时，则不宜使用。

（4）夏季易出汗，贴压时间不宜过长。

3. 具体方法

通常选用神门、皮质下、心、肾、神门、内分泌等交通心肾，宁心安神，作为安神助眠的主穴。可用王不留行子、磁珠贴压。先以 75％乙醇拭净耳郭皮肤，用干棉球擦净。继在耳郭前面从耳垂到耳尖部自下而上，耳郭背面从耳尖到耳垂部自上而下反复按摩 3～5 次。将表面光滑近似圆球状或椭圆状的王不留行子或绿豆等，贴于 0.6 cm×0.6 cm 的小块胶布中央，再用镊子夹起胶布，置于所选的穴区，并将其粘牢压紧。待各穴贴压完毕，即予以按压，直至患者耳朵感到酸麻胀或发热。贴后嘱患者每天自行按压数次，每次 1～2 分钟。每次贴压后保持 3～7 天。

4. 随证配穴

五脏六腑及其经络的失调，耳穴均可取相应的脏腑。

1）肝郁脾虚　加肝、脾、胃等，疏肝健脾。

2）瘀血内停　加肝、脾、肾、肾上腺等，活血化瘀。

3）痰湿郁而化热　加脾、胃、胆、肺、小肠、大肠等，清热化痰。

4）火旺偏实火　加耳中、耳尖、三焦等，清热降火。

5）火旺偏虚火　加脾、胃、肺等，滋阴养血降火。

6）年老、久病精血不足　加脾、胃、肝、三焦等，补气填精。

7）清阳不升，浊阴不降　加肝、肺、脾、胃、交感、膀胱等，行气建中。

8）中焦不运、上热下寒　加三焦、脾、胃、垂前等，通理三焦。

八、穴位埋线

《灵枢·终始》曰："久病者，邪气入深，刺此病者，深内而久留之"。埋线疗法较一般针刺可产生更为强烈而持久的穴位效应，对于失眠病程长的患者尤为适宜。穴位埋线较一般针刺有治疗次数少、疗效持续时间长、操作时间短等优势，对于工作生活繁忙紧凑的患者，更容易被接受，从而产生更好的依从性。

1. 注意事项

（1）不可空腹治疗，下腹部埋线前排空膀胱。

（2）肌肉浅薄、关节处不宜埋线，靠近血管、神经的部位不宜埋线。因此，例如神门、内关(穴位附近有动脉和神经),以及照海、申脉(靠近关节)等针刺治疗的主穴就不能用来穴位埋线。

(3) 埋线后注意针孔护理,24 小时内不洗澡,少运动、少出汗,保持针孔处干燥清洁。

(4) 过敏体质患者慎用。

(5) 埋线部位出现轻微疼痛酸胀,或皮下硬结等现象,均属正常情况,数天后随着线的吸收,不适和硬结可自行消退。埋线后最初 2~3 天内,埋线部位注意休息,避免过度劳累和用力。

(6) 若埋线部位出现红肿、疼痛较重、流脓渗液、线头外露、硬结持续不消失等不良反应,及时到医院处理,切勿自行处理,以免加重损伤和感染。

(7) 两次埋线间隔时间通常为 7~10 天,以线完全吸收、皮下硬结完全消失为度。

2. 作用机理

将可吸收外科缝线埋入穴位,通过可吸收线缓慢的吸收过程,达到持久刺激穴位,激发穴位和经络功能的作用。

3. 取穴

穴位埋线的主穴及随证配穴与针刺治疗相同,但肌肉浅薄、关节处不宜埋线,靠近血管、神经的部位不宜埋线。临床应用时通常以中脘、气海、关元、各个脏腑的背俞穴等躯干部位的穴位,以及足三里、血海等肌肉丰厚部位的穴位作为主穴,配合辨证取穴。

初次治疗时,埋线穴位不宜多,以 6 个部位为宜(若同一穴位双侧取穴,则算两个部位),待患者适应后可逐渐增加穴位,但单次治疗穴位不宜超过 12 个部位。每个部位只埋 1 根线,肌肉丰厚的部位线体可略长,约 1 cm 为宜(通常埋线包自带的线体长度为 1 cm,可直接使用),肌肉欠丰厚的部位线体要短,约 0.5 cm 为宜(若埋线包中的线体过长,需用无菌剪刀修剪后使用,修剪过程必须严格执行无菌操作)。

4. 操作

埋线时,患者采取适当体位,穴位用碘伏常规消毒 3 次,消毒范围以穴位为中心直径 5 cm,再使用 75% 乙醇脱碘并消毒一次。使用无菌镊子将线体置入一次性埋线针前端,根据穴位不同,左手绷紧或提捏起穴位处皮肤,右手将针快速刺入穴位,得气后,压下弹簧将线体留置入穴位内,拔出针头,用干棉球按压穴位,局部敷贴创可贴保护针孔预防感染。整个操作过程要严格确保无菌操作。

5. 治疗频率

通常 7～10 天/次,同一穴位宜在线体完全吸收(埋线后局部硬结、硬块完全消失)后进行再一次埋线,若有个别穴位线体未完全吸收,治疗时需以其他穴位替代。

九、中医定向透药治疗

中医定向透药疗法是利用仪器产生的直流电,通过皮肤给药的治疗方式,将特定的中药通过专用理疗电极片直接从皮肤定向直透到相应穴位,获得药物与穴位双重治疗效果的一种操作方法,可达到祛风除湿、温中散寒、活血通络、消炎镇痛的治疗目的。

1. 作用机理

(1)该仪器通过特定的技术手段,能够将药物有效透入人体特定穴位或经络系统,实现药物的定向递送。这种药物递送方式可以增加药效、提高治疗效果。

(2)改善微循环:定向透药治疗仪在透药的同时,还可通过刺激和调节经络系统,改善微循环。良好的微循环对于身体的健康至关重要,有助于增强免疫力和促进康复过程。

(3)调节气血平衡:中医注重气血平衡的调节,而定向透药治疗仪可以通过调理人体经络系统,促进气血的流通和平衡,改善气滞、血瘀等问题,达到调节和恢复身体健康的目的。

(4)缓解疼痛:定向透药治疗仪还可以通过刺激特定穴位和神经末梢,缓解疼痛症状。它常被用于治疗各种慢性疼痛、运动损伤和一些神经系统疾病。

2. 注意事项

(1)电极不可置于心脏前后位置。

(2)电极片使用时应与皮肤紧密、均匀接触。

(3)无黏性、包装破损或过有效期禁止使用。

(4)使用过程中如出现局部痒疹应立即停用。

3. 禁忌证

（1）孕妇，皮肤损伤处禁用。

（2）心力衰竭、严重心脏病及装有心脏起搏器、恶性肿瘤、感染性炎症、有出血倾向、精神病患者及对直流电不能耐受者禁用。

4. 具体方法

中医定向透药的药物选择，可参考穴位贴敷。

十、中药足浴

中药足浴是将中药或中药煎剂加入热水中，通过水的温热作用，借助药物蒸汽和药液熏洗的治疗，中药药效经皮毛吸收，通过肺的宣发肃降调畅全身，起到疏通腠理、疏透筋骨、理气和血、驱散外邪等功效，促使心肾相交，助肾水上奉，从而改善睡眠。尤其适用于阳虚体质、抑郁体质、血瘀体质、寒湿体质的失眠患者。

1. 作用机理

足部是足三阴经的起始点，也是足三阳经的终止处，人的五脏六腑在脚上都有相对应的穴位。足浴通过水温热传导，疏通腠理，促进皮肤对药物吸收，可以温煦脏腑、祛湿解表、理气通络、交通心肾，从而达到相应的治疗作用。

2. 注意事项

（1）避免餐前饭后半小时足浴，以免影响食欲及食物消化吸收。

（2）时长最好是 15～30 分钟，不要超过 30 分钟。糖尿病患者及偏瘫侧足、下肢浮肿应缩短足浴时间。

（3）水温最好在 40℃～45℃最佳，以温热舒适为主，避免过热损伤皮肤，过凉寒邪入侵。以浴后身体微微出汗为佳。糖尿病患者及偏瘫侧足尤应注意水温，防止烫伤。

（4）女性经期、孕期应注意水温不宜过高，足浴时间不宜过长。

（5）发育期儿童应注意水温不宜过高，足浴次数不能频繁，时间不宜过长。中医认为小儿是纯阳之体，日常更应注意滋阴。现代医学认为发育期儿童如果常用热水泡脚，会使足底韧带因受热而变形、松弛，不利于足弓发育，容易诱发扁平足。

（6）药液深度达踝上 20 cm，相当于没过脚踝的四指（三阴交）。

（7）如果想达到祛湿、激活经络的效果，药液深度达到足后跟和腘窝连线的中点处(承山)最佳。

(8)泡脚姿势:坐姿,腰颈自然垂直,有助于疏通经络,行气活血,帮助排出体内寒湿。

(9)足浴时如出现头晕、气促、乏力、困顿等不适症状,请立即停止足浴,平卧休息,必要时就医诊治。

3. 禁忌证

(1)热性体质。

(2)对温度感觉不敏感。

(3)血糖、血压偏高或过低。

(4)有足部皮肤破溃、损伤或有出血性疾病(如脑出血、血小板低下)。

(5)过饥、过饱、醉酒或者生气的情况不宜足浴。

4. 具体方法

足浴方:黄芪 30 g,鸡血藤 30 g,肉桂 6 g,牡蛎 30 g,丹参 30 g,远志 15 g,夜交藤 30 g,合欢皮 30 g。

将足浴方水煎去渣,加热水至 3 000 ml,煎汁 1 000 ml,每晚睡前泡脚 1 次。

(1)阳虚寒凝加用艾叶、生姜、红花等温阳散寒,活血通络。

(2)湿热下注加用苦参、艾叶、蛇床子、黄柏等止痒杀菌,清利湿热。

(3)寒湿困脾加用艾叶、藿香、砂仁、香附、甘松等健脾化湿,温中散寒。

十一、中药茶饮

中药茶饮是指将中草药(单味或复方)代替茶叶冲泡、煎煮、饮用,达到有病防病、无病健身等功效。

1. 作用机理

依据中医理法方药理论原则,在辨证论治的基础上,将单味或复方中草药材清洗后放入保温杯或养生壶中,加水没过药材浸泡几分钟,待清香气出,加水适量,煮沸约 10~15 分钟后离火,过滤取汁饮用。多次煮开,多次饮服,具有简便、有效的特点。长期饮用,通过调理体质、防病治病、养生保健达到改善睡眠的效果。

2. 注意事项

(1)不宜餐前 1 小时及餐后半小时饮服,以免影响进食及食物消化吸收。

（2）不宜晚餐后大量饮服，以免影响睡眠质量。

（3）在专业人士的辨证指导下配伍饮用，不建议自行泡饮。

（4）合理储藏，应储存在阴凉干燥处，并注意室内清洁和通风。

（5）不要一次开具过多的饮片放置家中，以免饮片变质。

（6）关注饮片质量，由于隔着外包装，不易发现虫蛀、变色、走油、霉变等问题。因此，在泡茶饮前要注意观察饮片质量，发现变质不要服用。

3. 禁忌证

孕产妇、哺乳期妇女、婴幼儿禁用。

4. 辨证分型代茶饮

1）肝郁脾虚型

【症状】失眠兼有喜叹息、叹气，易生气，易郁闷，胁肋胀满，食欲不振等。

【茶饮】绿梅花 3 g，玫瑰花 3 朵，合欢花 3 朵，香橼 1 片，佛手 1 片。

【功效】疏肝理气，醒脾开胃。

2）肝胆火旺型

【症状】失眠兼有多梦，口干、口苦、口臭，急躁易怒，目赤肿痛，眼睛分泌物多，耳鸣，眩晕，便秘等。

【茶饮】槐花 6 g，白菊花 6 朵，绿茶 3 g，密蒙花 3 g，炒决明子 6 g，甘草 3 g。

【功效】清肝泻火，清热明目。

3）肝肾阴虚型

【症状】失眠兼有多梦，双目干涩、迎风流泪，眼花，耳鸣，腰酸胁痛等。

【茶饮】枸杞子 12 g，白菊花 6 朵，密蒙花 3 g，龙眼肉 3 颗，红枣 4 颗。

【功效】补养肝肾，养血明目。

4）心火亢盛型

【症状】失眠兼有心烦，口干，口疮，尿黄，便秘等。

【茶饮】金银花 6 g，三七花 3 朵，莲子心 1 g，薄荷 3 g，甘草 3 g。

【功效】清热泻火，清利头目。

5）湿热内蕴型

【症状】失眠兼有口干、口腻、口苦，食欲不振，疲乏困重，大便黏溏等。

【茶饮】金银花 3 g，佩兰 3 g，茯苓 3 g，陈皮 3 g，厚朴花 3 g。

【功效】清热化湿，健脾安神。

6）阴虚燥热型

【症状】失眠兼有手足心热，口干口渴，咽部异物感，潮热盗汗等。

【茶饮】百合 6 g，款冬花 3 g，麦冬 6 g，石斛 6 g，桔梗 3 g，甘草 3 g。

【功效】养阴润肺，除烦安神。

7）阳虚血瘀型

【症状】失眠兼有四肢不温，胃脘部冷痛，喜热饮，大便溏，月经色暗、有血块、有痛经等。

【茶饮】红花 3 g，玫瑰花 5 g，干姜 3 g，枸杞子 5 g，红糖 15 g。

【功效】活血化瘀，温经散寒。

（严俊洁、李深广、杜晓妹）

第二节　失眠中医适宜技术的穴位介绍

一、特色组穴介绍

下面列出三组穴位，均在临床上取得很好的效果，供参考选用。

1. 五心穴

【组穴】双侧涌泉、双侧劳宫、人中。

【作用】交通心肾，安神定志，通窍祛邪。

【刺激方法】不惧针刺者可选用针刺治疗，畏惧疼痛者可选用刮痧或按摩。

2. 照海、申脉

【作用】沟通阴阳跷脉，交通阴阳。

【刺激方法】补照海，泻申脉，针刺手法可采用相应的补泻手法；也可艾灸照海，配合申脉刮痧。

3. 百会、会阴

【作用】沟通任督二脉，交通阴阳，升清降浊。

【刺激方法】与患者充分沟通并取得患者同意后进行，注意保护隐私，使用针刺治疗为佳，行补法。

二、常用穴位

失眠常用的十四经穴位定位、主治及功效作用。

1. 手太阴肺经腧穴

1）尺泽（LU 5）　合穴

【定位】在肘横纹上,肱二头肌腱桡侧凹陷处。

【主治】咳嗽,气喘,咳血,潮热,咽喉肿痛;急性腹痛吐泻;肘臂挛痛。

【功效作用】可用于肺实证,疏散肺气郁滞,清泻肺热。

2）孔最（LU 6）　郄穴

【定位】腕掌侧远端横纹上 7 寸,尺泽与太渊连线上。

【主治】咳血,鼻衄,咳嗽,气喘,咽喉肿痛,热病无汗;痔血;肘臂挛痛。

【功效作用】阴经郄穴擅治血症,可清血分热,泻肺热。

3）列缺（LU 7）　络穴,八脉交会穴（通任脉）

【定位】在前臂桡侧缘,桡骨茎突上方,腕横纹上 1.5 寸。当拇短伸肌腱与拇长展肌腱之间。

【主治】外感头痛,项强,咳嗽,气喘,咽喉肿痛;口祸,齿痛。

【功效作用】疏散表邪,调理肺卫之气,可用于营卫不调时调理卫气。

2. 手阳明大肠经腧穴

1）合谷（LI 4）　原穴

【定位】在手背,当第 2 掌骨桡侧的中点处。

【主治】头痛,齿痛,目赤肿痛,咽喉肿痛,鼻衄,耳聋,口祸;热病,无汗,多汗;滞产,经闭;腹痛,便秘;上肢疼痛、不遂。

【功效作用】理气要穴,擅调全身气机。气郁时必用。孕妇禁刺。

2）手三里（LI 10）

【定位】在前臂背面桡侧,当阳溪与曲池的连线上,肘横纹下 2 寸。

【主治】肩臂麻痛,上肢不遂;腹痛,腹泻;齿痛颊肿。

【功效作用】有补益之效,补肺健脾。

3）曲池（LI 11）　合穴

【定位】在肘横纹外侧端,屈肘,当尺泽与肱骨外上髁连线中点。

【主治】热病,咽喉肿痛,齿痛,目赤痛,头痛,眩晕;上肢不遂,手臂肿痛;腹痛,吐泻。

【功效作用】常用于热证,清肺与大肠之热。

3. 足阳明胃经腧穴

1) 梁门(ST 21)

【定位】在上腹部,当脐中上 4 寸,前正中线旁开 2 寸。

【主治】胃痛,呕吐,呃逆,食欲不振,腹胀,泄泻。

【功效作用】通腑导滞,可用于中焦脾胃运化失调。

2) 天枢(ST 25)　大肠募穴

【定位】在腹中部,脐中旁开 2 寸。

【主治】腹胀肠鸣,绕脐腹痛,便秘,泄泻,痢疾。

【功效作用】通腑导滞,可用于中焦脾胃运化失调,便秘腹泻均可使用。

3) 梁丘(ST 34)　郄穴

【定位】在股前区,股外侧肌与股直股肌腱之间,髌底上 2 寸。

【主治】急性胃痛(阳郄治急性疼痛);膝关节肿痛,下肢不遂。

【功效作用】阳经郄穴擅治痛症,胃痛效果最佳。通调胃气。

4) 足三里(ST 36)　合穴

【定位】在小腿前外侧,当犊鼻穴下 3 寸,距胫骨前缘一横指。

【主治】胃痛,呕吐,噎膈;腹胀,腹痛,肠鸣,消化不良,泄泻,便秘,痢疾;虚劳羸瘦,咳嗽气喘,心悸气短,头晕;膝痛,下肢痿痹,水肿。

【功效作用】全身强壮要穴,用于一切虚证。

5) 上巨虚(ST 37)　大肠下合穴

【定位】在小腿前外侧,当犊鼻下 6 寸,犊鼻与解溪连线上。

【主治】肠中切痛,肠痈,泄泻,便秘;下肢痿痹,脚气。

【功效作用】通腑导滞,疏导大肠。

6) 下巨虚(ST 39)　小肠下合穴

【定位】在小腿前外侧,当犊鼻穴下 9 寸,犊鼻与解溪连线上。

【主治】小腹痛,腰脊痛引睾丸;泄泻,痢疾,乳痈;下肢痿痹。

【功效作用】通腑导滞,健运小肠功能。

7) 丰隆(ST 40)　络穴

【定位】在小腿前外侧,当外踝尖上 8 寸,条口外一横指。

【主治】咳嗽,痰多,哮喘;头痛,眩晕,癫狂痫;下肢痿痹。

【功效作用】健脾化痰,为化痰要穴,可用于有痰湿水饮的情况,有形之痰、无形之痰均可选用。

8）解溪(ST 41)　经穴

【定位】在足背与小腿交界处的横纹中央凹陷处,拇长伸肌腱与趾长伸肌腱之间。

【主治】头痛,眩晕,癫狂;腹胀,便秘;下肢痿痹,足踝肿痛。

【功效作用】健脾益气,可用于调理脾胃虚弱。也擅长清头面之热。

9）内庭(ST 44)　荥穴

【定位】在足背,当第2、3趾间,趾蹼缘后方赤白肉际处。

【主治】齿痛,咽喉肿痛,口喎,鼻衄,热病;腹痛,腹胀,便秘,痢疾;足背肿痛。

【功效作用】有清热之效,尤其适用于胃火亢盛、清实火。

4. 足太阴脾经腧穴

1）太白(SP 3)　输穴,原穴

【定位】在足内侧缘,当第1跖趾关节近端赤白肉际凹陷处。

【主治】胃痛,腹胀,腹痛,泄泻,痢疾,便秘,纳呆;体重节痛,脚气。

【功效作用】有补脾之效,可用于脾虚证。

2）公孙(SP 4)　络穴,八脉交会穴(通冲脉)

【定位】在足内侧缘,当第1跖骨基底的前下缘赤白肉际处。

【主治】胃痛,呕吐,腹胀,腹痛,泄泻,痢疾;心痛,胸闷。

【功效作用】既能健脾益气,也有通调脾胃、恢复中焦运转的功效。

3）三阴交(SP 6)

【定位】在小腿内侧,当足内踝尖上3寸,胫骨内侧缘后方。

【主治】月经不调,崩漏,带下,经闭,难产,恶露不尽,不孕;小便不利,遗尿,水肿;肠鸣腹胀,泄泻,便秘;失眠,眩晕;下肢痿痹。

【功效作用】肝、脾、肾三经同调,又有滋阴清热,利水消肿,理气活血的作用,是失眠的常用穴位。孕妇禁刺。

4）地机(SP 8)　郄穴

【定位】在小腿内侧,胫骨内侧缘后际,阴陵泉下3寸。

【主治】腹胀,腹痛,泄泻,水肿,小便不利;月经不调,痛经,遗精;下肢痿痹。

【功效作用】阴郄主血,常用来调养气血,可用于血行不畅的情况,也可健脾。

5)阴陵泉(SP 9)　合穴

【定位】在小腿内侧,当胫骨内侧髁下缘与胫骨内侧缘之间的凹陷处。

【主治】腹胀,水肿,黄疸,泄泻,小便不利或失禁;阴茎痛,遗精,妇人阴痛,带下;膝痛。

【功效作用】有清热利湿健脾之效。

6)血海(SP 10)

【定位】屈膝,在大腿内侧,髌底内侧端上2寸,当股内侧肌隆起处。

【主治】月经不调,经闭,崩漏;湿疹,瘾疹,丹毒。

【功效作用】养血活血,可用来调养气血,用于血虚、血行不畅的情况。

7)大横(SP 15)　足太阴、阴维脉交会穴

【定位】仰卧,在腹中部,脐中旁开4寸。

【主治】泄泻,便秘,腹痛。

【功效作用】通腑导滞,可用于中焦脾胃运化失调,便秘腹泻均可使用。

5. 手少阴心经腧穴

1)少海(HT 3)　合穴

【定位】横平肘横纹,肱骨内上髁前缘。

【主治】心痛;腋胁痛,肘臂挛痛麻木,手颤;瘰疬。

【功效作用】清心安神,滋阴降火。

2)阴郄(HT 6)　郄穴

【定位】在前臂掌侧,当尺侧腕屈肌腱的桡侧缘,腕横纹上0.5寸。

【主治】心痛,惊悸;吐血,衄血,骨蒸盗汗;暴喑。

【功效作用】阴郄主血,可清血分热,宁心安神,也适合阴虚火旺等虚热情况。

3)神门(HT 7)　输穴,原穴

【定位】在腕部,腕掌侧横纹尺侧端,尺侧腕屈肌腱的桡侧缘处。

【主治】失眠,健忘,痴呆,癫狂痫;心痛,心烦,惊悸。

【功效作用】心主神明,失眠与心关系密切,神门为心经原穴,任何证型的失眠都可以选用神门。

6. 手太阳小肠经腧穴

1）后溪（SI 3） 输穴，八脉交会穴（通督脉）

【定位】在手掌尺侧，当第 5 掌指关节尺侧近端赤白肉际凹陷中。

【主治】头项强痛，腰背痛；目赤，耳聋，咽喉肿痛；盗汗；手指及肘臂挛急。

【功效作用】通督脉，可疏通、补益阳气，适合阳气郁滞或阳气不足的情况。

2）养老（SI 6） 郄穴

【定位】在前臂后区，腕背横纹上 1 寸，尺骨头桡侧凹陷中。

【主治】目视不明，头痛，面痛；肩、背、肘、臂酸痛，急性腰痛，项强。

【功效作用】全身强壮要穴，用于年老体虚精亏等虚证。

3）天宗（SI 11）

【定位】在肩胛部，肩胛冈中点与肩胛骨下角连线上 1/3 与下 2/3 交点凹陷中。

【主治】项、肩部疼痛；乳痈；气喘。

【功效作用】心与小肠相表里，可清心和小肠之火。

7. 足太阳膀胱经腧穴

1）肺俞（BL 13） 背俞穴

【定位】在背部，当第 3 胸椎棘突下，旁开 1.5 寸。

【主治】咳嗽，气喘，咳血，鼻塞；骨蒸潮热，盗汗；皮肤瘙痒，瘾疹。

2）厥阴俞（BL 14） 背俞穴

【定位】在背部，当第 4 胸椎棘突下，旁开 1.5 寸。

【主治】心痛，心悸；咳嗽，胸闷；呕吐。

3）心俞（BL 15） 背俞穴

【定位】在背部，当第 5 胸椎棘突下，旁开 1.5 寸。

【主治】心痛，心悸，心烦，失眠，健忘，梦遗，癫狂痫；咳嗽，吐血，盗汗。

4）膈俞（BL 17） 血会

【定位】在背部，当第 7 胸椎棘突下，旁开 1.5 寸。

【主治】胃脘痛，呕吐，呃逆，饮食不下，便血；咳嗽，气喘，吐血，潮热，盗汗；瘾疹。

【功效作用】养血活血、清血热、止血等，可用来调理各种血证。

5）肝俞（BL 18） 背俞穴

【定位】在背部，当第9胸椎棘突下，旁开1.5寸。

【主治】黄疸，胁痛，脊背痛；目赤，目视不明，夜盲；吐血，衄血；眩晕，癫狂痫。

6）胆俞（BL 19） 背俞穴

【定位】在背部，当第10胸椎棘突下，旁开1.5寸。

【主治】黄疸，口苦，呕吐，食不化，胁痛；肺痨，潮热。

7）脾俞（BL 20） 背俞穴

【定位】在背部，当第11胸椎棘突下，旁开1.5寸。

【主治】腹胀，呕吐，泄泻，痢疾，便血，纳呆，食不化；水肿，黄疸；背痛。

8）胃俞（BL 21） 背俞穴

【定位】在背部，当第12胸椎棘突下，旁开1.5寸。

【主治】胃脘痛，呕吐，腹胀，肠鸣；胸胁痛。

9）三焦俞（BL 22） 背俞穴

【定位】在腰部，当第1腰椎棘突下，旁开1.5寸。

【主治】水肿，小便不利；腹胀，肠鸣，泄泻，痢疾；腰背强痛。

10）肾俞（BL 23） 背俞穴

【定位】在腰部，当第2腰椎棘突下，旁开1.5寸。

【主治】遗精，阳痿，月经不调，带下，遗尿，小便不利，水肿；耳鸣，耳聋；气喘；腰痛。

11）大肠俞（BL 25） 背俞穴

【定位】在腰部，当第4腰椎棘突下，旁开1.5寸。

【主治】腰痛；腹胀，泄泻，便秘，痢疾，痔疾。

12）小肠俞（BL 27） 背俞穴

【定位】在骶部，当骶正中嵴旁1.5寸，平第1骶后孔。

【主治】遗精，遗尿，尿血，带下，疝气；腹痛，泄泻，痢疾；腰痛。

13）膀胱俞（BL 28） 背俞穴

【定位】在骶部，当骶正中嵴旁1.5寸，平第2骶后孔。

【主治】小便不利，尿频，遗尿，遗精；泄泻，便秘；腰脊强痛。

14）委中（BL 40） 合穴，膀胱下合穴

【定位】在腘横纹中点。

【主治】腰痛,下肢痿痹;小便不利,遗尿;丹毒,皮肤瘙痒,疔疮。

【功效作用】可用来清泄、疏散膀胱经的郁热。

15)昆仑(BL 60)　经穴

【定位】在足部外踝后方,当外踝尖与跟腱之间凹陷处。

【主治】头痛,项强,目眩,鼻衄;腰痛,足跟肿痛;难产,癫痫。

【功效作用】温补肾阳,补益肾气。对于太阳经的头痛也有很好的缓解效果。孕妇禁刺。

16)申脉(BL 62)　八脉交会穴(通阳跷脉)

【定位】在足外侧部,外踝直下方凹陷中。

【主治】头痛,眩晕,失眠,嗜卧,癫狂痫;目赤痛,眼睑下垂;腰腿痛,项强,足外翻。

【功效作用】通阳跷脉,司眼睑开阖,可用来治疗各种证型的失眠,用泻法。

8. 足少阴肾经腧穴

1)涌泉(KI 1)　井穴

【定位】在足底部,卷足时足前部凹陷处,约当足底第 2、3 趾蹼缘与足跟连线的前 1/3 与后 2/3 交点凹陷中。

【主治】顶心头痛,眩晕,昏厥,癫狂,小儿惊风,失眠;便秘,小便不利;咽喉肿痛,舌干,失音;足心热。

【功效作用】滋阴降火,引火归元。

2)太溪(KI 3)　输穴,原穴

【定位】在足内侧,内踝后方,当内踝尖与跟腱之间的凹陷处。

【主治】月经不调,遗精,阳痿,小便频数;消渴,失眠,泄泻,腰痛;头痛,目眩,耳聋,耳鸣,咽喉肿痛,齿痛;咳喘,咳血。

【功效作用】补肾之要穴,可用于一切肾虚情况。

3)照海(KI 6)　八脉交会穴(通阴跷脉)

【定位】在足内侧,内踝尖下方凹陷处。

【主治】月经不调,痛经,带下,阴挺,阴痒,小便频数,癃闭;咽喉干痛,目赤肿痛;失眠。

【功效作用】通阴跷脉,司眼睑开阖,可用来治疗各种证型的失眠,用补法。

4）复溜（KI 7）　经穴

【定位】在小腿内侧,内踝尖上2寸,跟腱的前缘。

【主治】水肿,腹胀,泄泻;盗汗,热病无汗或汗出不止;下肢痿痹。

【功效作用】益气补肾,对于失眠伴汗证的情况也可选用。

9. 手厥阴心包经腧穴

1）曲泽（PC 3）　合穴

【定位】在肘横纹中,当肱二头肌腱的尺侧缘。

【主治】心痛,心悸;热病,中暑;胃痛,呕吐,泄泻;肘臂疼痛。

【功效作用】清心除烦。可用来清心火,可缓解急躁心烦、坐卧不安的症状。

2）郄门（PC 4）　郄穴

【定位】在前臂掌侧,腕掌侧远端横纹上5寸,掌长肌腱与桡侧腕屈肌腱之间。

【主治】心痛,心悸,疔疮,癫痫;呕血,咳血。

【功效作用】阴郄主血,可清血分热,宁心安神,适合各种实热情况。

3）间使（PC 5）　经穴

【定位】在前臂掌侧,腕掌侧远端横纹上3寸。掌长肌腱与桡侧腕屈肌腱之间。

【主治】心痛,心悸,癫狂痫,热病,疟疾;胃痛,呕吐;肘臂痛。

【功效作用】补益心气,宁心安神。

4）内关（PC 6）　络穴,八脉交会穴（通阴维脉）

【定位】在前臂掌侧,当曲泽与大陵的连线上,腕掌侧远端横纹上2寸,掌长肌腱与桡侧腕屈肌腱之间。

【主治】心痛,心悸,胸闷;眩晕,癫痫,失眠,偏头痛;胃痛,呕吐,呃逆;肘臂挛痛。

【功效作用】既能补益心气、宁心安神,又可缓解失眠伴心悸胸闷,心慌心烦的症状。

5）大陵（PC 7）　输穴,原穴

【定位】在腕掌横纹中,当掌长肌腱与桡侧腕屈肌腱之间。

【主治】心痛,心悸,癫狂,疮疡;胃痛,呕吐,手腕麻痛,胸胁胀痛。

【功效作用】调养心气,清心泄热。

10. 手少阳三焦经腧穴

1）液门（TE 2） 荥穴

【定位】在手背部，当第4、5指间，指蹼缘上方赤白肉际凹陷处。

【主治】头痛，目赤，耳聋，咽喉肿痛；疟疾。

【功效作用】清热通窍。

2）中渚（TE 3） 输穴

【定位】在手背部，当第4掌节关节近端，第4、5掌骨间凹陷处。

【主治】头痛，耳鸣，耳聋，目赤，咽喉肿痛；热病，消渴，疟疾；手指屈伸不利，肘、臂、肩、背疼痛。

【功效作用】清热通窍，疏通三焦。

3）阳池（TE 4） 原穴

【定位】在腕背横纹中，当指伸肌腱的尺侧缘凹陷处。

【主治】耳聋，目赤肿痛，咽喉肿痛；疟疾，消渴；腕痛。

【功效作用】补益三焦之气，涵养三焦相火。

4）外关（TE 5） 络穴，八脉交会穴（通阳维脉）

【定位】在前臂背侧，腕背侧远端横纹上2寸，尺骨与桡骨间隙中点。

【主治】热病，头痛，目赤肿痛，耳鸣，耳聋；胸胁痛；上肢痿痹。

【功效作用】外可用来清热解毒缓解外感症状，内可用来通调少阳气机。

5）支沟（TE 6） 经穴

【定位】在前臂背侧，腕背横纹上3寸，尺骨与桡骨间隙中点。

【主治】便秘，热病；胁肋痛；耳鸣，耳聋。

【功效作用】沟通手足少阳，通调少阳气机。清泻三焦之火，擅治三焦热病。

11. 足少阳胆经腧穴

1）率谷（GB 8）

【定位】在头部，当耳尖直上入发际1.5寸，角孙直上方。

【主治】偏正头痛，眩晕，耳鸣，耳聋；小儿急、慢惊风。

【功效作用】通降少阳、太阳经气，可用来潜阳安神。

2）完骨（GB 12）

【定位】在头部，当耳后乳突的后下方凹陷处。

【主治】头痛，颈项强痛，失眠；齿痛，口㖞，口噤不开，颊肿；癫痫，疟疾。

【功效作用】潜阳安神,也可用来缓解因失眠引起的头痛头昏。

3) 头临泣(GB 15)

【定位】在头部,当瞳孔直上入前发际0.5寸,神庭与头维连线的中点处。

【主治】头痛,目眩,流泪,鼻塞,鼻渊;小儿惊风,癫痫。

【功效作用】通窍安神。

4) 风池(GB 20)

【定位】在项部,当枕骨之下,与风府相平,胸锁乳突肌与斜方肌上端之间的凹陷处。

【主治】头痛,眩晕,失眠,癫痫,中风;目赤肿痛,视物不明,鼻衄,鼻渊,耳鸣;感冒,热病;颈项强痛。

【功效作用】祛风要穴。外可疏散外风、祛邪通络;内可通调少阳、平息内风。

5) 肩井(GB 21)

【定位】在肩上,当第7颈椎棘突与肩峰端连线的中点上。

【主治】头痛,眩晕,颈项强痛,肩背疼痛,上肢不遂;乳痛,乳汁少,难产,胞衣不下。

【功效作用】疏调少阳、阳明经气,有较强的通络理气之效,孕妇禁刺。

6) 带脉(GB 26)

【定位】在侧腹部,当第11肋骨游离端下方垂线与脐水平线的交点上。

【主治】带下,月经不调,阴挺,经闭,疝气,小腹痛;胁痛,腰痛。

【功效作用】通带脉,约束经气运行。可用来调节经络气血不固、疏泄过度的情况。

7) 风市(GB 31)

【定位】在大腿外侧部的中线上,当腘横纹上7寸。或直立垂手时,中指尖处。

【主治】下肢痿痹,遍身瘙痒,脚气。

【功效作用】祛风通络止痒,可用来缓解风证所致营血不足、疏散过度引起的遍身瘙痒。

8) 阳陵泉(GB 34)

【定位】在小腿外侧,当腓骨头前下方凹陷处。

【主治】黄疸,口苦,呕吐,胁肋疼痛;下肢痿痹,膝髌肿痛,肩痛。

【功效作用】调补肝胆之要穴,凡见少阳证,均可选用。

9)悬钟(GB 39) 髓会

【定位】在小腿外侧,当外踝尖上3寸,腓骨前缘。

【主治】颈项强痛,偏头痛,咽喉肿痛;胸胁胀痛;痔疾,便秘;下肢痿痹,脚气。

【功效作用】充髓填精,养心安神。

10)丘墟(GB 40) 原穴

【定位】在足外踝的前下方,当趾长伸肌腱的外侧凹陷处。

【主治】胸胁胀痛;下肢痿痹,外踝肿痛,脚气;疟疾。

【功效作用】补少阳之气,通调胆经相火。

11)足临泣(GB 41) 输穴,八脉交会穴(通带脉)

【定位】在足背外侧,第4、5跖骨底结合部的前方,第5趾长伸肌腱的外侧凹陷处。

【主治】偏头痛,目赤肿痛,目眩,目涩;乳痈,乳胀,月经不调;胁肋疼痛,足跗肿痛;瘰疬,疟疾。

【功效作用】通窍、通络,也可用来缓解睡眠不足所致的头痛头昏、目胀耳鸣。

12)侠溪(GB 43) 荥穴

【定位】在足背外侧,当第4、5趾间,趾蹼缘后方赤白肉际处。

【主治】目赤肿痛,耳鸣,耳聋,咽喉肿痛;头痛,失眠,多梦;胁痛,足跗肿痛;热病。

【功效作用】清泻胆热,通降胆经相火。

12. 足厥阴肝经腧穴

1)行间(LR 2) 荥穴

【定位】在足背侧,当第1、2趾间,趾蹼缘的后方赤白肉际处。

【主治】头痛,目眩,目赤肿痛,青盲,口歪;月经过多,崩漏,痛经,经闭,带下,疝气,小便不利,尿痛;中风,癫痫;胁肋疼痛,急躁易怒,黄疸。

【功效作用】泻肝经之火的常用穴位,平肝清心。

2)太冲(LR 3) 输穴,原穴

【定位】在足背侧,当第1、2跖骨间,跖骨底结合部前方凹陷中。

【主治】头痛,眩晕,目赤肿痛,口歪,青盲,咽喉干痛,耳鸣,耳聋;月经不调,崩漏,疝气,遗尿;癫痫,小儿惊风,中风;胁痛,郁闷,急躁易怒;下肢痿痹。

【功效作用】理气要穴,擅调全身气机。擅长但不限于疏肝理气,气郁时必用,配合合谷使用效果更佳。

3)曲泉(LR 8) 合穴

【定位】在膝内侧,屈膝,当膝关节内侧面横纹内侧端,股骨内侧髁的后缘,半腱肌肌腱内缘凹陷处。

【主治】小腹痛,小便不利,淋证,癃闭;月经不调,痛经,带下,阴挺,阴痒,遗精,阳痿;膝股疼痛。

【功效作用】调补肝血,养血平肝。

13. 督脉腧穴

督脉诸穴,均有调补、激发阳气之效,也有疏散阳气郁滞之效,故而为失眠的常用穴位。

1)腰阳关(GV 3)

【定位】第4腰椎棘突下凹陷中。

【主治】月经不调、带下、阳痿、遗精、遗尿、尿频、小便不禁;腰脊痛;下肢痿痹。

【功效作用】温镇下焦,引火归元。

2)命门(GV 4)

【定位】第2腰椎棘突下凹陷中。

【主治】月经不调、带下、阳痿、遗精、遗尿、尿频、小便不禁;腰脊痛;下肢痿痹;泄泻。

【功效作用】温补肾阳,补益命门之火。

3)脊中(GV 6)

【定位】第11胸椎棘突下凹陷中。

【主治】泄泻,脱肛,痔疮,黄疸,小儿疳积;癫痫;腰脊强痛。

【功效作用】温补中焦,通调脾胃。

4)中枢(GV 7)

【定位】第10胸椎棘突下凹陷中。

【主治】胃病,呕吐,腹满,黄疸;腰背疼痛。

【功效作用】温补中焦,助益胆经相火。

5）至阳(GV 9)

【定位】第 7 胸椎棘突下凹陷中。

【主治】黄疸,胸胁胀痛,身热,咳嗽,气喘;胃痛,脊背强痛。

【功效作用】温通气血,理气活血。

6）神道(GV 11)

【定位】第 5 胸椎棘突下凹陷中。

【主治】心悸,健忘,小儿惊痫;咳喘,脊背强痛。

【功效作用】补益心气,养心安神。

7）身柱(GV 12)

【定位】第 3 胸椎棘突下凹陷中。

【主治】咳嗽,气喘;身热,癫痫;脊背强痛。

【功效作用】补肺益气,强健卫气。

8）陶道(GV 13)

【定位】第 1 胸椎棘突下凹陷中。

【主治】热病,骨蒸潮热,疟疾;头痛,脊强;癫狂痫。

【功效作用】疏通上焦,引火下行。

9）大椎(GV 14)

【定位】第 7 颈椎棘突下凹陷中。

【主治】外感热病、风疹;咳嗽、气喘;头项强痛、肩背痛;癫狂痫、小儿惊风。

【功效作用】既可温补全身阳气,又可退热,引火归元。

10）百会(GV 20)

【定位】前发际正中直上 5 寸,或两耳尖连线的中点。

【主治】头痛、眩晕、失眠;癫狂痫、健忘;脱肛、子宫脱垂。

【功效作用】既可提升清阳,又可潜阳安神。

14. 任脉腧穴

1）中极(CV 3)　膀胱募穴

【定位】在下腹部,前正中线上,当脐中下 4 寸。

【主治】癃闭,遗尿,尿频,月经不调,带下,痛经,崩漏,阴挺,遗精,阳痿,疝气。

【功效作用】调理下焦,恢复膀胱气化。孕妇禁刺。

2）关元（CV 4）　小肠募穴

【定位】在下腹部，前正中线上，当脐中下 3 寸。

【主治】虚劳羸瘦，中风脱证，眩晕；阳痿，遗精，月经不调，痛经，闭经，崩漏，带下，不孕，遗尿，小便频数，癃闭，疝气；腹痛，泄泻。

【功效作用】补气要穴，培元固脱。

3）气海（CV 6）

【定位】在下腹部，前正中线上，当脐中下 1.5 寸。

【主治】腹痛，泻泄，便秘；遗尿，阳痿，遗精，闭经，痛经，崩漏，带下，阴挺，疝气；中风脱证，虚劳羸瘦。

【功效作用】作用和关元类似，益气培元。

4）神阙（CV 8）

【定位】在腹中部，脐中央。

【主治】腹痛，久泻，脱肛，痢疾，水肿；虚脱。

【功效作用】调补中焦。是补虚常用的穴位。针刺较少，是艾灸常用的穴位。

5）中脘（CV 12）　胃募穴，腑会

【定位】在上腹部，前正中线上，当脐中上 4 寸。

【主治】胃痛，呕吐，吞酸，腹胀，食不化，泄泻，黄疸；咳喘痰多；癫痫，失眠。

【功效作用】增强中焦脾胃运转，化痰通络。

6）膻中（CV 17）　心包募穴，气会

【定位】在胸部，当前正中线上，平第 4 肋间，两乳头连线的中点。

【主治】胸闷，气短，胸痛，心悸，咳嗽，气喘；乳汁少，乳痈；呕逆，呕吐。

【功效作用】调理上焦，调补元气。

15. 经外奇穴

1）四神聪（EX - HN1）

【定位】在头顶部，百会前、后、左、右各 1 寸。

【主治】头痛、眩晕、中风偏瘫、癫痫。失眠、健忘。

【功效作用】充养脑髓，安神定志。

2）安眠（EX - HN18）

【定位】在翳风与风池连线之中点处。

【主治】失眠,心悸,烦躁,癫痫;头痛,眩晕。

【功效作用】是治疗失眠的经验效穴,各种证型的失眠均可选用。

三、常用耳穴穴位

耳穴常选用皮质下、神门、心、肾、肝、脾、胃、胆、肺、内分泌等。可用毫针刺,或揿针埋藏,或用王不留行子、磁珠贴压。

1)皮质下

【定位】对耳屏内侧面。

【功效】是大脑皮层的代表区,有调节大脑皮层的兴奋或抑制作用。常用于因大脑皮层兴奋或抑制失调而引起的各种症候群。

2)神门

【定位】降压点(三角窝的前上角)与盆腔穴(对耳轮上下脚分叉处内缘)连线中下 1/3 交界处。

【功效】有镇静安神、止痛等作用,常用于失眠烦躁和其他精神疾患。

3)心

【定位】耳甲腔中心凹陷部。

【功效】有宁心安神,调和营血,清泄心火等功能。

4)肾

【定位】对耳轮上下脚分叉处下方。

【功效】有补益肾气,益精填髓,强腰脊,补脑髓,通利水道,明目聪耳等功能。

5)肝

【定位】耳甲艇外下方。

【功效】有疏肝利胆,驱除风邪,调和营血,明目镇静等功能。

6)脾

【定位】耳甲腔外上方,耳轮脚消失处与轮屏切迹连线中点。

【功效】有加强运化,营养肌肉,健脾补气等功能。

7)胃

【定位】耳轮脚消失处。

【功效】主受纳和消化食物,与脾为表里。也有清胃降火的功能。

8）胆

【定位】肝(耳甲艇外下方)和肾(对耳轮上下脚分叉处下方)两穴之间。

【功效】有补益胆气,清降相火,调和肝胆等功能。

9）肺

【定位】心区的上、下方。

【功效】有推动气血运行,固卫肌表,通利小便,补虚清热等功能。

10）内分泌

【定位】耳甲腔底部,屏间切迹内 0.5 cm 处。

【功效】是内分泌系统的代表区,常用于调节内分泌紊乱引起的各种疾患。

(严俊洁)

第三节　音　乐　疗　法

音乐疗法是新兴的边缘学科,以心理治疗的理论和方法为基础,运用音乐特有的生理、心理效应,在求治者与音乐治疗师的共同参与下,通过各种专门设计的音乐行为,经历音乐体验,达到消除心理障碍,恢复或增进心身健康的目的。

《灵枢·邪客》云:"天有五音,人有五脏,天有六律,人有六腑。"指出了音乐与五脏的对应关系,即在五音中"宫动脾,商动肺,角动肝,徵动心,羽动肾",又分别对应五行中的"脾属土,肺属金,肝属木,心属火,肾属水"。

一、五行音乐

五行音乐就是以宫、商、角、徵、羽五音表现为基础,以五调分类,力求准确地符合五脏,即脾、肺、肝、心、肾的生理节律和特性,再结合五行对人体体质人格的分类,遵循五行生克制化的规律,在中和之道的原则指导下,利用音乐的自然和谐美感及其数理属性,建立以听觉、触动觉和经络腧穴接受为途径,辨证施乐,施用个体化的诊疗方案,促进人体脏腑功能和气血津液的正常协调,以达到阴平阳秘、改善睡眠的目的。

1. 宫调式——健脾理气

宫调式音乐具有悠扬沉静、典雅和谐等特点,给人以庄严隆重的感觉,使人精神内敛。宫音入脾,对脾胃系统作用比较明显,促进消化系统,滋补气血,稳定神经系统,同时有稳定情绪之作用。对于多愁善感、多思忧虑之人,能抒发其情感、改善焦虑不安等不良情绪。宫调与脾胃相通,能够助脾健运,旺盛食欲。

推荐曲目(土乐):《十面埋伏》《春江花月夜》《月光奏鸣曲》《彩云追月》。

2. 商调式——聚气平肺

商调式对应五脏之肺,商音入肺可以加强呼吸系统机能,可改善卫气不足的症状。

推荐曲目(金乐):《黄河》《悲怆》《潇湘水云》《阳春白雪》。

3. 角调式——疏肝利胆

角调式乐曲悠扬,象征春日生机,角音入肝,对于胸闷、脘腹不适等肝郁不舒的诸多症状作用有疏泄作用。性格多愁善感、沉默寡言、优柔寡断之人可配以宫调式调节阴阳。

推荐曲目(木乐):《鹧鸪飞》《蓝色多瑙河》《胡笳十八拍》《庄周梦蝶》。

4. 徵调式——养阳助心

徵调风格似火一样升腾,具有炎上的特性。徵调入心,对心血管的功能具有促进作用,对血脉瘀阻的各种心血管疾病疗效显著。

推荐曲目(火乐):《卡门序曲》《紫竹调》。

5. 羽调式——蕴精养肾

羽调式轻柔哀婉,有益于阴虚火旺,肾精亏损,心火亢奋而出现的各自症状,如耳鸣、失眠、多梦等。中医学认为,肾主藏精,主水,主纳气,是人体生命的本原,肾好则人的精气足,羽音入肾,则可以增强肾的功能。

推荐曲目(水乐):《梅花三弄》《鸥鹭忘机》《流水行云》《梁祝》。

二、五脏与音乐

中国音乐追求的清、静、淡、远的意境,与中医学提倡顺应自然、恬惔虚无的法则一致。

1. 心——五脏中的"君主"

1)心常见不适　失眠、心慌、心胸憋闷、胸痛、烦躁、舌尖部溃疡。

2)属心的音阶　徵音,相当于简谱中的"5"。徵调式乐曲热烈欢快,活泼轻松,构成层次分明,性情欢畅的气氛,具有"火"之特性,可入心。

3）最佳曲目　《紫竹调》。心气需要平和,这首曲子中,将属于火的徵音和属于水的羽音配合,补水可以使心火不至于过旺,补火又可使水气不至于过凉,利于心脏的功能运转。

4）最佳欣赏时间　21:00—23:00。中医讲究睡子午觉,所以一定要在子时之前就要让心气平和下来。

2. 肝——五脏中的"将军"

1）肝常见不适　抑郁、易怒、乳房胀痛、口苦、痛经、舌边部溃疡、眼部干涩、胆小、容易受惊吓。

2）属肝的音阶　角音,相当于简谱中的"3"。角调式乐曲有大地回春,万物萌生,生机益然的旋律,曲调亲切爽朗,有"木"之特性,可入肝。

3）最佳曲目　《胡笳十八拍》。肝顺需要木气练达,这首曲子中属于金的商音元素稍重,刚好可以克制体内过多的木气,同时曲中婉转地配上了较为合适的属于水的羽音,水又可以很好地滋养木气,使之柔软、顺畅。

4）最佳欣赏时间　19:00—21:00。这是一天中阴气最重的时间,一来可以克制旺盛的肝气,以免过多的肝气演变成火,另外可以利用这个时间旺盛的阴气来滋养肝,使之平衡、正常。

3. 脾——五脏中的"后勤部长"

1）脾常见不适　腹胀、便稀、肥胖、口唇溃疡、面黄、月经量少色淡、疲乏、胃或子宫下垂。

2）属脾的音阶　宫音,相当于简谱中的"1"。宫调式乐曲风格悠扬沉静,淳厚庄重,有如"土"般宽厚结实,可入脾。

3）最佳曲目　《十面埋伏》。这首曲子中运用了比较频促的徵音和宫音,能够很好地刺激脾胃,使之在乐曲的刺激下,有节奏地进行对食物的消化、吸收。

4）最佳欣赏时间　进餐时或餐后一小时内欣赏,效果比较好。

4. 肺——五脏中的"宰相"

1）肺常见不适　咽部溃疡疼痛、咳嗽、鼻塞、气喘、容易感冒、易出汗。

2）属肺的音阶　商音,相当于简谱中的"2"。商调式乐曲风格高亢悲壮,铿锵雄伟,具有"金"之特性,可入肺。

3）最佳曲目　《阳春白雪》。这首曲子曲调高昂,包括属于土的宫音和属于火的徵音,一个助长肺气,一个平衡肺气,再加上属于肺的商音,可以通过音乐把肺从里到外彻底梳理一遍。

4）最佳欣赏时间　15:00—19:00。太阳在这个时间段里开始西下,归于西方金气最重的地方,体内的肺气在这个时段是比较旺盛的,随着曲子的旋律,一呼一吸之间,里应外合,事半功倍。

5. 肾——五脏中的"作强之官"

1）肾常见不适　面色暗、尿频、腰酸、性欲低、黎明时分腹泻。

2）属肺的音阶　羽音,相当于简谱中的"6"。羽调式乐曲风格清纯,凄切哀怨,苍凉柔润,如天垂晶幕,行云流水,具有"水"之特性,可入肾。

3）最佳曲目　《梅花三弄》。肾气需要蕴藏,这首曲子中舒缓合宜的五音搭配,不经意间运用了五行互生的原理,反复地、逐一地将产生的能量源源不断输送到肾中。一曲听罢,神清气爽,倍感轻松。

4）最佳欣赏时间　7:00—11:00。这段时间在一天里是气温持续走高的一个过程,人和大自然是相互影响的,在这个时间段,太阳在逐渐高升,体内的肾气也受到外界的感召,此时用属于金性质的商音和属于水性质的羽音搭配的曲子能促使肾中精气的隆盛。

三、失眠与音乐治疗

失眠患者还可以根据自己的喜好类型,结合五行音乐的特点,在专业医生的指导下,选择适合自己的音乐,一般来说,轻柔、舒缓的音乐比较适合用于放松身心,有利于帮助入睡,改善睡眠质量。另外,要建立良好的睡眠环境,在进行音乐疗法时,需要确保环境安静、舒适、温暖,避免噪音和光线干扰。可以使用耳塞或耳机来减少外界噪音的影响。

音乐疗法需要有一定时间坚持治疗才能发挥较好的治疗效果。建议每天晚上睡前进行一次音乐疗法治疗,每次持续 20～30 分钟。对于比较严重的失眠患者,可结合药物及其他非药物治疗的方法,协同治疗,以提高疗效。

（李林艳）

第四节　中医导引工间操

"古本易筋经十二势导引法"是中医导引学经典。以《易经》为哲学基础,中医经络学说、气血理论为指导,通过伸筋拔骨、吐故纳新、守中和合、调和阴阳,达到强筋壮骨、固摄精气、濡养脏腑的目的。中医导引工间操,取易筋经之精髓,易学效佳,对顽固性失眠患者,坚持锻炼,效果显著,充分体现了中医治未病的未病先防、既病防变的作用。

一、舒展筋骨

取自"古本易筋经十二势导引法"的"预备势导引法"。

【功效】放松周身大关节,促进气血循行,排浊纳清,提高脑供氧量。

预备势导引法疏导任、督二脉。督脉督一身之阳,导引督脉使阳气升;任脉任一身之阴,导引任脉使阴气降。

预备势导引法通过蜷曲和伸展,可让筋归槽、骨对缝,使习练者形正、气和、体柔。另外,预备势导引法可促进周身气血循行,使之达到四肢末梢(手指、脚趾),起到热身活血的作用。

··· 分解演示 ···

(1)动作要领:松静站立。咬牙,舌抵上腭,双目平视,调匀鼻息。(图 3 - 6)

(2)动作要领:屈膝下蹲,低头成团状。重心前、右、后、左移动,重心还原。(图 3 - 7)

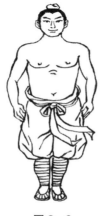 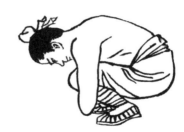

图 3 - 6　　　　　　　　　图 3 - 7

（3）动作要领：两手扶膝，膝盖挺直。十指交叉翻掌心向下，起身，上托。（图3-8、图3-9）

（4）动作要领：两手抱后脑，抬头、挺胸、挺腹、挺腹股沟。身体还原，同时吐气。（图3-10）

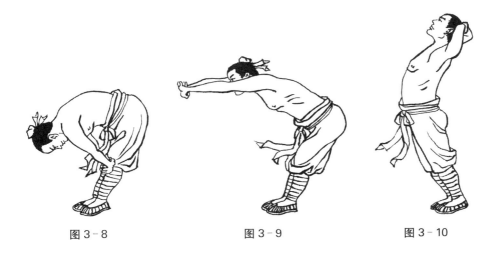

图3-8　　　　　　　　图3-9　　　　　　　　图3-10

（5）动作要领：十指交叉，上托。左右分开，至水平位握拳。（图3-11、图3-12）

（6）动作要领：下落时，依次放松肩、肘、腕、手指，恢复松静站立。（图3-13）

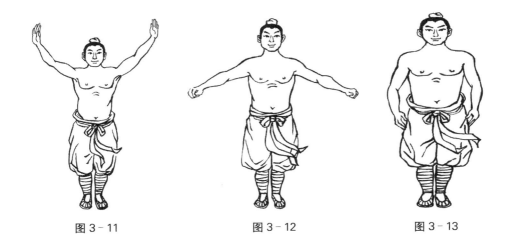

图3-11　　　　　　　　图3-12　　　　　　　　图3-13

二、缓解疲劳

取自"易筋经十二势导引法"的第二势。

【功效】疏导三焦经,舒展肩、颈、腰、背等部位,及时缓解疲劳。

⋯ 分解演示 ⋯

(1)动作要领:两脚开立,略宽于肩,屈膝下蹲成大马步。(图3-14)

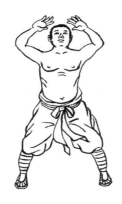 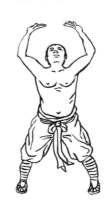

图3-14

(2)动作要领:两手在体前捧起,在胸前翻掌,用劲慢慢上托。(图3-15)

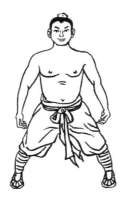 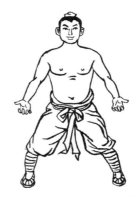

图3-15

(3)动作要领:左右打开,至水平位握拳。依次放松肩、肘、腕、手指的同时慢慢起身。重复导引7次后,恢复松静站立。(图3-16)

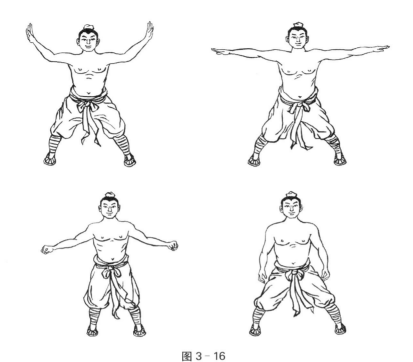

图 3－16

三、舒展肩颈，活化胸腺

取自"易筋经十二势导引法"的第四势。

【功效】舒展肩颈，开启胸廓，活化胸腺。

···· 分解演示 ····

（1）动作要领：两脚并拢，自上而下放松。（图 3－17）

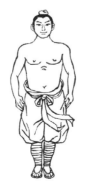

图 3－17

（2）动作要领：两手握拳、提起，置于两肋。同时咬牙、舌抵。（图 3-18）

（3）动作要领：抬头、挺胸、收腹。脚跟提起，人体重心移至脚掌。同时两手呈爪状，向前上方探出（出爪）。（图 3-19）

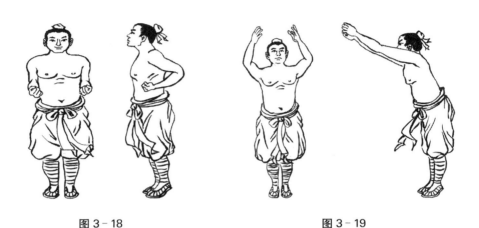

图 3-18　　　　　　　　　　　　图 3-19

（4）动作要领：两臂外展，向后方划圆弧（亮翅）。两臂从体后侧慢慢收回握拳于肋下。（图 3-20）

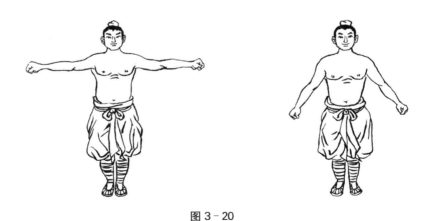

图 3-20

（5）动作要领：依次放松肩、肘、腕、手指。重复 7 次后，恢复松静站立。（图 3-21）

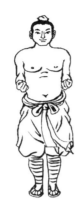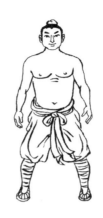

图 3‐21

四、醒脾和胃

取自"易筋经十二势导引法"的收势。

【功效】脾胃乃后天之本。此势用以疏导脾经,有醒脾养胃之功效。

··· **分解演示** ···

（1）动作要领:松静站立,自上而下放松。两手在体前捧起,在胸前分掌。
（图 3‐22）

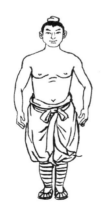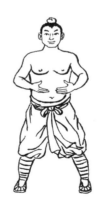

图 3‐22

（2）动作要领:右手掌心上托过头顶,左手掌心下按至环跳外侧。双目透
过下掌的虎口看左脚跟。（图 3‐23）

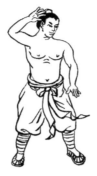
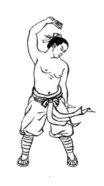

图 3－23

（3）动作要领：两手在胸前交替。左手掌上托过头顶，右手掌下按至环跳外侧。双目透过下掌的虎口看右脚跟。（图 3－24）

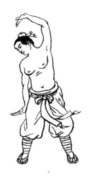
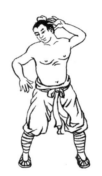

图 3－24

（4）动作要领：左右膀伸各 7 次后，两手在体前合掌、调息。气息调匀后恢复至松静站立。（图 3－25）

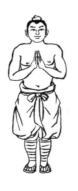
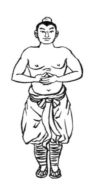

图 3－25

《素问·异法方宜论》记载着中医学六大技术体系，其中针、灸、砭、药、按跷五法为外援法，由外而内。导引为自主的内应法，由内而外。导引与诸法相和，调动自身正气，得事半功倍之效。

2014年，经中华人民共和国国务院批准公布，"古本易筋经十二势导引法"列入传统医药中医诊疗法（Ⅸ-2），成为我国首个中医导引学非物质文化遗产代表性项目。"古本易筋经十二势导引法"每一势都针对性地疏导人体一条经筋，濡养相应的经络和脏腑。加之不受练习场地和时间限制，可及时消除身心疲劳，非常适合现代人学习使用。老年人习练有助于舒筋活络，滑利关节，增强脏腑机能；中青年习练有助于缓解身心疲劳，预防慢性疲劳综合征的产生；青少年习练有助于强筋壮骨，挺拔身形，茁壮成长。

多年来，国家级非遗代表性传承人严蔚冰、严石卿，及第三、四、五批全国中医优秀人才的医学专家组成非遗传承人团队，在上海中医药大学、安徽中医药大学、湖北中医药大学开设《中医导引学》专业课程，编写全国中医药高等教育"十三五""十四五"创新教材《中医导引学》，并将中医导引运用于肿瘤、帕金森、筋骨损伤、失眠、呼吸系统疾病的治疗和康复，获得多项省部级重点课题立项。

"古本易筋经十二势导引法"不仅运用于临床科研，也为助力"健康中国行动"做出了积极的贡献，2020年"国家级非遗易筋经导引法助力健康上海"被上海市健康促进委员会授予"新时代健康上海建设典型案例"。2022年，经国家文化和旅游部非物质文化遗产司批准，以古本易筋经十二势导引为主的"上海市中医导引非遗进校园实践案例"入选2021年度"全国非遗进校园创新实践案例"。2023年人民日报健康客户端开设《中医导引助力健康》专栏。

（李深广）

第五节　中医传统气功导引术——八段锦

八段锦是我国古代流传下来的一套效果很好的气功保健养生操。本套操共由八节动作组成，所以叫八段锦。每个动作可重复数遍（因人而异），动作缓慢舒展，易学易练，对体能及运动基础要求不高，故而老少皆宜，有病治病，无病强身。

　　根据黄韬工作室多年经验,八段锦作为失眠患者的日常锻炼方法尤为适宜。首先,八段锦运动量温和,失眠导致体力欠佳的患者也能很好地完成,且不会因剧烈运动而进一步伤津耗气。其次,八段锦动作舒展,且全身都能得到锻炼,有利于气的宣发和在全身的输布,适合肝郁脾虚导致气机失调的失眠患者。最后,八段锦的各个动作,对脏腑失调也有一定的针对性。因此,工作室在中药和非药物疗法治疗后,会指导患者有针对性地练习八段锦,为患者找到合适的最佳自我锻炼方法。

　　对初学者来说,在练习中首先要抓好基本身形。当学会功法后,应进一步在动作的规范要领上下功夫,需要有一个反复练习提高的过程。经过一段时间的练习,动作开始由紧变松,由松变沉,由沉变稳。经过长久的锻炼,松紧结合,动静相兼,神与形合,气寓其中,必将达到最好的效果。

一、预备式

预备式是正式练功前的准备工作,调整呼吸,平静心神。

1. 动作

　　两脚并步站立,两臂自然垂于体侧,身体中正,目视前方。随着松腰沉髋,身体重心移至右腿;左脚向左侧开步,脚尖朝前,约与肩同宽;两臂内旋,两掌分别向两侧摆起,约与髋同高,掌心向后,两腿膝关节稍屈。同时,两臂向前合抱于腹前呈圆弧形,与脐同高,掌心向内,两掌指间距离约 10 cm。

2. 动作要点

　　头向上顶,下颌微收,舌抵上腭,双唇轻闭;沉肩坠肘,腋下虚掩;胸部宽舒,腹部松沉;收髋敛臀,上体中正。呼吸徐缓,气沉丹田,调息 6～9 次。

3. 易犯错误

　　大拇指上翘,其余四指斜向地面。塌腰,跪腿,八字脚。

4. 纠正方法

　　沉肩,垂肘,指尖相对,大拇指放平。收髋敛臀,命门放松。膝关节不超越脚尖,两脚平行站立。

5. 作用

　　凝神静心,调整呼吸,端正身形,从精神和肢体上做好练功前的准备。

6. 预备式口诀

两足分开平行站,横步要与肩同宽,

头正身直腰腹松,两膝微屈对足尖,

双臂松沉掌下按,手指伸直要自然,

凝神调息垂双目,静默呼吸守丹田。

二、第一式——双手托天理三焦

1. 动作

直立,两足分开,与肩同宽。两臂自然松垂身侧,然后徐徐自左右侧方上举至头顶,两手手指相叉,翻掌,掌心朝上如托天状,同时顺势踮两脚跟,再将两臂放下复原,同时两脚跟轻轻着地。如此反复多遍。若配合呼吸,则上托时深吸气,复原时深呼气。

2. 动作要点

两掌上托要舒胸展开,略有停顿,保持伸直。两掌下落,松腰沉髋,沉肩坠肘,松腕舒指,上体中正。

3. 易犯错误

两掌上托时,抬头不够,继续上举时松懈断劲。

4. 纠正方法

两掌上托,舒胸展体缓慢用力,下颏先向上助力,再内收配合两掌上撑,力在掌根。

5. 作用

"三焦者,水谷之道路,气之所终始也。""三焦者,人之三元之气也,号曰中清之府,总领五脏六腑、营卫、经络、内外、左右、上下之气也。三焦通,则内外左右上下皆通也,其于周身灌体,和内调外,营左养右,导上宣下,莫大于此也。"因此"双手托天理三焦"不仅作用于三焦,还可以通过三焦作用到整个经络系统及其所联系的脏腑。

双手交叉上托,缓慢用力拉伸,可上调心肺,中调脾胃,下调肝肾。可使三焦通畅、调和气血运行,两臂上举时体现了阴升阳降的动态平衡状态,两臂上举,阴经的经气上升,阳经的经气下降,气血流注,如环无端。失眠患者,多见三焦不通,心肾不交。因中焦脾胃虚弱,脾升胃降气机失调,上焦心肺之火无法下降受到下焦肾水的涵养,导致上热下寒,阳不交阴。本式动作有助于三焦的通畅,可缓解因三焦不通、心肾不交而致的失眠。

6. 口诀

十字交叉小腹前,翻掌向上意托天,

左右分掌拨云式,双手捧抱式还原,

式随气走要缓慢,一呼一吸一周旋,

呼气尽时停片刻,随气而成要自然。

三、第二式——左右开弓似射雕

1. 动作

直立,左足跨出一大步,身体下蹲作骑马式。两臂在胸前交叉,右臂在外,左臂在内,眼看左手,然后左手握拳,示指翘起向上,拇指伸直与示指成八字撑开。接着左臂向左推出并伸直,头随而左转,眼看左手示指,同时右手握拳,展臂向右平拉作拉弓状。动作复原后左右互换,反复进行数次。如配合呼吸,则展臂及拉弓时吸气,复原时呼气。

2. 动作要点

侧拉之手五指要并拢屈紧,肩臂放平。八字掌侧撑需沉肩、垂肘、屈腕、竖指、掌心涵空。年老或体弱者可自行调整马步的高度。

3. 易犯错误

端肩,弓腰,八字脚。

4. 纠正方法

沉肩垂肘,上体直立,两脚跟外撑。

5. 作用

本式通过上半身的动作,展臂扩胸,重点作用于手太阴肺经、手厥阴心经及其所系的肺、心两脏。手太阴、手厥阴皆起于胸,本式也作用于胸廓,可调节上焦宗气,宗气上走息道,推动肺的呼吸、助心脉血气的运行、对先天元气也有重要的资助作用。心主神明,失眠与心密切相关,心气血郁滞、心气不足、心血不足、心火亢盛等都可导致失眠,而失眠本身也会加重上述情况,形成恶性循环。肺主宣发肃降,调节全身气机和精微物质的输布,睡眠不足必然伤精耗气,肺气与失眠也相互影响,一荣俱荣,一损俱损。因此,无论何种情况引起的失眠,练习本式均有益处,可调节心肺气机郁滞,助益宗气,养心安神。

6. 口诀

马步下蹲要稳健,双手交叉左胸前,

左推右拉似射箭,左手示指指朝天,

势随腰转换右式,双手交叉右胸前,

右推左拉眼观指,双手收回式还原。

四、第三式——调理脾胃须单举

1. 动作

直立,两足分开,与肩同宽。右手翻掌上举,五指并紧,掌心向上,指尖向左,同时左手下按,掌心向下,指尖向前。动作复原后,两手交替反复进行,反复多遍,如配合呼吸,则上举下按时吸气,复原时呼气。

2. 动作要点

力达掌根,上撑下按,舒胸展体。

3. 易犯错误

掌指方向不正,肘关节没有弯曲度,身体不够舒展。

4. 纠正方法

两掌放平,力在掌根,肘关节稍屈,对拉拔长。

5. 作用

本式通过松紧对拉,影响躯干部的任脉、足少阴肾经、足太阴脾经、足厥阴肝经、足阳明胃经,通过上下相对牵拉对脾、胃、肝、胆经络起到刺激作用,达到调理脾胃、肝胆的作用。肝郁脾虚是失眠的主要病机,肾为先天之本,脾胃为后天之本,通过滋养肾水可达到补养脾土的功效;任脉为阴脉之海,脾胃为气血生化之源,脾胃气血与任脉气血的盛衰相互影响,互荣互惠。本式尤为适宜肝郁脾虚的失眠患者。同时,睡眠不足暗耗气血,久之必影响肾精及任脉,通过练习本式,也可起到益肾填精,滋阴养血安神的作用。

6. 口诀

单手上举掌朝天,右上左下臂捧圆,

右掌旋臂托天去,左掌翻转至髀关,

双掌均沿胃经走,换臂托按一循环,

呼尽吸足勿用力,收式双掌回丹田。

五、第四式——五劳七伤向后瞧

1. 动作

直立,两足分开,与肩同宽。两手掌心紧贴腿旁,然后头慢慢左顾右盼向后观望。如配合呼吸,则向后望时吸气,复原时呼气。

2. 动作要点

头向上顶,肩向下沉。转头不转体,旋臂,两肩后张。

3. 易犯错误

上体后仰,转头与旋臂不充分或转头速度太快。

4. 纠正方法

下颏内收,转头与旋臂幅度宜大,速度均匀。

5. 作用

本式作用部位主要在项、背、腰,是督脉、足太阳经所经之处。督脉为"阳脉之海""总督诸阳",善治七伤引起的情志病。背俞穴位于足太阳膀胱经上,常用于治疗相应脏腑的疾患;膀胱经主表,对人体阳气的输布和运行起到重要作用。阳气入阴才可睡眠,而调理阳气,膀胱经是主力经络。故本式通过调节督脉、足太阳经的经气,可起到调节阳气以及调理五脏六腑的作用,从而对睡眠有助益。

"五劳"是指肺劳、心劳、肝劳、脾劳、肾劳五种虚劳病证,也可指"久视伤血,久卧伤气,久坐伤肉,久立伤骨,久行伤筋"。"七伤"是指喜、怒、悲、忧、恐、惊、思七情伤害。可归结为精神活动过度强烈和持久或过度静止和抑郁,造成精气神的紊乱失调,以致引起脏腑气血劳损的疾病,而失眠往往伴有情绪问题,因此,可通过练习本式来舒缓和调节情绪和睡眠。

6. 口诀

双掌捧抱似托盘,翻掌封按臂内旋,

头应随手向左转,引气向下至涌泉,

呼气尽时平松静,双臂收回掌朝天,

继续运转成右式,收式提气回丹田。

六、第五式——摇头摆尾去心火

1. 动作

两足分开,相距约 3 个足底的长度,屈膝半蹲成骑马势。两手张开,虎口向内,扶住大腿前部。头部及上体前俯,然后作圆环形转摇,转动数圈后再反方向转摇。在转腰的同时,适当摆动臀部。如配合呼吸,则在转腰时吸气,复原时呼气。

2. 动作要点

马步下蹲要收髋敛臀,上体中正。摇转时,颈部与尾闾对拉伸长,好似两个轴在相对运转,速度应柔和缓慢,动作圆活连贯。年老或体弱者要注意动作幅度,不可强求。

3. 易犯错误

摇转时颈部僵直,尾闾摇动不圆活,幅度太小。前倾过大,使整个上身随之摆动。

4. 纠正方法

上体侧倾与向下俯身时,下颏不要有意内收或上仰,颈椎部肌肉尽量放松伸长。加大尾闾摆动幅度,应上体左倾尾闾右摆,上体前俯尾闾向后画圆,头不低于腰部水平,使尾闾与颈部拉拔长,加大旋转幅度。

5. 作用

本式与上一式的类似之处在于也是主要作用于督脉、足太阳经,但有所不用,本式的腰臀部动作明显,头颈部运动幅度也更大。通过大幅度的颈部运动影响大椎,疏通经气,通阳泻热;通过摆尾影响肾俞、命门,俯身弯腰作用于肾俞、命门,使肾水上承以降心火。因此,本式既有上一式益气通阳的作用,也有其独特的清心泻火、交通心肾的作用。失眠患者,多有心肾不交的状态,心血不足、心火过于亢盛,肾水不足、不能涵养心火,导致阳不入阴而不能进入睡眠状态,通过本式的练习,可清心补肾,改善睡眠。

6. 口诀

马步扑步可自选,双掌扶于膝上边,
头随呼气宜向左,双目却看右足尖,
吸气还原接右式,摇头斜看左足尖,
如此往返随气练,气不可浮意要专。

七、第六式——两手攀足固肾腰

1. 动作

直立,并足,两膝挺伸、上身前俯,以两手攀握两足趾(如碰不到,不必勉强),头略昂起,然后恢复直立姿势,同时两手自然张开指微屈,并向上举过头,上身配合缓缓后仰,再恢复直立姿势。反复进行。本式采用自然呼吸。

2. 动作要点

俯身至足背时松腰沉肩,两膝挺直,向上起身时手臂主动上举,带动上体立起。年老或体弱者可根据身体状况自行调整动作幅度,不可强求。

3. 易犯错误

两手向下时低头,膝关节弯曲。向上起身时,起身在前,举臂在后。

4. 纠正方法

两手向下时要抬头,膝关节伸直。向上起身时要以臂带身。

5. 作用

本式主要作用于腰、足。肾为腰之府,弯腰可直接刺激肾脏,攀足时趾抓地,屈体俯身双手下按,加强了对涌泉的刺激。攀足还可刺激肾经踝部的照海、水泉、大钟、太溪、复溜等五输穴、八脉交会穴、络穴,以疏通足少阴经经气,强肾填精。通过双臂的前屈后伸,可刺激脊柱、督脉及命门等,具有固肾益气的作用。中医认为肾为先天之本,肾气旺盛则五脏六腑俱强,肾气不足则五脏六腑俱衰,本式动作有助于补肾益精,可缓解因肾虚所致的失眠,也有益于失眠日久引起的肾虚。

6. 口诀

两足并拢膝伸直,两手置于身前侧,
身体前倾手攀足,吸气藏气于腰间,
式随气走定深浅,呼气举臂体后倾,
手势引导勿用力,松腰收腹守涌泉。

八、第七式——攒拳怒目增气力

1. 动作

两腿分开屈膝成骑马势,两手握拳放在腰旁,拳心向上。右拳向前方缓缓击出,右臂伸直,拳心向下,两眼睁大,向前虎视。然后收回右拳,如法击出左拳,左右交替进行。如配合呼吸,则击拳时呼气,收拳时吸气。

2. 动作要点

马步的高低可根据自己的腿部力量灵活掌握。冲拳时要怒目瞪眼,注视冲出之拳,同时脚趾抓地,拧腰顺肩,力达全面;拳回收时要旋腕,五指用力抓握。

3. 易犯错误

冲拳时上体前俯,端肩,掀肘。拳回收时旋腕不明显,抓握无力。

4. 纠正方法

冲拳时头向上顶,上体立直,肩部松沉,肘关节微屈,前臂贴肋前松,力达拳面。拳回收时,先五指伸直充分旋腕,再屈指用力抓握。

5. 作用

中医认为"肝主筋,开窍于目",本式中的"怒目瞪眼"可刺激肝经,有助于肝血充盈及肝气疏泄正常,有养肝的作用。原穴多分布于腕踝关节附近,"攒拳"的动作直接作用于原穴。原穴是脏腑原气输注、经过和留止于十二经脉四肢部的腧穴,"原"是指人体生命活动的原动力,为十二经脉维持正常生理功能之根本。肝在体合筋,其华在爪,在窍为目,"攒拳""怒目"这两个动作主要起到调肝的作用,也有助于五脏六腑的强健。黄韬认为,肝郁脾虚是失眠的主要病机,因此疏肝理气、养血柔肝,是治疗失眠的重点,同时,木克土,木郁则土更虚,想要健脾益气,调肝也是必要的。因此,失眠患者宜多多练习本式,且与第三式收效相辅相成,相得益彰。

6. 口诀

马步下蹲眼睁圆,双拳束抱在腰侧,
拳引内气随腰转,前打后拉两臂旋,
吸气收回呼气放,左右轮换眼看拳,
两拳收回腰两侧,收脚按掌式还原。

九、第八式——背后七颠百病消

1. 动作

直立,并足,两掌紧贴腿侧,两膝伸直,足跟并拢提起,离地数寸,同时昂首,作全身提举势。然后足跟轻轻着地复原。反复进行。如配合呼吸,则足跟提起时吸气,足跟着地时呼气。

2. 动作要点

上提时脚趾要抓地,脚跟尽力抬起,两腿并拢,百会上顶,略有停顿,要掌握好平衡。脚跟下落时,咬牙,轻振地面,动作不要过急。沉肩舒臂,周身放松。

3. 易犯错误

上提时,端肩,身体重心不稳。

4. 纠正方法

五趾抓住地面,两腿并拢,提肛收腹,肩向下沉,百会上顶。

5. 作用

脚趾为足三阴、足三阳经交会之处,通过十趾抓地,本式可刺激足部有关的肝经、脾经、肾经、胃经、胆经、膀胱经的经络,调节相应脏腑的功能;正常的睡眠,需要肝气的正常疏泄、胆经相火的顺降、脾胃中焦的升降运转、膀胱经阳气的正常气化与输布,通过本式的练习,可起到多重作用,帮助促进睡眠。同时,阳气入阴才能睡着,而颠足可刺激脊柱与督脉,使督脉阳气通畅、气血充沛,可辅助调节阴阳平衡,促进睡眠。

6. 口诀

两腿并立撤足尖,足尖用力足跟悬,

吸气上顶手下按,落足呼气一周天,

如此反复共七遍,全身气走回丹田,

全身放松做颠抖,自然呼吸态怡然。

十、收式

是练功后的舒缓动作,气归丹田,神志内守。

1. 动作

两掌心向后,与肩同宽,目视前方。双掌回归丹田,男士左手在内,女士右手在内。两臂垂于两侧。

2. 动作要点

体态安详,周身放松,呼吸自然,气沉丹田。

3. 易犯错误

收功随意,动作结束后或心浮气躁,或急于走动。

4. 纠正方法

收功时要心平气和,举止稳重。收功后可适当做一些整理活动,如搓手浴面和肢体放松等。

5. 作用

气息归元,肌体肌肉放松,保持心情愉悦轻松,逐渐恢复到练功前安静时的状态。

总之,八段锦每一式都有各自的特色,可对五脏六腑及其经络起到良好的调理作用,综合练习,可使经络和脏腑回归其正常功能,使身体气血充沛、阴阳调和。同时,八段锦也是功法的一种,强调意神结合、力气结合。练习时以"神静体松"为要领,可以使练习者主动将日常的思虑活动放下,处于安静、无思无虑状态,把注意力收回到自我的整个身体中来,使身体放松,处于气血融融、内外协调统一状态。八段锦注重呼吸吐纳,要求意轻息微,练习者在练功的过程中,缓和的形体动作与呼吸吐纳相结合,轻松自然,和缓有序,达到"气"与"力"的和谐统一。《黄帝内经》曰:"恬惔虚无,真气从之,精神内守,病安从来?"一个人思想安闲清静,没有杂念,则正气调和,精气和神气守持于内,使疾病无从发生。失眠是身心疾病,外界压力、紧张惊恐、焦虑抑郁都可导致失眠,而失眠也易引发情绪障碍,八段锦能很好地缓和失眠患者精神层面的紧绷,对情绪有正向作用,因此八段锦可从身心双重角度,辅助失眠的治疗和康复。

（严俊洁）

第六节　生活起居指导

失眠是心身疾病,影响因素很多,不能单靠医院治疗,日常生活中也有很多需要注意的地方。做得好,可以事半功倍,让疗效更显著;做不到,就会抱怨医院的治疗效果不好。其实不是治疗不对,而是七分靠治疗,三分靠养护。

（一）培养良好的睡眠习惯

到点就睡,到点就起。养成良好的睡眠规律,千万不要晚上熬夜,白天赖床。

很多人晚上喜欢看手机放松娱乐一下,但是要选择随时可以停下的娱乐方式。不要一集一集地追剧,不要一章一章地看小说,这都会导致越看越有滋味,越看越有精神,时间不知不觉过去,大脑不容易安静,不容易形成困意。

有些人晚上睡眠质量不好,白天就想要在床上多躺一会儿。建议白天到了起床的时间,不要犹豫,起床做白天该做的事情。大家都知道人体是有生物钟的,具有昼夜节律,若是白天在床上躺得多了,人的昼夜节律会被打乱,分不清白天黑夜,在晚上该睡觉的时候,人体的生物钟却不一定能进入夜晚的节律,人就更不容易睡着。有研究显示,白天暴露在自然光照下90分钟,对人体建立昼夜节律有很大的帮助,并不是让大家刻意去晒太阳,而是白天出门走走,更有利于晚上的睡眠。

(二)创造舒适的睡眠环境

可选择舒适的床,并运用空调、电热毯等创造适宜的温度。选择合适重量的被子,同等保暖的情况下,被子重量越重,越有利于大脑给身体发送睡眠信号,促进睡眠。保持卧室有一定的空气流通,不要太闷,但也要注意不能有风直接对着人吹。对光和声音等外界刺激比较敏感的人,可以选择佩戴舒适的眼罩和耳塞,减少外界刺激对睡眠的影响。晚上容易起夜的人,夜晚卧室、客厅、厕所的灯,宜选择红光和黄光等暖色光线的灯,避免蓝光,且光线不要太亮,亮度以能看清楚东西即可,以便尽量减少光线刺激对人的唤醒作用。

(三)白天要有一定量的活动

很多人会觉得,晚上没睡好,白天什么都不想干,也什么都干不动。失眠导致日间精神和体力不佳,是很常见的现象,但即使如此,也建议大家白天不要长时间地坐着或者躺着休息。可以选择体力消耗不大、自己又喜欢的事情做,比如逛街、逛公园、唱歌等。白天必须要有一定量的体力消耗,这对于晚上的睡眠非常重要。若白天体力消耗太少,晚上就更不容易有好的睡眠。

(四)夜晚临睡前不要有太多活动

上班族白天工作,没时间进行体育锻炼,所以很多人会把锻炼身体放在晚上。但是我们建议,睡前2小时,就要结束各种体育锻炼,让自己进入安静状态,使大脑和身体渐渐平静,这样容易进入睡眠状态。

也不要晚上大扫除、洗衣服,这些事都容易让人产生不做完不罢休的想法,不仅会不知不觉地熬夜,也容易让身体和大脑进入兴奋状态。即使做完了事,大脑和身体也无法在短时间内平静下来。

(五) 注意饮食

晚上不要吃巧克力等食物、或喝咖啡、茶叶、可乐、奶茶等让神经兴奋的饮料。晚上不要吸烟,烟草中也含有会让神经兴奋的物质。

晚上更不要喝酒,有些人会把酒当作帮助睡眠的饮品。但是不推荐酒精助眠,因为酒精对神经有抑制作用,但同时也伴随对身体器官的各种不良影响,所以即使少量饮酒也不推荐。

睡前应避免大量饮水。有睡前喝水习惯的人,喝一点点润润口就好,以免因起夜上厕所而影响睡眠。

对于阳气亢盛、心肝火旺的人,平时可以多吃些百合、莲子、银耳、无花果等润燥降火;对于阴气太弱、肾水不足、气血亏虚的人,吃些山药、核桃、小米,可以滋阴补气养血。对于阳气不足的人,做菜的配料中可以适当加一些花椒、胡椒、茴香,以温补阳气;对于脾胃不和的人,平时吃些山楂、喝大麦茶可以帮助消食,但各类甜食,不易消化,要适当少吃。

(六) 睡前泡脚、按摩身体,有助睡眠

当人的上半身凉爽、下半身暖和时,阳气沉于下,就容易睡着。因此,睡前用 40℃ 左右的温水泡一泡脚,大约 10 分钟即可,让双脚暖和,可以引火归元,对睡眠很有好处。但是水温切勿太高,若是"烫脚",既容易损伤足部和腿部的血管,也容易把阳气"撩起来",得不偿失。通常双脚自觉温暖,不会引起身上出汗,是最适宜的。

睡前用梳子温和地梳一下头发,用手轻轻按摩整个头皮,可以使精神放松。躺在床上睡不着时,可以顺时针按摩腹部,帮助脾胃运转,促进阳气入阴的通路顺畅,使阳气得以入阴而进入睡眠状态。

另外,临睡前按摩一下穴位也可以帮助睡眠。①安眠,在翳风和风池连线的中点。(翳风在耳后的凹陷处,风池在枕骨下的凹陷处)。②失眠,在足底中线与内、外踝尖连线相交处,在脚跟的中心处。轻轻按摩,有宁心安神之效。

(七) 睡前深呼吸有助于改善睡眠

失眠患者交感神经占主导地位。人体当中唯一的一个既能用交感神经控

制,也能够用副交感神经控制的是呼吸。可以通过有意识睡前深呼吸让交感神经趋于平静,而改善睡眠。深呼吸时,人吸进去气的时候,腹部是鼓起来的,呼出去的时候,腹部是收缩回去的,吸气-憋气-呼气比例为 1∶4∶2,吸气 3 秒,憋气 12 秒,呼气 6 秒,吸气时要把气吸到下腹部,感觉到深沉饱满。先憋住气,再缓慢呼出,然后放松肢体,减缓紧张,反复多次,直到睡意浓,眼皮沉重。

（严俊洁）

第四章

医 案 医 话

第一节　中药饮片治疗失眠

一、不寐伴耳鸣

周某,女性,57岁,2019年5月15日初诊。主诉:睡眠不佳数年,加重伴耳鸣1月。现病史:患者既往有长期睡眠障碍病史,近1月夜寐差症状加重,伴耳鸣、头痛、盗汗,无心慌,无口干,大便4～5日/次,偏硬,胃纳可。四诊:有神,形体适中,语言清晰,口唇红,皮肤正常,舌暗红,少苔,脉细弱。

【诊断】西医:睡眠障碍;中医:不寐(营卫不和证)。

【治则】调和营卫,补益气血。

【方拟】桂枝汤合四物汤加减。

【处方】桂枝9g,蜜麸炒白芍15g,当归10g,川芎10g,地黄15g,柴胡6g,桔梗6g,蜜麸炒枳壳9g,木香6g,升麻6g,干姜3g,熟附片9g,党参15g,黄芪15g,蜜炙甘草9g,桑叶12g,炒酸枣仁(捣碎)15g,制何首乌15g,细辛3克,酒制大黄3g,桑白皮15g,陈皮6g,红枣3g。7剂。水煎服,一日两次,早晚饭后半小时各一次。

【二诊】2019年5月22日,现病史:耳鸣好转,睡眠情况好转;便秘改善;舌暗红,少苔,脉细弱。

【处方】桂枝9g,蜜麸炒白芍15g,当归10g,川芎10g,地黄15g,柴胡6g,桔梗6g,蜜麸炒枳壳9g,木香6g,升麻6g,干姜15g,熟附片12g,党参30g,黄芪 30 g,炒酸枣仁(捣碎)15 g,陈皮 6 g,桑白皮 15 g,制何首乌 15 g,青皮 9 g,羌活 10 g,红花 6 g,桃仁 10 g,地龙 10 g,蜜炙甘草 9 g,红枣 3 g。7 剂。水煎服,一日两次,早晚饭后半小时各服一次。

【三诊】2019 年 5 月 29 日,患者服药后夜寐转佳,耳鸣较前好转,口不干,大便不成形,偏烂,小便调。舌淡红,苔薄白腻,脉细。

【处方】桂枝 9 g,蜜麸炒白芍 15 g,当归 10 g,川芎 10 g,地黄 15 g,柴胡 6 g,桔梗 6 g,蜜麸炒枳壳 9 g,木香 6 g,升麻 12 g,干姜 15 g,熟附片 12 g,党参 30 g,黄芪 30 g,炒酸枣仁(捣碎)15 g,陈皮 6 g,制何首乌 15 g,桔梗 9 g,青皮 9 g,羌活 10 g,红花 6 g,桃仁 10 g,地龙 10 g,防风 15 g,黄柏 10 g,玫瑰花 6 g,乌梢蛇 6 g,灵芝 20 g,蜜麸炒白术 15 g,蜜炙甘草 9 g,红枣 3 g。14 剂。水煎服,一日两次,早晚饭后半小时各服一次。

【按语】《灵枢·大惑论》云:“夫卫气者,昼日常行于阳,夜行于阴,故阳气尽则卧,阴气尽则寤。”可见日间行于外的卫气入夜后行于营阴则使人产生睡意并进入睡眠状态。患者长期睡眠障碍,机体处于营卫失和状态,日久五脏六腑亦可失调。患者近 1 月出现耳鸣、头痛、盗汗等症状,考虑肾水不济,心肾不交,加重失眠,予桂枝汤合四物汤加减,解肌舒筋,调和营卫,方中桂枝、芍药、发汗解肌,调和营卫;当归、川芎、生地、炒白芍养血活血;柴胡、升麻升举阳气;桑叶、桑白皮疏散风热;桔梗、枳壳、木香一升一降,调理气机;黄芪、党参、陈皮等药理气健脾;酸枣仁养血安神;附子、干姜温补脾肾;制首乌补肝肾、益精血;制大黄泄热通便;炙甘草调和诸药。二诊时,患者睡眠情况好转,耳鸣减轻,患者舌暗红,考虑病久有瘀,加红花、桃仁、地龙活血化瘀通络;改附子为 12 g,干姜改 15 g,加羌活助温阳活络之效。患者大便改善去桑叶、制大黄。三诊时,患者病情好转且稳定,肾精不足症状有所改善,但出现大便不成形,考虑有脾虚症状,阳气不舒,加炒白术健脾,灵芝补虚安神;在临证中适当加入风药、阳药可通阳化阴,开郁闭散阴寒。风药味辛质轻,走而不守,性浮躁烈升散,能解肌表、开郁滞、畅气血、升阳气、祛风湿、引经络。故加防风、乌梢蛇合羌活温阳通络,黄柏燥湿,玫瑰花助疏肝解郁。四诊患者病情好转且稳定,维持上方,后患者未再就诊,随访诉病情好转,故停药。

(朱 珀)

二、梦魇

龚某某,女性,54 岁,2020 年 1 月 8 日初诊。主诉:失眠 7 年余,梦魇 3 月。现病史:患者于 7 年前因左侧乳腺恶性肿瘤术后,出现不寐,入睡困难,多梦,易醒,醒后再入睡困难,焦虑,头晕,耳鸣如蝉,咽干,口苦,胁痛,面色暗,色斑多,舌暗有瘀斑瘀点,脉弦涩。近半年来,因父亲去世伤悲,上述症状加重,至当地精神卫生中心就诊,给予氟哌噻吨美利曲辛片和安眠药物(不详)治疗,症状改善明显,近 3 月来,患者渐出现梦魇,梦见去世父亲及惊恐情景,惊醒后,害怕入睡,起初,三至五日一梦,渐至二日一梦,近一周日日梦魇,惊恐不敢入睡,遂来门诊就诊。刻下:梦魇日作,纳差,视物模糊,腰酸,四肢乏力,小便频数,大便干。

【诊断】西医:睡眠障碍;中医:梦魇(肝郁血瘀,肝肾阴虚证)。

【治则】疏肝解郁活血,滋补肝肾。

【方拟】血府逐瘀汤合珍珠母丸加减。

【处方】桃仁 9 g,红花 9 g,当归 15 g,生地 15 g,川芎 10 g,赤芍 10 g,柴胡 10 g,枳壳 9 g,牛膝 30 g,生龙齿(先煎)30 g,磁石(先煎)30 g,熟地 20 g,党参 20 g,酸枣仁 15 g,朱茯神 15 g,黄连 3 g,沉香(后下)3 g,火麻仁 15 g,熟大黄 9 g,生甘草 5 g。14 剂。

【普通针刺】四神聪、百会、风池、听宫、听会、安眠、大椎、肝俞、膈俞、膻中、悬钟。隔日针刺一次。普通针刺结束后,揿针治疗安眠、膻中。

考虑患者梦魇出现在服用氟哌噻吨美利曲辛片后,暂停药,加服舒肝解郁胶囊。

【二诊】2020 年 1 月 22 日。患者药后便溏,但感觉便后舒畅,梦魇症状明显减轻,耳鸣减轻,睡眠浅,多梦症状改善,较前汗出较多。

【处方】桃仁 9 g,红花 9 g,当归 15 g,熟地 15 g,生地 15 g,川芎 10 g,赤芍 10 g,柴胡 10 g,枳壳 9 g,牛膝 30 g,生龙齿(先煎)30 g,磁石(先煎)30 g,党参 20 g,酸枣仁 15 g,浮小麦 30 g,黄芪 30 g,朱茯神 15 g,黄连 3 g,沉香(后下)3 g,火麻仁 15 g,熟大黄 6 g,生甘草 5 g。14 剂。

普通针刺、揿针治疗同前。仍服舒肝解郁胶囊。

【三诊】2020 年 2 月 5 日。患者药后便溏,但感觉便后稍气短,梦魇症状基本治愈,耳鸣改善,睡眠时间约 6 小时,仍有轻度汗出,白天感觉疲劳,乏力,腰酸。面部色泽较前有光泽。

【处方】桃仁 6 g,红花 6 g,当归 10 g,熟地 15 g,川芎 10 g,赤芍 10 g,柴胡 10 g,枳壳 9 g,牛膝 15 g,生龙齿(先煎)30 g,磁石(先煎)30 g,党参 30 g,酸枣仁 15 g,浮小麦 30 g,黄芪 45 g,朱茯神 15 g,山茱萸 30 g,盐杜仲 15 g,川续断 15 g,龟甲胶 6 g,木香 10 g,熟大黄 3 g,生甘草 5 g。14 剂。

普通针刺、揿针治疗同前。仍服舒肝解郁胶囊。

【四诊】2020 年 2 月 19 日。患者梦魇症状基本消除,病情稳定,继续服药。普通针刺停止治疗。揿针治疗继续。

【处方】桃仁 6 g,红花 6 g,当归 10 g,熟地 15 g,川芎 10 g,赤芍 10 g,柴胡 6 g,枳壳 9 g,牛膝 15 g,生龙齿(先煎)15 g,磁石(先煎)15 g,党参 15 g,酸枣仁 15 g,浮小麦 30 g,黄芪 30 g,朱茯神 15 g,山茱萸 30 g,盐杜仲 15 g,川续断 15 g,龟甲胶 6 g,木香 10 g,生甘草 5 g。14 剂。

【按语】梦魇,又称为魇、卒魇、鬼魇、魇寐等,是指患者在睡眠中因噩梦而出现胸部不适,如被重物所压,欲醒不能醒,欲动不能动,欲呼不能出声的一种病证。梦魇的病因,《备急千金要方》提出为心气虚、心实热以及虚损所致,《普济本事方》指为"肝经因虚,邪气袭之",《普济方》强调七情致病,《证治准绳》认为系神虚气浊而发病。《杂病源流犀烛·不寐多梦源流》说:"梦而魇则更甚者,或由心实,则梦惊忧奇怪之事而魇,宜静神丹;或由心虚,则梦恍惚幽昧之事而魇,宜清心补血汤;甚有精神衰弱,当其睡卧,魂魄外游,竟为鬼邪侵迫而魇者,此名鬼魇,宜雄朱散。"其病因病机证治叙述清晰可法。综合各家之说,参以临床实际,黄韬以为梦魇以脏腑虚损为本,痰热血瘀为标。梦魇之因不外两端:一为精神衰弱,系脏腑虚损所致,虚为本;一为病邪所袭,痰热血瘀,实为标。正如《素问·评热病论》所说:"邪之所凑,其气必虚。"治疗重在扶助正气;而痰热血瘀等病邪侵袭留滞者,亦当镇摄神魂,兼化痰、清热、泻火、祛瘀为法,标本兼顾。

本方以珍珠母、龙齿入心肝两经,平肝潜阳,镇心安神,宁魂定魄;以桃红四物汤活血化瘀,养血生新;柴胡、枳壳理气疏肝,以助行血,所谓气行则血行;配牛膝引血下行,使血脉通利;加龙骨、磁石镇肝宁心,以安魂魄。用熟地、当归滋阴养血,党参健脾益气以生阴血之源;酸枣仁、朱茯神养肝益心,安神定志,黄连清心经之客火,沉香质重下行,引上亢之阳下潜阴中,火麻仁、熟大黄通便,甘草调和诸药。全方重在疏肝活血滋阴,阴血充盛,阳气潜降,则神安而魂魄静宁,梦魇自除。全方共奏疏肝活血化瘀、镇肝宁心安神之效。同时也不排除西药的不良反应。

（李深广）

三、入睡困难

陈某,女,50 岁。2020 年 5 月 6 日初诊。主诉:失眠 1 月。现病史:患者 1 月来因情志不畅出现入睡困难,辗转反侧,伴口干、口苦,时有心慌、潮热、汗出,食纳可,小便黄,大便数日一行,质不成形。目前服用氯硝西泮 1 粒助眠。既往史:有乳腺结节病史,无高血压,无药物过敏史。舌脉:舌红,苔薄白,脉细弦。

【诊断】西医:睡眠障碍;中医:不寐(邪郁少阳证)。

【治则】和解少阳,疏肝解郁,重镇安神。

【方拟】柴桂龙牡汤加减。

【处方】柴胡 6 g,桂枝 9 g,当归 10 g,黄芩 9 g,丹参 10 g,大黄(后下)6 g,太子参 15 g,制半夏 12 g,茯苓 10 g,干姜 3 g,煅龙骨 30 g,煅牡蛎 30 g,管花肉苁蓉 10 g,炙甘草 6 g,大枣 3 g,酸枣仁(捣碎)10 g。7 剂。

【二诊】2020 年 5 月 13 日,患者诉夜寐好转,服氯硝西泮半粒能入睡,仍有口干、口腻、口苦,大便好转。舌红,苔薄白,脉细弦。

【处方】柴胡 6 g,桂枝 18 g,当归 10 g,黄芩 9 g,丹参 10 g,大黄(后下)6 g,太子参 15 g,半夏 12 g,茯苓 10 g,干姜 15 g,煅龙骨 30 g,煅牡蛎 30 g,管花肉苁蓉 10 g,酸枣仁(捣碎)10 g,石菖蒲 6 g,葛根 30 g,炒白芍 30 g,竹茹 6 g,枇杷叶(包煎)12 g,炙甘草 6 g,大枣 10 g。7 剂。

【三诊】2020 年 5 月 20 日。患者服氯硝西泮半粒后入睡时间缩短,潮热、汗出、心烦症状缓解,手足不温,仍有口苦、口腻,大便难。舌红,苔薄黄,脉沉细。

【处方】原方去煅龙骨,改柴胡 9 g,炒白芍 15 g,加川芎 10 g,生地 15 g,升麻 6 g,党参 20 g,黄芪 30 g,防风 9 g。14 剂。

【四诊】2020 年 6 月 3 日。患者停氯硝西泮基本能入睡,口苦、口腻减轻,大便尚可。

【处方】柴胡 9 g,升麻 6 g,桂枝 9 g,当归 10 g,生地 15 g,川芎 10 g,炒白芍

15 g,黄芩 9 g,太子参 15 g,炒酸枣仁(捣碎)10 g,制半夏 12 g,茯苓 10 g,干姜 15 g,党参 20 g,黄芪 30 g,管花肉苁蓉 10 g,炙甘草 6 g,大枣 10 g。7 剂。

【按语】患者 50 岁,为围绝经期妇女,平素时有潮热、盗汗等症状,近期因情绪不畅导致入睡困难,且有心烦、口干、口苦症状出现,考虑患者邪郁少阳,且有郁而化热之势,又因逢围绝经期,阴虚不足以滋养肝肾,虚火上扰心神,故出现入睡困难、辗转反复,心中懊恼之态,拟方柴桂龙牡方,用柴胡和解表里、通阳泄热,桂枝调和营卫,黄芩清泄上焦之热。龙骨偏入手少阴心经,牡蛎偏入足少阴肾经,二药合用,镇潜摄纳,潜敛阴液,引火归位,制动平亢。当归柔肝养血,太子参、茯苓、干姜、大枣温阳健脾益气,使中土健旺,不受木邪之害,半夏降逆和中,大黄清泄热结,酸枣仁养心安神,肉苁蓉养血通便,丹参活血化瘀,炙甘草补益中气兼调和诸药。二诊时,患者入睡困难有所改善,但口干、口腻、口苦症状未缓解,考虑肝郁日久,横逆犯脾,故原方改干姜为 15 g,温补脾土,助运化之力,改桂枝 18 g,温通经脉,加白芍增强调和营卫之功,另加石菖蒲、竹茹化痰祛湿,枇杷叶清胃降逆,葛根生津止渴。三诊时,患者夜寐改善,潮热、汗出症状缓解。但仍有口苦、口腻,便秘,舌红,苔薄黄,考虑患者兼有阳明积热,脉偏细,手足不温,考虑阳明内热,阻碍气血畅达四肢,治以清胃凉血,通阳助眠。上方合清胃散加减。四诊时,患者睡眠较前好转,口苦口黏较前改善,大便尚可。患者诸症好转,续方七剂。后患者未再就诊,随访诉停氯硝西泮基本能入睡。

(罗捷萌)

四、入睡困难

张某,男性,47 岁,2020 年 7 月 27 日首诊。主诉:入睡困难 1 年余。现病史:患者近 1 年因工作压力较大出现入睡困难,伴头痛、头皮发紧,易怒,焦虑,劳力后加剧。近期脱发多,冬季尿频、尿急,胃纳可,大便时有不成形。舌红,苔根白腻,脉弦。

【诊断】西医:睡眠障碍;中医:不寐(肝郁脾虚型)。

【治则】疏肝解郁,健脾理气。

【方拟】补中益气汤加减。

【处方】党参 20 g,黄芪 20 g,柴胡 9 g,升麻 12 g,当归 10 g,生地 10 g,熟地 10 g,川芎 15 g,肉桂(后下)6 g,附子 12 g,炒白术 15 g,生白芍 20 g,牡丹皮 9 g,

干姜 3 g,细辛 6 g,淮小麦 30 g,炒酸枣仁(捣碎)30 g,紫苏叶 12 g,藁本 10 g,麻黄 6 g,制首乌 10 g,淫羊藿 15 g,羌活 10 g,防风 10 g,陈皮 10 g,泽泻 10 g,茯苓 10 g,石膏(先煎)15 g,百合 10 g,炙甘草 6 g,大枣 10 g。7 剂。水煎服,一日两次。

【二诊】2020 年 8 月 3 日,患者入睡情况稍好转,头痛、头皮发紧症状减轻,胃纳可,大便稀。

【处方】党参 20 g,黄芪 20 g,柴胡 9 g,升麻 12 g,当归 10 g,生地 10 g,熟地 10 g,川芎 15 g,肉桂(后下)6 g,制附子 12 g,炒白术 15 g,生白芍 20 g,牡丹皮 9 g,紫苏叶 12 g,藁本 10 g,麻黄 6 g,干姜 3 g,细辛 6 g,淮小麦 30 g,炒酸枣仁(捣碎)30 g,制首乌 10 g,淫羊藿 15 g,羌活 10 g,防风 10 g,陈皮 10 g,炙甘草 6 g,大枣 10 g,泽泻 10 g,茯苓 10 g,葛根 10 g,煅龙骨 15 g,煅牡蛎 15 g。14 剂。水煎服,一日两次。

【三诊】2020 年 8 月 17 日,患者诉夜寐好转,头痛症状减轻,仍有焦虑,近日腹泻明显,一日 3～4 次,无腹痛、无发热。舌红,苔白滑腻,边有齿痕,脉弦。

【处方】桂枝 10 g,炒白芍 15 g,山茱萸 12 g,车前子(包煎)10 g,炒薏苡仁 15 g,干姜 9 g,制附子 12 g,苍术 10 g,炒白术 10 g,党参 20 g,黄芪 20 g,山药 15 g,莲子 10 g,芡实 10 g,白扁豆 10 g,桔梗 9 g,去壳砂仁(后下)6 g,陈皮 10 g,泽泻 10 g,葛根 10 g,细辛 6 g,当归 10 g,炒酸枣仁(捣碎)15 g,茯神 10 g,炙甘草 9 g,大枣 10 g。14 剂。水煎服,一日两次。

【四诊】2020 年 8 月 31 日,患者夜寐转佳,腹泻好转,头痛、头皮紧不显,焦虑症状缓解。舌淡红,苔白腻,脉弦滑。

【处方】桂枝 18 g,白芍 15 g,山茱萸 6 g,莲子 10 g,车前子(包煎)15 g,炒薏苡仁 10 g,干姜 3 g,制附子 12 g,苍术 10 g,白术 10 g,党参 20 g,黄芪 20 g,,山药 10 g,芡实 10 g,,白扁豆(捣碎)10 g,桔梗 9 g,去壳砂仁(后下)6 g,陈皮 10 g,泽泻 10 g,葛根 15 g,细辛 6 g,当归 10 g,炒酸枣仁(捣碎)20 g,茯神 10 g,黄连 6 g,炙甘草 9 g,大枣 10 g。14 剂。水煎服,一日两次。

患者病情好转,坚持服药半年余,主要以调理肝脾气机为主。

【按语】患者 47 岁男性,近一年因工作生活压力较大导致情绪易激、烦躁、焦虑,肝气不舒,郁结于内,日久横逆犯胃,脾胃功能损伤,形成肝郁脾虚之证。肝为刚脏,气机不宣,扰动神明而致失眠。脾失健运,气血生化乏源,不能养心安神,导致失眠。患者入睡困难、早醒、多梦,情绪焦虑,便溏,头皮紧,为肝气郁结,肝木太旺以乘脾土致脾土亏虚,气血生化乏源,皮毛、心神失养故所致。以补中益气汤合柴胡疏肝散加减,疏肝解郁,益气健脾。患者脱发、尿频等症,为肝郁日久伤阴耗血,涉及肾精所致。患者平素劳心劳力,亦耗伤肾精,故方中配伍滋肾补阳药,通过补肾阴来养肝阴。同时,以大量炒酸枣仁养心安神,敛精,加麻黄、紫苏叶、藁本、防风宣散。二诊时,患者入睡症状稍好转,脱发、头痛、头皮紧的症状轻减,原方去石膏、百合,加煅龙骨、煅牡蛎镇静安神。三诊时,患者无明显头痛、头皮紧症状,焦虑症状缓解,考虑患者肝郁情况好转,结合舌脉,患者脾肾亏虚为主要矛盾,予黄芪建中汤加山萸肉、干姜、制附子、参苓白术散加减,健脾温肾止泻。四诊时,患者焦虑、烦躁情况有反复,上方加黄连清热燥湿,泄心火。患者一直服药近半年,主要以调理肝脾气机为主,兼以清心除烦、养心安神、温补肾阳、交通心肾。服药后患者睡眠情况好转,头皮紧、头痛、焦虑紧张未再发作,脱发及冬季尿频、尿急好转。

(朱　珀)

五、不寐伴多汗

患者,男性,54 岁,2021 年 8 月 2 日首诊。主诉:夜寐不安伴多汗半年。现病史:半年来入睡可,多梦早醒,易出汗,以头颈部为主,下午汗尤多,二便可。舌尖红,苔薄白,脉紧。

【诊断】西医:睡眠障碍;中医:不寐(清阳不升证)。

【治则】升清降浊,甘温益气。

【方拟】补中益气汤加减。

【处方】升麻 9 g,当归 10 g,川芎 10 g,地黄 15 g,龟甲 10 g,炒白芍 20 g,党参 20 g,黄芪 30 g,炒白术 10 g,陈皮 9 g,薄荷 6 g,紫苏叶 18 g,藁本 20 g,细辛 6 g,炒酸枣仁 15 g,炙甘草 6 g,柴胡 10 g,熟附片 9 g,牡丹皮 15 g,生栀子 10 g,桑叶 6 g,淫羊藿 15 g,制五味子 6 g。7 剂。嘱患者早上服之,一剂药分 2 天服(以下服药均同)。

【二诊】2021 年 8 月 9 日。患者自诉夜寐改善,汗出减少,以颈部为主,大便干。舌苔薄,舌质红,脉紧。

【处方】上方减牡丹皮、栀子、泽泻、淫羊藿、五味子,加生麻黄 3 g,肉苁蓉

15 g。7 剂。

【三诊】2021 年 8 月 16 日。患者自诉夜寐浅,头颈部出汗明显减少,下颌发疹,大便干。舌暗,尖红,苔薄,脉紧。

【处方】原方生麻黄改为炙麻黄 9 g,加金银花 10 g。7 剂。

【四诊】2021 年 8 月 23 日。患者自诉夜寐偏浅,汗出少,下颌发疹,二便调。舌暗,尖红,苔薄,脉细。

【处方】加紫花地丁 10 g,人参 6 g。14 剂。

【五诊】2021 年 9 月 6 日。患者自诉睡眠、出汗已如常,口不干,下颌发疹减少,下颌皮肤仍发红,二便调。舌尖红,苔薄,脉细。

【处方】当归 10 g,川芎 10 g,生地 15 g,龟板 10 g,炒白芍 15 g,黄柏 10 g,升麻 6 g,党参 15 g,生白术 10 g,茯苓 10 g,炒酸枣仁 15 g,炙甘草 6 g,肉桂 3 g。7 剂。

【按语】该患者为中老年男性,身体机能由阴阳壮盛转向阴阳耗损亏虚,证属本虚标实。初诊抓住主要症状:多梦早醒,头颈出汗及脉紧。能入睡,多梦早醒,舌尖红,为心肾不交,头颈汗表明阳明有热,脉紧为表阴证之象。本病病机为清阳不升,气机失调,心肾不交,予补中益气汤(黄芪、白术、陈皮、升麻、柴胡、甘草、当归、党参)升发脾胃阳气,甘温除虚热,加白芍调节营卫之气,川芎调畅三焦一身之血气。地黄、龟甲滋阴填津,补充不足之津液;紫苏叶、藁本、熟附片、细辛解除表阴;酸枣仁宁心安神,敛汗生津;栀子、薄荷解上焦之郁热;桑叶、牡丹皮泻火,五味子补益肺肾之阴,淫羊藿补益肾阳。二诊患者睡眠改善,出汗减少,阳入于阴,心肾相交,减去牡丹皮、栀子、泽泻、淫羊藿、五味子。因大便干,加生麻黄加强开燥之力,加肉苁蓉补益肾精通便。脉仍紧,燥因寒而起,寒为本气,燥为化气,故予麻黄辛温解表,开燥利水。三诊因寐浅,大便干,心肾交接欠济,生麻黄 3 g 改为炙麻黄 9 g 加强开燥之力。下颌发疹,肺胃有热,加金银花清热。四诊加紫花地丁加强清热解毒,人参益气,使金水相接,心肾相交而改善睡眠。五诊不适主诉已基本改善,但舌仍尖红,为汗出耗津伤液之象,气随汗出,则见脉细,予八珍汤(当归、川芎、生地、白芍、党参、白术、茯苓、甘草)补益气血。因熟地滋腻,本患者有阴亏火旺之势,故四物汤熟地改予生地滋阴生津清热。加升麻升清解毒;酸枣仁宁心安神,敛汗生津;龟板滋阴益肾,黄柏清泻相火,佐少量肉桂引火归元。

风药有发汗生津之效,无过汗之虞。前四诊均给予风药薄荷疏肝散热,藁本、苏叶温通行气,寒温并用,更可助上身之邪气轻宣透解,导邪外出,使阴阳平和,不自汗而汗自止。嘱其早上服之,在于该患者出汗的根本病机在于清阳不升兼有表阴郁滞,加上寐浅,并伴有夜寐早醒,早晨服药使清阳升,表阴除,郁热出而改善症状,避免因发散造成的兴奋而影响睡眠。

(杜晓妹)

六、入睡困难

王某,女性,27 岁,2021 年 10 月 18 日初诊。主诉:入睡困难 1 月。现病史:1 月前因工作压力增大出现入睡困难,欲寐不能,约 2～3 小时后才能入睡,无梦,3～4 小时后醒来,至 6 时左右方欲寐,但因要工作不能再入睡,白天精神差,昏沉,困重,无口干,手足冷,胃纳欠香,大便调,经期规律,有痛经(行经前腹痛)。舌淡,苔白腻,脉沉细滑。

【诊断】西医:睡眠障碍;中医:不寐(脾肾阳虚证)。

【治则】温中祛湿,升阳益胃。

【方拟】升阳益胃汤合四逆汤加减。

【处方】黄芪 30 g,党参 20 g,人参 6 g,炒白术 10 g,炒苍术 10 g,茯苓 10 g,干姜 9 g,熟附子 6 g,黄连 6 g,制半夏 12 g,陈皮 9 g,泽泻 10 g,炒薏苡仁 15 g,炒鸡内金 9 g,当归 10 g,川芎 10 g,炒白芍 10 g,羌活 15 g,独活 15 g,防风 15 g,柴胡 10 g,玫瑰花 6 g,豆蔻 3 g,山药 15 g,莲子 15 g,炙甘草 6 g。14 剂。

【二诊】2021 年 11 月 1 日。夜寐有改善,入睡时间缩短至 1 小时,口干,手足冷,胃纳可。舌淡,苔薄白腻,脉沉细滑。

【处方】去半夏、豆蔻,加升麻 9 g,香附 30 g,合欢皮 15 g,石膏 15 g,桔梗 6 g,木香 12 g。14 剂。

【三诊】2021 年 11 月 15 日。入寐可,早醒,5 点左右即醒,手足冷,痛经有明显缓解,舌淡红,苔薄白腻,脉沉细。

【处方】熟附片 9 g,炒白术 10 g,炒白芍 10 g,茯苓 15 g,人参片 6 g,炒酸枣仁 15 g,吴茱萸 3 g,木瓜 10 g,炙甘草 6 g,生姜 6 g。14 剂。

【四诊】2021 年 11 月 29 日。夜寐可,手足冷改善,每日可睡 6～7 小时,入睡时间约半小时,有口干,大便偏干。舌淡红,苔薄白腻,脉沉。

【处方】去生姜、吴茱萸、木瓜,加升麻 6 g、地黄 15 g、当归 10 g、黄柏 10 g。14 剂。

患者四诊后未再就诊,随访病情稳定,未再服药。

【按语】该患者为青年女性,素体阳虚,血失温养,日久郁滞,证属本虚标实,病位在心、肝、脾、肾。一诊:患者工作压力堆积,日久肝气不舒,木侮脾土,脾失运化,痰湿内生,阳虚不化,则胃纳不香,口不干,苔白腻;素体肾阳不足,血失温养,不能濡养筋脉、肌肉,尤以四肢血运不佳,四末失荣,故觉手足冷;日久血行渐缓,血液瘀滞,瘀血积于少腹,则出现痛经。予黄芪、党参、人参助阳益胃,当归、川芎、白芍取四物之意养血和营,去熟地之滋腻碍胃;苍术、白术、豆蔻、半夏、陈皮开郁燥湿,附子、干姜、山药、莲子温脾补肾,鸡内金、炒薏苡仁醒脾消导,玫瑰花活血理气,羌活、独活、防风、柴胡以除湿升清阳,茯苓、泽泻、黄连退阴火,泻湿通阳;甘草调合诸药。二诊:一诊有效,效不更方,继予原方升阳益胃,疏肝理气。患者口干,去辛温之半夏、豆蔻。湿邪困脾,阻于中焦,运化湿邪兼顾上焦,使湿邪从上焦分消而解,予桔梗开宣肺气,石膏清肺生津,散解燥结。予香附、合欢皮、木香加强疏肝理气,开郁安神;升麻升清降浊。三诊:仍手足冷,予熟附片、生姜、吴茱萸散寒解郁;茯苓、白芍、白术健脾渗湿;人参片益气养血;酸枣仁养阴安神;木瓜化湿和胃;炙甘草调和诸药。四诊:睡眠改善,手足冷好转,继予真武汤温肾健脾,祛湿利水巩固疗效。加清胃汤方意去肠胃积热。

一、二诊取升阳益胃汤加减升阳益气,除湿散结。该患者虽无肺脏表现,但发病于秋燥之时,燥邪伤肺,耗损脾气,脾失健运,湿阻中焦,郁而化热,清阳不升,浊阴不降,则见昏沉、困重、纳谷不香。阳气耗损,阳不入阴则入寐难。本证虚实夹杂,实证已除大半,则以扶正为主,使阳气充蕴,才能达到阴阳平和。患者脾肾阳气不足,三、四诊取真武汤加减温阳利水、健脾燥湿。患者手足冷,痛经均为阳虚寒凝之象,给予温肾利湿治疗,相火足则阴阳相生,肾阴充足,心肾相交,寐自安宁。

(杜晓妹)

七、梦语

朱某某,女性,39 岁。2022 年 8 月 15 日初诊。主诉:失眠 10 余年,梦语半年余。现病史:患者素有失眠病史 10 余年,入睡困难,多梦易醒,睡眠浅。一般情况可,间断服用阿普唑仑片,近半年因孩子学习问题,与孩子沟通不畅,夜寐不安,梦语频频,声音时而洪亮,时而低沉,时而惊叫,扰家人睡眠惊恐,而不自知。两胁胀痛,烦躁易怒,精神焦虑抑郁,胸闷太息。曾在某几家医院门诊就诊服中、西药,改善不明显,舌暗红有瘀斑,苔黄腻,脉弦细。

【诊断】西医诊断:睡眠障碍;中医诊断:梦语(肝郁痰阻证),不寐(气虚血瘀证)。

【治则】疏肝解郁,活血安神。

【方拟】血府逐瘀汤加减。

【处方】柴胡12g,当归12g,川芎12g,生地15g,赤芍15g,桃仁9g,红花9g,桔梗6g,炒枳壳9g,延胡索15g,川楝子9g,炙甘草6g。14剂。

【二诊】2022年8月29日。服前方14剂后,患者不寐症状改善明显,二胁胀痛、烦躁易怒、胸闷太息明显好转。梦语14天发作3次,发作时间缩短,症状减轻,二便同前,舌暗红有瘀斑,苔稍黄腻,脉弦细。

【处方】柴胡12g,当归12g,川芎12g,生地15g,赤芍15g,桃仁9g,红花9g,桔梗6g,炒枳壳9g,延胡索15g,川楝子9g,升麻6g,广郁金30g,玫瑰花15g,桂枝9g,荆芥30g,熟大黄20g,五味子9g,党参20g,黄芪30g,百合15g,牛蒡子9g,甘草6g。14剂。

【三诊】2022年9月12日。服前方14剂后,患者入睡时间缩短,多梦减少。梦语14天内无发作,舌红有瘀斑,苔稍黄腻,脉弦细。

【处方】柴胡12g,当归12g,川芎12g,生地15g,赤芍15g,桃仁9g,红花9g,桔梗6g,炒枳壳9g,延胡索15g,川楝子9g,升麻6g,广郁金30g,玫瑰花15g,桂枝9g,荆芥30g,熟大黄20g,五味子9g,党参20g,黄芪30g,百合15g,牛蒡子9g,甘草6。14剂。

【四诊】2022年9月26日。服前方14剂后,患者梦语未作,夜寐可。舌红,瘀斑减轻,苔稍腻,脉弦细。

【处方】原方14剂。

【按语】梦语又称梦呓、呓语、睡语、睡中呢喃、说梦话等,是指经常性在睡眠中不自觉讲话的一种病证。《灵枢·淫邪发梦》说:"肝气盛则梦怒,肺气盛则梦恐惧哭泣飞扬,心气盛则梦喜笑恐畏,脾气盛则梦歌乐,身体重不举。"其梦怒、梦恐惧哭泣、梦喜笑恐畏、梦歌乐等当包括梦中出言有声者。刘完素《素问玄机原病式·六气为病》提出:"寐而多言者,俗名睡语,热之微也。"总之,梦语一病属神魂失调,主要责在心肝两脏,涉及脾胃。病性以实热为多见,表现为语声高亢洪亮,虚证则常细语呢喃不清。治疗重在辨其虚实,随证治之。梦语的病因病机:①邪扰神明,神失所主,魂不守舍,神魂游荡,是发生梦语的主要原因。肝主疏泄,若情志不遂,肝气郁结,气郁化火,肝火内迫,魂不守舍,肝火上炎,心神不定,神魂游荡飞扬,发生梦语。②正虚神怯,少数梦语由虚而致,正气虚弱,神魂怯馁,以致神魂游荡飞扬,发生梦语。虚证涉及气、阴、血虚,而以气为主,责在心脏,涉及肝脾。久病患者,往往虚实夹杂。本患者中医病机乃肝郁血瘀,气机失调,以血府逐瘀汤活血祛瘀行气,补中益气汤调补脾胃,益气升阳,甘温除热,桃仁、红花、赤芍、川芎活血祛瘀止痛;当归、生地养血益阴,清热活血;百合清心安神养阴,柴胡、广郁金、玫瑰花疏肝解郁,活血理气;升麻配合柴胡升达清阳;枳壳、桔梗理气行滞;桂枝温阳行气;五味子、人参、黄芪益气补中,补肾宁心;荆芥、熟大黄升阳散风、清热导滞;甘草调和诸药。诸药合用,疏肝解郁,益气养血,调整气机而改善失眠、梦语。

(李深广)

八、失眠伴焦虑

张某,男性,47岁,2023年7月29日初诊。主诉:失眠半年余。现病史:患者于2022年底感染新冠病毒,又逢经济纠纷、家庭关系紧张等原因,出现失眠,主要表现为入睡困难,同时伴有紧张、焦虑、心慌,容易出汗,服文拉法辛、草酸艾司西肽普兰、劳拉西泮和喹硫平治疗半年,效果欠佳。精神萎靡、紧张、焦虑、心慌,坐卧不安,平时容易出汗,口干苦,咽中痰多,大便畅。舌淡暗胖大,边有齿痕,舌根偏小,苔薄腻,脉左紧右虚滑。

【诊断】西医诊断:睡眠障碍;中医诊断:不寐(肝郁脾虚、气机失调证)。

【治则】疏肝益气养血,宣发升提。

【方拟】麻黄附子细辛汤合消风散、补中益气汤加减。

【处方】北柴胡9g,郁金30g,玫瑰花15g,制香附30g,合欢皮30g,薄荷(后下)9g,荆芥12g,防风15g,羌活15g,蝉蜕9g,僵蚕9g,黄芪30g,人参片9g,党参15g,升麻6g,制半夏9g,陈皮6g,茯苓15g,竹茹9g,厚朴9g,蜜炙麻黄12g,制附片9g,细辛6g,醋五味子15g,淫羊藿12g,鹿角10g,乌梢蛇6g,

制何首乌12g,当归15g,川芎15g,薤白10g,玄参30g,桔梗6g,浙贝母9g,枇杷叶15g,炙甘草6g。7剂,水煎服,一日2次。

【二诊】2023年8月12日。来诊时患者精神明显好转,诉已停草酸艾司西肽普兰和劳拉西泮,目前每日服用文拉法辛2粒、喹硫平25mg,夜寐约6～7小时,紧张、焦虑、心慌、汗出症状明显好转,体力可,口中唾多,鼻塞,口稍干苦。舌脉同前。

【处方】原方加桂枝9g,山药30g,炒白芍12g,大枣15g。7剂,水煎服。

【三诊】2023年9月2日。已自停喹硫平和文拉法辛,夜寐可,诸症明显好转,稍汗出,稍口干苦,痰多,大便畅。舌脉同前。

【处方】原方去蝉蜕、玄参、山药,加瓜蒌皮12g,远志9g,百合30g。7剂,水煎服,2日1剂,200ml/次,早饭后半小时服用。晚饭后半小时服养血解郁安神丸。

【后记】2023年10月2日电话随访,患者夜寐可,精神、体力都恢复到生病前。嘱日间服中药,晚上服养血解郁安神丸以巩固疗效。

【按语】《类证治裁·不寐》云:"阳气自动而静,则寐;阴气自静而动,则寤。不寐者,病在阳不交阴也。"患者感受外邪后,又出现情志不畅,导致气机闭阻,内郁不宣,郁火内生,火扰心神,阳不入阴,诱发失眠,出现入睡困难。情志为肝所主,肝气郁结故表现为紧张、心慌、坐卧不安、脉紧。气郁化火则表现为口干、口苦、汗多。咽中痰多,舌淡胖大,舌边有齿痕,脉虚滑则为脾虚有湿的表现。故治疗上以宣发气机为主要法则。其一,疏肝理气。予柴胡、香附、郁金、合欢皮、薄荷疏肝理气,解郁安神。其二,开宣肺气。足太阳膀胱经主一身之表,为人身之藩篱,保护人体抵御外邪,通过玄府与天地精神相往来、与外界进行沟通。刘完素在《素问玄机原病式》曰:"然玄府者,无物不有,人之脏腑、皮毛、肌肉、筋膜、骨髓、爪牙,至于世之万物,尽皆有之,乃气出入升降之道路门户也。"又曰:"人之眼、耳、鼻、舌、身、意、神识,能为用者,皆由升降出入之通利也。有所闭塞者,不能为用也。"说明精神疾病与太阳经气机闭塞有关。故予麻黄发表、开通玄府。此外,麻黄具有升提、解郁的功效。《素问·至真要大论》:"诸气膹郁,皆属于肺",故郁结为病,常加用麻黄开宣肺气令郁闭得开。其三,火郁发之。虽患者有内热表现,但不可寒凉直折其热,需因势利导、宣通气机使火热消散。予荆芥、防风、羌活、蝉蜕和僵蚕发散郁火。风药能行能散、通达腠理,可引热外出。其中蝉蜕、僵蚕源于升降散,能宣阳中之清阳。从现代药理学角度来看,风药多具有抗过敏、镇静作用,故可安神助眠。其四,补其不足、泻其有余。予补中益气汤补中升清,温胆汤理气化痰。制附片、细辛、淫羊藿、鹿角、乌梢蛇、醋五味子、制何首乌、当归、川芎补益精血,使神有所养。诸法并用,故顽固性失眠治疗2周即获得良好的疗效。复诊仍谨守前法,使患者摆脱西药,获得痊愈。痊愈后仍嘱患者注意调理脏腑的虚实,以防失眠反复。

(韩 燕)

九、多梦伴盗汗

郑某,男性,30岁。2023年9月18日初诊。主诉:乏力伴入睡困难6月余。现病史:患者半年前因工作压力大出现入睡困难,夜醒1~2次,寐中多梦,盗汗,神疲乏力,时有心悸,口干,纳可,无头晕头痛,无胸闷胸痛,大便易溏,小便调。舌淡白,偏胖,边有齿痕,苔薄白腻,脉细数。

【诊断】西医:睡眠障碍;中医:不寐(心脾两虚证)。

【治则】健脾养心,益气补血。

【方拟】归脾汤加减。

【处方】炒白术15g,茯神10g,远志9g,酸枣仁10g,黄芪15g,人参3g,当归15g,木香10g,五味子9g,柴胡10g,莲子15g,麦冬10g,车前子15g,川芎10g,茯苓10g,升麻6g,炙甘草6g,大枣10g。14剂,水煎服,一日2次。

【二诊】2023年10月16日,诉服药后入睡困难、多梦、口干等症状均好转。续服14剂,并嘱患者怡心养志。随访半年未见已痊愈未复发。

【按语】《灵枢·本神》云:"思出于心,而脾应之""思伤脾""脾藏意"。此患者属心脾两虚,因情志不畅,思虑过度,劳伤心脾,则脾失健运,心营不足,神失所养,故见不寐、面色少华、倦怠、心烦、多梦、舌质淡、脉细数等症。方选归脾汤加减,方中人参、黄芪、炒白术健脾补气,脾为营卫气血生化之源,脾胃强,则气血自生;当归补血养心,酸枣仁、莲子宁心安神,茯苓养心安神,远志宁神益智,炙甘草补养心脾,柴胡、升麻升举清阳,合木香调整气机。诸药合用共奏健脾理气、养心安神之效。

(李林艳)

十、头晕伴耳鸣

俞某,女性,31岁。2023年10月16日初诊。主诉:晨起头部晕沉1月,伴耳鸣。现病史:患者素有形体消瘦,平素性情急躁,近2年时有耳鸣,近1月出现晨起头部晕沉,左耳蝉鸣明显,血压正常,面部痤疮,月经前后为甚,月经不规律,寐一般,纳食不馨,二便调,舌淡,苔薄黄,脉细。

【诊断】西医:疲劳综合征,神经性耳鸣;中医:虚病、耳鸣(气血不足,肝郁化火证)。

【治则】疏肝降火,补益气血。

【方拟】补中益气汤、丹栀逍遥散、四妙勇安汤加减。

【处方】黄芪30g,生白术15g,升麻6g,陈皮12g,柴胡10g,人参6g,当归15g,川芎15g,玄参15g,金银花9g,防风10g,桔梗6g,制香附20g,薄荷(后下)9g,牡丹皮9g,陈皮12g,生栀子10g,薏苡仁15g,益母草15g,炒白芍15g,茯苓15g,生甘草6g。7剂,水煎服,一日2次。

【二诊】2023年10月30日。诉精神较前好转,头晕改善,耳鸣稍轻,纳可,二便调。加磁石30g,续服7剂。

【三诊】2023年11月6日。诉月经已至,未见面部痤疮。去金银花、玄参,加枸杞子15g,续服14剂。三月后随访耳鸣、痤疮未再发。

【按语】《素问·六元正纪大论》曰:"木郁发之……甚则耳鸣眩转。"患者素有形体消瘦,脾胃亏虚,中气不足,运化失权,气血生化不足,脉络空虚,耳窍失养,故头晕、耳鸣。又有性情急躁,肝气郁滞,日久气郁化火,故见痤疮。补中益气汤调补脾胃,益气升阳,其中炙黄芪、党参、白术三味补中益气,陈皮、当归理气健脾补血和血,柴胡、升麻助升举下陷的清阳。丹栀逍遥散由当归、白芍、柴胡、牡丹皮、栀子、茯苓、白术、薄荷、生姜等组成,可以疏肝解郁,兼清郁热。四妙勇安汤由金银花、玄参、当归、甘草,起到清热解毒、活血止痛。三方共用,共奏升阳益气、清热解毒之效。

(李林艳)

十一、入睡困难

邬某,男性,53岁。2023年10月20日初诊。主诉:失眠10年余,加剧1

月。现病史:十年前工作不顺出现失眠,以入睡困难为主,曾经中、西医治疗,睡眠时好时坏。一月前劳心后欲寐不能,易醒,多思,甚则整夜不能入睡,心慌,口干苦,大便畅,手足心热。近一周间有右耳鸣。舌红,苔薄,脉虚滑。

【诊断】西医:睡眠障碍;中医:不寐(肝郁脾虚、水热互结证)。

【治法】疏肝健脾,滋阴利水清热。

【方拟】猪苓汤合柴胡疏肝散加减。

【处方】猪苓 12 g,茯苓 12 g,泽泻 12 g,滑石 18 g(包煎),麦冬 30 g,知母 15 g,柴胡 9 g,郁金 30 g,玫瑰花 15 g,合欢皮 30 g,制香附 30 g,当归 15 g,川芎 15 g,白芍 15 g,炒酸枣仁 6 g,黑大豆 15 g,陈皮 6 g,炒枳壳 9 g,人参 6 g,黄芪 30 g,干姜 15 g,甘草 3 g。7 剂,水煎服,一日 2 次。

【二诊】2023 年 10 月 27 日。近一周耳鸣未作,入睡可,睡 5～6 小时,心慌好转,手足心热轻减,口不干,大便畅。

【处方】原方减知母,加党参 15 g、五味子 12 g。14 剂。

后随访患者诸症好转,夜寐安。

【按语】本例患者有失眠史,长期反复发作,多思忧虑,欲寐不能,已成肝郁脾虚之象,劳心整夜不能入睡是少阴血分不足所致,加之病情较长,阴血不足而生热,故见口干苦、手足热之内热之征,阴虚阳无以守又见水饮内停,故见心慌;耳为肾之窍,内通于脑,属少阴肾阴亏虚,舌红苔薄,脉虚滑,皆为阴虚水热互结之征象。方中人参、黄芪、干姜、甘草益气健脾,柴胡条达肝气,疏肝解郁,与白芍、当归、郁金合用,加强疏肝之力,加香附、玫瑰花、枳壳、陈皮疏肝理气、调畅气机;合欢皮、炒酸枣仁解郁安神,川芎活血通窍,黑大豆既健脾利湿,又清热解毒,还能补肾益阴。《医学入门》曰:"阳明病,上焦热脉浮发热,中焦热渴欲饮水,下焦热小便不利,三焦俱热,宜使热邪从小便出。"方中以猪苓、茯苓、泽泻、滑石导水泻热,利水泄热助膀胱气化,清三焦之邪热,同时滋阴清热利水并举,予麦冬、知母滋阴润燥,利水而不伤阴。运用猪苓汤治疗顽固性失眠,严格把握阴虚水热互结的病机,强调心烦不眠、渴欲饮水、小便不利之主症,还要注意兼症,详察舌象。

（刘　玉）

十二、入睡困难

陈某,男性,82 岁。2023 年 11 月 15 日初诊。主诉:失眠 2 年余。现病史:

患者 2 年余来入睡困难,彻夜不寐,经常躺在沙发上看电视,伴口干、腰酸,伴心悸、多梦,夜寐时有汗出,胃纳可,二便正常。舌质红,苔薄白,脉细数。既往史:有冠心病史。

【诊断】 西医:睡眠障碍;中医:不寐(心肾不交证)。

【治则】 交通心肾,养心安神。

【方拟】 六味地黄丸合交泰丸加减。

【处方】 熟地 10 g,泽泻 10 g,牡丹皮 10 g,山茱萸 10 g,山药 15 g,茯苓 10 g,泽泻 10 g,黄连 9 g,肉桂(后下)3 g,煅牡蛎 30 g,煅龙骨 30 g。14 剂,水煎服,早、晚各服一次。

【二诊】 2023 年 11 月 29 日。患者失眠较前好转,能入睡,腰酸轻减,心悸稍减,仍多梦,大便稀,盗汗未作。舌质红,苔薄白,脉细数。

【处方】 上方加减黄连 3 g,加党参 15 g,黄芪 30 g,五味子 9 g,炒枣仁 10 g,当归 10 g,炒白芍 12 g,制香附 15 g,鹿角片 10 g,补骨脂 9 g,14 剂,水煎服。

【按语】 禀赋不足,年老体衰,或久病之人,肾精耗伤,水不济火,则心阳独亢,心阴渐耗,虚火扰神,心神不安,阳不入阴,因而不寐。病例中患者年事已高,初诊时入睡困难,伴心悸、腰酸、口干等,结合舌脉等辨证为心肾不交之证,正如《景岳全书·杂症谟》曰:"真阴精血之不足,阴阳不交,而神有不安其室耳。"因此治疗上根据辨证情况,宜滋阴降火,交通心肾。方中六味地黄丸合交泰丸加减,六味地黄丸以滋补肾阴为主,交泰丸以清心降火,引火归原。熟地、山茱萸、山药滋补肝肾,填精益髓;泽泻、茯苓、牡丹皮健脾渗湿,清泄相火;黄连清心降火;肉桂引火归原;煅龙骨、煅牡蛎重镇安神。诸药配合,达到补肾填精,调和阴阳,交通心肾,使心肾相交,水火既济。二诊能入睡,心悸、腰酸稍减,诸症仍现,因夜寐汗出已减,减黄连,加党参、黄芪、五味子、炒枣仁、当归、炒白芍、制香附、鹿角片、补骨脂益气补肾,兼以疏解,电话随访诸症尚平稳。

（张爱明）

十三、入睡困难

石某,男性,60 岁。2023 年 11 月 20 日初诊。主诉:入睡困难 2 年,加重 3 月余。现病史:患者素有面色萎黄,神疲乏力,夜寐偏浅,近 3 月自觉入睡困难,多梦,每日睡前服用艾司唑仑 1 片,可睡 4~5 小时,口不干,无口苦,动则汗出,怕热,纳一般,二便调,舌暗苔腻,脉细。

【诊断】西医:睡眠障碍;中医:不寐(脾肾亏虚、肝郁湿热证)。

【治则】补气养血,温肾健脾,疏肝,清热利湿。

【方拟】十四味建中汤加减。

【处方】当归 10 g,川芎 10 g,熟地 10 g,炒白芍 10 g,五味子 6 g,麦冬 10 g,制半夏 9 g,肉苁蓉 10 g,肉桂(后下)3 g,制附片 6 g,人参 6 g,黄芪 30 g,柴胡 10 g,陈皮 6 g,青皮 6 g,炒枳壳 9 g,制香附 20 g,鹿角片 10 g,制首乌 10 g,乌梢蛇 6 g,淫羊藿 12 g,桂枝 6 g,白术 10 g,黄芩 10 g,防风 10 g,炮姜炭 6 g,连翘 6 g,炙甘草 6 g。7 剂,水煎服。

【二诊】2023 年 11 月 27 日。诉夜寐有明显好转,能睡 5～6 小时,畏热,汗出轻减。续服 14 剂,随访诉夜寐好转,能睡 5～6 小时,畏热、汗出、乏力等症状已有明显改善,嘱续服 14 剂。

【按语】十四味建中汤出自《太平惠民和剂局方》,具有补益气血、调和营卫、健脾补肾的作用。由十全大补汤(四君、四物、黄芪、肉桂、姜枣)加麦冬、半夏、附片、肉苁蓉组成。制附片、肉苁蓉温肾助阳。可以治疗荣卫不足,脏腑俱伤,积劳虚损,形体羸瘠所致的疾病。患者素有面色萎黄、神疲乏力、动则汗出等气血亏虚之症,脾虚则运化失常,水湿凝滞,日久湿热内生。方用十四味建中汤补益气血、健脾补肾,加用柴胡、黄芩、连翘等疏肝清热利湿。二诊夜寐能睡 5 至 6 小时,畏热、汗出轻减,效不更方,以原方续服 14 剂,随访夜寐可,诸症都明显轻减,再以原方续服。

（李林艳）

十四、失眠伴焦虑

祁某,男性,67 岁。2024 年 3 月 6 日初诊。主诉:失眠半年余。现病史:患者半年余前因家里动迁后,出现情绪低落,心神不宁,倦怠乏力。晚上控制不住要到小区里走动,夜不能寐,平时畏寒肢冷,曾在市精神卫生中心就诊,诊断为焦虑症,口服药物效果不显。夜寐无汗出,胃纳欠佳,二便调。四肢凉。舌质淡,苔白腻,脉细弦。

【诊断】西医:睡眠障碍;中医:不寐(肝郁血虚脾弱证)。

【治则】疏肝解郁,养血健脾。

【方拟】逍遥散合补中益气汤、四逆汤加减。

【处方】柴胡 10 g，薄荷（后下）9 g，升麻 9 g，陈皮 9 g，干姜 6 g，熟附片 12 g，白茯苓 10 g，泽泻 10 g，桂枝 6 g，炒白术 10 g，炒白芍 15 g，当归 10 g，广郁金 12 g，炒酸枣仁 10 g，炙甘草 6 g。7 剂，水煎服。

【二诊】2024 年 3 月 13 日。患者睡眠较前好转，晚上能控制不外出走动，能入睡，四肢畏寒较前好转，纳少。舌质淡，苔白腻，脉细弦。

【处方】原方加五味子 9 g，党参 15 g，黄芪 30 g，大枣 10 g。14 剂。

【三诊】2024 年 3 月 27 日。情绪明显好转，纳增，夜寐可，四肢畏寒好转。

【处方】原方续服 14 剂。

随访夜寐可，对诸事的兴趣增加，纳可。嘱以补中益气丸、附子理中丸按说明书服用 1 个月巩固疗效。

【按语】人体脏腑调和，气血充足，心神安定，卫阳能入阴，阴平阳秘，则夜寐安。如饮食不节，情志失常，劳倦、思虑过度，及病后、年迈体虚等因素，导致心神不安，神不守舍，不能由动转静，而导致不寐病症。该患者由于动迁后，出现情志失常，思虑过度，导致不寐，为肝郁血虚脾弱，为逍遥散主证。肝为藏血之脏，性喜条达而主疏泄，体阴用阳。若七情郁结，肝失条达，或阴血暗耗，或生化之源不足，肝体失养，皆可使肝气横逆，胁痛、寒热、头痛、目眩等症随之而起。《灵枢·平人绝谷》曰："神者，水谷之精气也"。神疲食少，是脾虚运化无力之故。脾虚气弱则统血无权，肝郁血虚则疏泄不利。此时疏肝解郁，固然是当务之急，而养血柔肝，亦是不可偏废之法。本方以柴胡疏肝解郁，使肝气得以调达；当归甘辛苦温，养血和血；白芍酸苦微寒，养血敛阴，柔肝缓急。厚朴、砂仁、白术、茯苓和泽泻健脾祛湿，使运化有权，气血有源。用法中加入薄荷少许，疏散郁遏之气，透达肝经郁热。同时使用四逆汤加减（附子、干姜、炙甘草），温中祛寒，桂枝、升麻温通经脉、升举清阳，炙甘草益气补中。诸药合用，达到补虚泻实，调整脏腑阴阳平衡之效。

（张爱明）

十五、失眠伴肿瘤

陈某，女性，70 岁，初诊 2023 年 9 月 7 日。主诉：失眠加剧，月余。现病史：患者平素多思多虑，经常入睡困难，间断服安眠药助眠。2023 年 7 月下旬行肺结节术,病理诊断为原位癌,整夜不能入睡,心慌,欲寐不能,一月内体重减轻5千克,口不干,纳可,畏寒畏风,大便软,二至三日一行,不畅,目前服酒石酸唑吡坦片半片可睡3～4小时,乏力。舌暗红,苔薄润,脉左细弦、右虚滑。

【诊断】西医:肺原位癌,睡眠障碍;中医:不寐(肝郁脾虚,三焦饮停,气机失调)。

【治则】疏肝解郁,补中扶阳,通利三焦,调整气机。

【方拟】神圣复气汤加减。

【处方】桂枝12g,泽泻12g,猪苓12g,白术12g,茯苓12g,柴胡12g,升麻9g,郁李仁9g,防风15g,当归15g,川芎15g,白芍15g,黄连6g,黄芩15g,生地15g,炒枣仁12g,桃仁9g,陈皮9g,羌活12g,独活12g,干姜15g,制附片12g,陈皮9g,党参30g,黄芪45g,制香附30g,细辛6g,白菊花12g,制半夏9g,白芷9g,藁本9g,炒蔓荆子9g,五味子15g,肉苁蓉15g,炙甘草6g。7剂,水煎服。

水煎服,每日一剂,早晚饭后半小时各服一次。

【二诊】2023年9月14日。诸症轻减,服酒石酸唑吡坦片半片能睡5小时,心慌轻减,体力增,稍畏寒畏风,纳可,服药一周体重未下降,口不干,大便日行,欠畅,舌暗红,苔薄润,脉左细弦、右虚滑。

【处方】原方加百合30g。14剂。

【三诊】2023年9月28日。服酒石酸唑吡坦片四分之一片能睡6小时,体重增加2千克,体力可,无心慌,纳可,大便尚畅。

【处方】原方加鹿角片、制首乌。14剂。

以后以原方加减,加强养血安神之药,三个月后停酒石酸唑吡坦片能睡5～6小时,体重恢复正常。

【按语】神圣复气汤出自《脾胃论》卷下,"寒水来复火土之仇",即脾肾阳虚,寒水反盛,又有阴火之病及"子实母",金、水相兼,乘伐火、土,出现脾胃虚寒、阴火上串之寒热错杂症,神圣复气汤益气升阳,清散阴火。本患者平素多思多虑,经常失眠,长期肝郁气血不足,心神失养,肺癌术后气血的损耗及对癌症的恐惧,加剧了原本的症状,既有夜寐不安,心慌,舌尖红,易上火的阴火证,又有畏寒、畏风,下肢冷、乏力的阳气不足证,还有大便不畅,咽中痰唾的燥结症状,用干姜、制附片扶阳,黄芪、党参、炙甘草甘温益气,辅柴胡升麻以升之,桂枝、茯苓、白术、猪苓、泽泻温阳化饮,通利三焦,羌活、防风、细辛、蔓荆子、藁本、白芷、菊花等胜湿,疏散风热,生地、黄连、黄柏甘、苦、寒以泻心火、凉心血。香附疏肝理气,枣仁安神,当归、郁李仁润燥,陈皮、半夏利气化痰,当归、川芎、白芍、生地、五味子养血补肾宁心,肉苁蓉补肾阳、益精血,润肠通便,诸药结合,补中有升,散中有收,共达疏肝解郁,补中扶阳,通利三焦,调整气机之效。

二诊诸症轻减,药方对症,原方加百合养阴润肺,清心安神,再服 14 剂。

三诊经治二周诸症基本改善,原方加鹿角片、制首乌温阳益精养血,服 14 剂。此患者患病多年,阴阳气血俱不足,三焦不通,气机紊乱,服药达病解至少需服药三个月,后续要长期以疏肝补气血药物维持。

（张爱明）

第二节　中医适宜技术治疗失眠

一、基于阴火与相火理论,运用针灸治疗失眠

刘某某,女,38 岁。

【主诉】反复失眠 2 年余。

【现病史】入睡时有困难,寐浅多梦,易醒,夜醒 3 次左右,早醒,凌晨 4—5 点醒后无法再入睡。平素烦躁易怒,时有心悸,口干,乏力气短,既畏热易出汗,又畏寒畏风,食欲可,稍食即饱,不久又饿,大便 2～3 日一行,大便不干,自觉排便无力,有便不尽感。舌质淡,舌尖红,苔薄白腻,脉细弱数。

【诊断】西医:睡眠障碍;中医:不寐（阴虚火旺证）。

【治法】益气养血,滋阴降火,交通心肾。

【针灸处方】

针灸取穴:百会、印堂、太冲、合谷、足三里、三阴交、内关、手三里、尺泽、太溪、照海;其中太冲、合谷、尺泽平补平泻,余穴均用补法,留针 30 分钟。

耳穴贴压:肝、心、脾、肺、肾、神门、皮质下。耳穴保留 3 日,嘱患者自行按压耳穴,每日按压 3 次,每穴按压 10 下。

针灸治疗每周 3 次。

【日常调护】自我穴位按摩:嘱患者每晚临睡前用手轻柔地顺时针按摩腹部 10 分钟。

【按语】此病例是一个很典型的阴火与相火引起失眠的病例,既有火的亢盛,又有心火与相火本身功能的不足,临床像这样的情况很常见,黄韬治疗失眠,也非常重视阴火与相火的调理。

本案例中,患者寐浅多梦、夜醒数次、乏力气短,提示着气血不足,血虚不能涵养心火,该患者同时有烦躁易怒、心悸、畏热易出汗的症状,提示有心火旺盛的情况,"君火之下,阴精承之",心为脏属阴,主血,心火以血为养,应以补血养心为治疗原则。

乾为少阳三焦相火,坤为太阴脾土,乾坤相合于中宫,脾土随相火而生。相火蒸腐水谷化生精微,化生营血上奉于心,以涵养君火。君火必有赖于相火的功能才能维持正常的生理活动。该患者稍食即饱,不久又饿,大便 2～3 日一行,大便不干,自觉排便无力,有便不尽感,平素也畏寒,苔白腻,这些临床表现均由脾气虚,脾失健运,无力运化水谷所致。气不足,不能气化水湿,水湿停滞,提示相火的功能也不足,心火更得不到足够血来涵养,患者食欲可,吃了不久就饿,可能就是气血不足导致虚火浮动所致。

君火藏于血中,下注于肾而温养肾水,该患者心火虚亢,无法温养肾水。肾水赖下注的血液而得到充养,患者血虚,也无法充养肾水,故而可能肾水亏虚,患者口干可能源于此。

君火下降、肺气肃降有权,源清水长,又能涵养相火,该患者君火下降失司,也会影响肺的肃降,可能导致肺气功能失调,患者凌晨 4—5 点醒,醒后无法再入睡,平素畏风,正是肺气虚肺阴不足的表现。凌晨 4—5 点属肺经,肺阴不足,不能固摄阳气,阳出于阴,故而该时段醒后无法再入睡;肺气功能失调,无法固卫肌表,故而畏风。辨其舌脉,患者舌尖红,提示有阴火;脉细弱数,血亏则脉细数无力。

论其治疗思路,"君火之下,阴精承之""相火之下,水气承之",故而治疗以益气养血,滋阴降火,交通心肾为主要指导原则,以养血柔肝、养心安神、健脾和胃、调补肺气、养肺阴滋肾水为具体治疗方案。

【针灸治疗取穴分析】取三阴交、太冲、合谷养血柔肝,调畅气机;取内关、百会、印堂养心安神定志;取足三里、手三里、三阴交健脾和胃,补气养血;取尺泽、手三里调补肺气,护卫肌表;取太溪、照海金水相生,养肺阴滋肾水。

【耳穴贴压分析】人全身部位在耳部都有反应点。各经络虽然无耳穴直接的对应点,但可以通过相应的脏腑,选取穴位为肝、心、脾、肺、肾。此外,选取耳穴的神门、皮质下,有安神助眠的效果。

【穴位按摩】嘱患者临睡前用手轻柔地顺时针按摩腹部,能够健运中焦,帮助气机运转,使脾升胃降,从而促进肝升肺降、心肾相交的正常气机运转,使五脏调和,阴阳相交,阳气入阴,从而缩短进入睡眠状态的时间。

【治疗结果反馈】治疗一周后,患者入睡时有困难,寐浅多梦好转,易醒,夜醒1～2次,仍是凌晨4—5点左右醒,醒后有时可以再睡着。烦躁易怒明显好转,心悸、口干、乏力气短均好转,畏风好转,食欲可,纳时较前多,大便1～2日一行,排便顺畅,无便不尽感。舌质淡,舌尖红,苔薄白,脉细弱稍数。

【治疗结果分析】患者寐浅多梦、乏力气短好转,提出气血不足较前好转,君火能得到充足的血的滋养,心火亢盛自然好转,患者烦躁易怒明显好转、心悸好转,也印证了这一点。

患者食欲可,纳食较前多,大便1～2日一行,排便顺畅,无便不尽感,舌苔不腻,提示脾气虚、脾失健运的情况明显改善,脾胃调和,三焦相火与太阴脾土相合,蒸腐水谷化生精微,化生营血上奉于心,以涵养君火,这样君火就能维持正常的生理活动。同时,相火旺,脾能纳,胃气不绝,病情也能进入良性循环,向愈发展。

心火不亢,肾水有充足的下注的血液充养,故而肾水不亏,口干好转;君火正常下降,肺的肃降也能恢复正常,患者凌晨4—5点醒,醒后有时可以再睡着,即是印证了肺气虚、肺阴不足较前改善,偶尔能固摄住阳气,使阳入于阴继续睡眠;且畏风好转,提示肺气卫表功能也较前改善。

浅论调理阴火与相火、调和阴经和五脏在失眠治疗中的运用。正常的心火,也叫君火,君火化血。水谷先经脾胃的作用,化生营气,再经心火的蒸化,变化而赤,成为血液。脾胃为血液生成提供原料(营气),心火蒸化营气,变化为血。并且,心主神明的正常功能,也有赖于君火。"少火生气",所以正常的火可以使人体的元气旺盛、维持人各种正常的生理功能。

心火亢盛叫阴火,"壮火食气",阴火属于"壮火",亢盛的心火,会造成身热、面赤、舌红、心烦不寐等病理表现,久之还会克肺乘脾、煽动肝木、伤及肾阴,可损伤人的气及人体正常生理功能。

相火为无形之火,寄寓在肾,是人阳气的根蒂,相火蒸化肾水的过程叫气化,气化产生元气,元气为五脏六腑、十二经脉之根蒂,元气通过三焦分布到全身;相火蒸腐水谷化生精微的过程叫生化,生化产生了胃气,也是人生命的根本,人有胃气则生,胃气绝则死。此外,相火为脾土之主,腐熟水谷化生营血上奉于心,以涵养君火,君火赖于正常相火的资助才发挥出正常的生理功能;这些都是正常相火的作用。

相火以水为养,各种因素造成伤阴,就会导致相火旺,这里的相火旺,也是"壮火",而相火亢盛,不仅会煎熬肺、脾、肾之阴,会侵犯少阳三焦和胆,会煽动肝木与心火,导致一系列火旺津伤的症状,同时,相火与脏腑的功能失调,势必会影响元气、胃气生成和君火的功能。因此,阴火与相火相互影响,是失眠患者阴血亏虚、中气不足而致经久难愈的本质。

结合本案例分析,血液充沛可以涵养心火(君火),心火藏于血中,随着心包相火、胆经相火下降,又得到肺肾之阴滋养,才可以顺利下注于肾,寄寓在肾,相火蒸化肾水产生元气,元气通过三焦、肝经上升,助养心火,使心火(君火)可以发挥正常的生理功能。

心火以血为养,血亏,心火就会亢盛,心火过旺,蔓延至心包、胆经相火,又燔灼肺肾之阴,使肺肃降失司、肾阴亏虚无力涵养心火及相火,心包、胆经相火不降,则燔灼于外。火浮于上,寄寓在肾中的相火就少了,加上肾阴被火灼烧,导致肾水本就虚少,两者都少,相火蒸化肾水产生的元气就少了,因此相火的功能受损,相火蒸腐水谷化生精微产生的胃气也少了。因此患者出现气不足,不能气化水湿、水湿停滞,也不能运化水谷、脾失健运的一系列表现。

而相火为脾土之主,腐熟水谷化生营血上奉于心,以涵养君火,相火功能不足,化生的营血就少,血虚不能涵养心火,心火就亢盛。与此同时,相火以水为养,各种因素造成伤阴,就会导致相火亢盛。该患者生活、饮食、房事习惯是否导致阴亏暂时不得而知,但长期失眠必会导致阴血耗损,再加上该患者心火过旺,损伤肺肾之阴,相火也会跟着亢盛,而相火过旺,会随着三焦、肝经蔓延上升,会燔灼煽动肝木与心火,最终相火犯心,心火相火都过旺,进一步加重患者心火旺的状态。

【总结患者情况】血亏心火亢盛,导致心火、相火不能顺利下降,燔灼于外。火浮于外,人体本身的元气亏虚、胃气不足。同时,相火亢盛,随着三焦、肝经蔓延上升,燔灼煽动肝木与心火,进一步加重心火旺,这个恶性循环,是该患者出现这些症状的根本,所以该患者同时有各种火旺阴伤的症状,又有脾胃运化无力、肺气不足、水湿气化不利的表现,既有畏寒,又有畏热。治疗拟补血以涵养君火、补水滋阴以涵养相火为关键,故而益气养血、滋阴降火、交通心肾为主要,同时兼顾养血柔肝、健脾和胃、调补肺气等,以恢复正常的气化功能,使元气和胃气的功能恢复正常,这样也有利于化生血液和阴精,可以更好地涵养君火和相火,达到使病情向愈发展的良性循环。

二、通过疏调太阳经及阳明经,运用针灸治疗失眠

邢某,女性,36 岁。

【主诉】反复睡眠欠佳数年,加重 2 月。

【现病史】患者数年来入睡时有困难,寐浅多梦,易醒,2 月前患者感冒,迁延 4 周痊愈,但出现失眠加重,入睡困难,严重时彻夜不寐,服用安眠药物后寐浅易醒,醒后需 1 小时才可再入眠。早醒,凌晨 4 点左右醒,醒后无法再入睡。伴心慌,时有咽痒干咳,头胀,颈背板滞,口干咽干,胃纳可,大便秘结,需靠药物排便,舌红瘦有裂纹,苔少,脉弦细。

【诊断】西医:睡眠障碍;中医:不寐(太阳、阳明合病)。

【治法】升清调气,开燥养阴,疏调太阳经及阳明经。

【针灸处方】

针灸取穴:率谷、颈椎夹脊(根据患者所述,在最不适处取数个穴位治疗)、肩井、天宗、百会、风府、大椎、身柱、神道、脊中、命门、腰阳关、肺俞、心俞、脾俞、胃俞、肾俞、小肠俞、大肠俞、合谷、手三里、曲池、足三里、太溪、照海。太溪、照海用补法,余穴均平补平泻,留针 30 分钟。

取针后予刮痧治疗:自项至腰部在督脉及足太阳经背部第一、第二侧线,手太阳经天宗附近,用刮痧板顺经络走向刮痧,以皮肤潮红、轻度出痧为度。

治疗后予耳穴贴压:心、脾、胃、肺、小肠、大肠、膀胱、肾、神门、皮质下。耳穴保留 3 日,嘱患者自行按压耳穴,每日按压 3 次,每穴按压 10 下。

针灸治疗每周 3 次。

【日常调护】自我穴位按摩:嘱患者每日临睡前用手轻轻按摩头皮(头部督脉、太阳经及阳明经处)。手法以轻柔舒适为度,按摩 5 分钟。随后顺时针按摩

腹部(以腹部阳明经处为主),手法以轻柔舒适为度,按摩5分钟。

【按语】此患者数年来睡眠不佳,本就容易暗耗气血,心慌、寐浅多梦易醒,也是素日已有气血不足的表现。2月前感冒迁延不愈,必然损伤肺气肺阴,从患者至今仍有咽痒干咳、口干、咽干这些症状也可以看出。且患者凌晨4点左右醒,醒后无法再入睡,也是肺阴不足的表现,阴亏无力固摄阳气,阳出于阴而醒后无法再入眠。

肺主表,肺气的宣发肃降失调,会影响同样主表的足太阳膀胱经的经气,使太阳经的经气不畅,而肺为阴根,肺阴亏虚日久必会影响肾阴,接着通过肾经再次影响膀胱经,两者相合容易形成太阳经的燥结,故而患者会有头胀、颈背板滞的感觉。同时,肺与大肠相表里,肺气与肺阴受损,也会牵连大肠,大肠主津,容易形成阳明燥结的局面,故而患者便秘严重,需靠药物排便。同时,太阳经和阳明经的经气不畅,也会反过来影响肺气和肺阴,如此恶性循环,脏腑的气机和功能失调只会越来越重,故而患者诸症2个月以来无法自行缓解和恢复。

观察患者舌象,舌红瘦有裂纹,苔少,均是阴虚血少的直观表现。观其脉象,气滞而脉弦,阴血亏而脉细。

论其治疗思路,因患者病症加重自感冒迁延而起。其源头在肺,主要矛盾在太阳经及阳明经,《医原·燥气论》:"外感之燥,津液结于上而为患者,结者必使之开解,非辛润流利气机不可",故而治疗以调畅肺气、疏通太阳、阳明经气、打开太阳和阳明的燥结为主;同时肺阴亏虚影响肾阴,舌红瘦有裂纹苔少也提示了体内精血不足之象,"内伤之燥,精血竭于下而为患者,竭者必使之复盈,非柔润静药,及血肉有情者以滋填之不可",故而治疗亦需结合滋阴补血润燥的方法。整体治疗以"升清调气开燥养阴"为思路,以疏调太阳经及阳明经为主,拟定针灸处方。

【针灸治疗与取穴分析】阳经之中,阳明经阳气最盛。手、足阳明经气过盛过虚或者不畅,阳气功能失司则胃肠传化失司、通降不利而致水谷糟粕停滞结于胃肠。又因脾与胃相表里、肺与大肠相表里,故足阳明胃经气不降,必然导致足太阴脾经气不升,引起水液运化不利、水谷精微输布失调而致脏腑失于濡养。同样,手阳明大肠经气不通,必然导致手太阴肺经气不利,宣发肃降失司、通调水道不利,而使水液输布、运行失调,如此相互作用,阳明经的经气失调最终形成阳明经的燥结。

论其治疗,需疏导手、足阳明,去其糟粕,恢复胃与大肠的通顺,以治其标。配合恢复肺脾气机,恢复脾的运化与升清降浊,以及肺的宣发肃降;还要滋补肺肾之阴,恢复脾肾的气化促使气血的生化,滋阴补血润燥,恢复被燥结影响导致的脏腑经络干涸涩滞,使气机调畅、经络气血充沛,以治其本。

太阳经与卫气都是主表的,足太阳膀胱经的经气过盛、过虚或不畅会直接影响卫气的功能,而肺也主表,太阳经和卫气有恙,会使肺气的宣发失调,肺气郁滞,水液无法输布,经络和脏腑干涸,也会影响肺的肃降,阳气沉降通路就受阻,且肺为阴根,肺阴亏虚日久必会影响肾阴,接着通过肾经再次影响膀胱经,肺为水之上源,肾为水之下源,肺肾阴亏,膀胱经更为燥而不畅。太阳小肠经气机以上升为顺,小肠经气过盛过虚或者不畅,气机上升不利,会影响小肠受盛化物及泌别清浊的生理功能,间接影响水谷精微的吸收与输布,使中焦气血生化受阻,经络脏腑不得濡养而加重阴亏及燥结。如此相互影响,太阳经的经气失调也会最终发展为太阳经的燥结。

论其治疗,首先疏通体表阳气,打开膀胱经、肺气的郁滞;同时滋补肺肾之阴,滋润肺气与膀胱经的干涸涩滞,两者相合恢复膀胱经的顺降,以及肺气的宣发肃降。配合补心血清心火,清泻小肠郁热,恢复小肠经气机的上升,小肠受盛化物及泌别清浊的功能的恢复,与脾的运化与升清相结合,促进气血的生化,使太阳阳气得到中焦的补给和滋养,形成良性循环。

论本案例中的取穴与治疗,率谷、肩井属少阳胆经,有调理肝胆的作用,论五脏气机,肝在左主升,肺在右主降,胆经的下降也是肺气肃降的协同之力,故而通调肝胆之气,有助于调畅肺气。同时率谷也是足少阳、足太阳经的交会穴,肩井是手足少阳经、足阳明经的交会穴,此二穴对太阳经、少阳经、阳明经都可起到调节作用。

颈椎夹脊既是局部取穴,用来缓解患者颈背板滞。同时,它也在膀胱经循行之处,足太阳膀胱经主表,调理膀胱经,对于该患者来说不仅仅是疏畅太阳经经气,更是对五脏六腑的气机具有提壶揭盖之意。督脉总督一身之阳经,六条阳经都与督脉交会于大椎,有调节阳经气血的作用,为"阳脉之海",又"入络脑"。对于失眠患者,调理阳经,就必须重视督脉,督脉阳气充沛,气机流畅,诸阳经才能安和。督脉配合足太阳膀胱经一起取穴,可以使提壶揭盖的作用大大增强,更好的恢复五脏六腑气的正常运行和功能。

　　足太阳经从头部经项部下行背部，下连腰及下肢，与督脉沟通，并入于脑，且足太阳经汇聚着全身各脏腑的背俞穴，通畅阳明经，则脾、胃、肺、大肠最重要。太阳经经气的输布，需要肺气正常的宣发肃降，而濡养太阳经，又依赖肺和肾对水液的输布和气化以及脾胃气血的补给。失眠与心关系最为密切，故而心俞亦是重中之重。因此在膀胱经上选取肺俞、心俞、脾俞、胃俞、肾俞、小肠俞、大肠俞。

　　合谷属阳明大肠经，但有通畅全身气机的作用，为调气之首选穴位。手三里、曲池可清大肠郁滞，理气升清。天宗属太阳小肠经，心与小肠相表里，天宗与心俞相配可清心火与小肠郁热，恢复小肠气机及受盛化物和泌别清浊的生理功能，辅助脾胃气血生化。

　　同时，患者数年来已有气血不足的表现，感冒迁延日久后肺阴亏损、阴虚血少的表现更是明显，而肺为阴根、为水之上源。肾者主水，受五脏六腑之精而藏之，肾中之阴也被称为真阴。脾胃为气血生化之源又为肺之母，肾的气化又是气血生化的关键。足三里是阳明经的要穴，运用补法操作，是人体补气血最佳的穴位，且脾为肺之母，培土生金，故而既能补脾又可补肺气润肺阴。运用泻法或平补平泻之法，还有疏通阳明经气，改善阳明燥结的作用。太溪长于补肾，不仅能滋养肾水，还能调补肾气，增强肾的气化，起到滋阴润燥，生化气血的作用，濡养脏腑和经络。照海不仅善于滋补肾水，也通于阴跷脉，是阳气入阴的关键，故而太溪、照海宜用补法刺激，滋补肾水，益气生血安神。因此，选取足三里、太溪、照海，配合肺俞、心俞、脾俞、胃俞、肾俞、小肠俞、大肠俞，可以共奏滋阴补血润燥之效。

　　背部太阳经和督脉处的刮痧，不仅用来舒畅太阳经气，也有激发全身阳气的作用。头为精明之府而司一身之神，手法按摩头部，可安神定志，同时也可调畅太阳、阳明经。手法作用于腹部，可以帮助脾胃气机运转，促进阳气入阴的通路顺畅，使阳气容易入阴而改善睡眠。人全身部位在耳部都有反应点，各经络虽然无耳穴直接的对应点，但可以通过相应的脏腑，取小肠、膀胱对应手足太阳经，取大肠、胃对应手足阳明经，取心、脾、肺、肾调理相应的脏腑；耳穴的神门、皮质下，具有安神助眠的效果。

　　诸穴与治疗方法相合，理顺肺气，调畅太阳及阳明气机，打开燥结；同时益气养血滋阴，滋润干涸的经络脏腑，使各经络脏腑气机调畅，以期阳气可以入阴使患者得以安眠。

【治疗结果反馈】经过一周的治疗,患者诉咽痒、干咳明显减少,头胀、颈背板滞明显改善,口干、咽干也有好转,大便虽然仍困难,但已不需要药物辅助通便,入睡虽还困难,但自觉睡着后睡眠较前深沉,虽然易醒,但醒后半小时左右可再次入眠,早醒明显好转,临近 6 点再醒。说明经过治疗后患者太阳经和阳明经的经气较前调畅,燥结打开,肺气、肺阴的亏虚也得到改善,说明以调气开燥养阴的方法,疏调太阳经及阳明经,治疗失眠有一定的临床效果。

三、通过疏调少阳经及太阳经,运用针灸治疗失眠

胡某,男,62 岁。

【主诉】失眠伴情绪低落 1 年余。

【现病史】患者退休后因生活节奏打乱,出现失眠,难以入睡,易醒,醒后难寐,平素情绪低落,又时感心烦,头晕,耳鸣,颈背部板滞不舒,胸闷,口干口苦,喉中异物感,胃纳欠佳,二便调,舌红,苔黄腻,脉弦细。

【诊断】西医:睡眠障碍;中医:不寐(少阳、太阳合病)。

【治法】升清调气,开燥养阴,疏调少阳经及太阳经。

【针灸处方】

针灸取穴:率谷、风池、颈椎夹脊(根据患者所述,在最不适处取数个穴位治疗)、肩井、百会、风府、大椎、身柱、神道、脊中、命门、心俞、肺俞、肝俞、胆俞、脾俞、胃俞、肾俞、阳池、支沟、阳陵泉、足三里、太溪、照海。足三里、太溪、照海用补法,余穴均平补平泻,留针 30 分钟。

取针后予刮痧及拔罐治疗:自颈项部两侧至双侧肩胛上区(颈肩部少阳经部位)、自项至腰部在督脉及足太阳经背部第一、第二侧线,用刮痧板顺经络走向刮痧,以皮肤潮红、轻度出痧为度。

刮痧后于背部少阳经、太阳经、督脉处拔罐,留罐 5 分钟。

治疗后予耳穴贴压:取穴:心、三焦、肝、胆、肺、膀胱、小肠、脾、胃、肾、神门、皮质下。耳穴保留 3 日,嘱患者自行按压耳穴,每日按压 3 次,每穴按压 10 下。

针灸治疗每周 3 次。

【日常调护】自我穴位按摩:嘱患者每日临睡前用手轻轻按摩头皮(头部督脉、少阳经及太阳经处)。手法以轻柔舒适为度,按摩 5 分钟。

【按语】分析此病例患者病情,少阳主枢,为气机枢纽,半表半里,是沟通人

体阴阳的关键,少阳气机失调,肝气及三焦相火上升会受阻,肺气、心包相火下降也会不畅,相火不降,亢盛于外,人就容易失眠,入睡困难,易醒,醒后难以入睡。少阳胆经及肝气的不畅,肝胆疏泄不利则情绪低落、胸闷,而心烦则是少阳郁火循经上扰心神的表现。少阳郁火循经上扰清窍则头晕、耳鸣。胆腑郁热,蒸迫津液上溢则口苦,邪热伤津则口干。少阳枢机不利,会进而影响中轴脾胃气机,脾胃的受纳和运化失司则胃纳欠佳。少阳三焦司气化和通调水道,三焦气化不利、水液代谢失常,气滞痰阻,患者表现为喉中有异物感。火郁则舌红苔黄,痰湿则苔腻,气郁则脉弦,邪热伤阴则脉细,故而该患者大部分症状都是少阳气机失调的表现。

而颈背部板滞不舒则是太阳经不畅的表现,从《伤寒论》描述太阳病的相关条文中可以看出,太阳阳气化生于下焦,膀胱在肾阳的温煦作用下通过气化作用化生阳气,此阳气通过膀胱经和三焦向体表输布。太阳阳气补充于中焦,太阳阳气在体表的不断消耗,必须依赖中焦脾胃所摄入的水谷精微之气不断地补充能量。太阳阳气宣发于上焦,太阳阳气要分布于体表,还要依赖上焦肺气的宣发作用,故而太阳与少阳三焦密切相关,三焦气机调畅,太阳表气才能调和。再加上患者有胃纳欠佳的症状,说明少阳气机失调影响到人体中轴的脾升胃降,中焦脾胃的受纳和运化失司,也是加重太阳经气不利的因素之一。

临床上失眠伴情绪问题的患者也很多,情绪问题会引起失眠,而失眠本身更是影响情绪的一大因素。

论其治疗思路,其病证以少阳经和太阳经为主,主要矛盾在少阳经的经气失调,故而治疗以通调少阳、太阳经,恢复少阳气机升降,恢复太阳经气输布为主。再者少阳枢纽影响中轴脾胃,太阳阳气无法得到滋养和补充,同时患者也有郁热伤阴的表现,故而治疗亦需结合调理脾胃、补气养血滋阴润燥的方法。整体治疗以"升清调气开燥养阴"为思路,以疏调少阳经及太阳经为主,拟定针灸处方。

【针灸治疗与取穴分析】少阳为气机枢纽,半表半里,是沟通人体阴阳的关键。胆经的气机下降,则胃气、肺气、心火、心包相火亦随之下降,三焦经的气机上升,则脾气、肾气、肝气、三焦相火随之上升。少阳胆经的经气过盛过虚或者不畅,心、肺、胃气不降,不得交于肾水则火浮于上,燔灼津液使脏腑经络气血干涸失于濡养。少阳三焦经的经气过盛过虚或者不畅,脾、肾、肝气不升,气化、温煦、推动等功能会受到影响,清阳不升,而气机下陷火郁在下,燔灼肾水,更加重阴虚血亏;如此相互作用,不仅是少阳经的燥结,还会加重阳明经、太阳经的经气失调和燥结。

论其治疗,需通降胆经,涵养少阳相火,配合通调中焦脾升胃降,促进人体中轴的气机及气血生化,养心血降心火,降肺气补肺阴,滋补肾气及肾水,使气血充沛可以涵养心火与相火,以助胆经气机的恢复。疏泄肝脾,加强肾气的气化,升清提气,恢复三焦经气及相火的上升。少阳为气机枢纽,少阳经气失调可引起其他脏腑的气机失调,故而同时调理其他脏腑的气机以助少阳气机恢复,可以事半功倍。

论本案例中的取穴与治疗,率谷、风池、肩井属少阳胆经,有调理少阳胆经的作用。论脏腑气机,胆在右以降为顺,胆经下降,肺气、心包相火也会随之下降,相火下降,就不会亢盛于外,人就容易睡着,同时胆经相火就不会侵扰心神和清窍,可以改善患者心烦、头晕、耳鸣、口苦、口干的症状。胆经气机顺利下降,肝气及三焦相火上升也能恢复正常,肝胆气机顺畅,患者情绪低落、胸闷的症状就能好转,而三焦气机恢复,水液代谢正常,则患者气滞痰阻的症状也能随之好转,喉中有异物感就能改善。支沟配合阳陵泉,可共奏疏调少阳气机之效;阳池为三焦原穴,调补三焦元气最适宜,少阳枢纽气机调畅,更有利于太阳经及阳明经的经气顺畅,故而配以支沟、阳陵泉、阳池,疏调少阳气机,再取阳池,调补三焦元气。

同时,率谷、风池位于头部,头为诸阳之会,亦为精明之府而司一身之神,人体百脉均直接或间接上达头部,故阳气若能上达脑窍则百脉皆通。六条阳经直接汇聚于头部,施术于头部,可疏经通络,经络通达气血运行方能通而无阻,使气、血、神相互为用,神志得养,心神得安。且风池又为胆经要穴,有较强的疏调肝胆的作用。

颈椎夹脊既是局部取穴,用来缓解患者颈背板滞,同时,它也在膀胱经循行之处,可以疏畅太阳经经气。肩井位于项肩部,项肩部也是督脉及足太阳经流通的关键部位。而督脉总管人体所有阳经,又总督全身阳气,督脉配合膀胱经一起取穴,可以使提壶揭盖的作用大大增强,更好地恢复五脏六腑气的正常运行和功能。

膀胱经上的取穴,不仅可以调畅太阳经气,膀胱经也集中了各个脏腑的俞穴。心与失眠密切相关,故而取心俞宁心安神。少阳为气机枢纽,少阳气机不利,会影响人体中轴的脾升胃降,使脾胃运化失司,故而取肝俞、胆俞,可以疏导少阳气机。取穴脾俞、胃俞,不仅是恢复脾胃气机,改善患者胃纳欠佳的症状,同时脾胃为气血生化之源,也为太阳经气的输布提供能量和源泉,配以足三里也是加强调补脾胃的力量,又培土生金。肺俞有补肺润肺之效,又可助太阳阳气的宣发。肾的气化也是气血生化的关键,肾精肾气的充足,脏腑和经络得以濡养,故而取肾俞,再配以太溪、照海,此三穴的滋阴之效,也可以缓解患者相火外浮及郁热伤阴的诸多症状,并改善睡眠。

头为诸阳之会,按摩手法施术于头部,既可疏经通络,又可放松精神,达到安神的效果。背部少阳经、太阳经和督脉处的刮痧,更起到直接的舒畅少阳、太阳经,同时激发全身阳气的作用。而拔罐疗法可以疏散郁热,也有助于气机的恢复。耳穴取小肠、膀胱对应手足太阳经,取三焦、胆对应手足少阳经,取心、脾、胃、肝、肺、肾调理相应的脏腑,神门、皮质下,具有安神助眠的效果。

诸穴与治疗方法相合,以期共奏疏调少阳、太阳之效。少阳枢机得调,胆及三焦气机顺畅,不仅相火得以归位,脾胃能恢复正常运转,太阳阳气也能得到化生、补给和输布。脏腑经络气机顺畅,气血充沛,阳气可以入阴使患者得以安眠。

【治疗结果反馈】经一周的治疗,患者述入睡困难较前改善,情绪好转,颈背部板滞不舒明显改善,胸闷、心烦、头晕也缓解,口干、口苦好转,胃口较前好了许多,可见辨证和治疗的方向是正确的,治疗后患者少阳经和太阳经的经气较前调畅,脾胃气机有所恢复,阴虚火旺也得到改善,说明以升清调气开燥养阴的方法疏调少阳经及太阳经,治疗失眠有一定的临床效果。

四、通过调理肝肺,运用针灸治疗半夜醒来、凌晨早醒的失眠

金某,女性,40岁。

【主诉】反复失眠半年余。

【现病史】患者半年余前月经淋沥不尽,经中药及西药治疗后,月经有所改善,但逐渐出现夜寐不安,凌晨1点左右醒,醒后难寐,半年来逐渐从数十分钟延长至数小时后方可再次浅眠,多梦,全身乏力,月经淋沥,自汗出,易感冒,饮食尚可,大便干结,表情抑郁,面色萎黄。舌红瘦、边有齿痕,苔薄黄,脉弦细数。

【诊断】西医:睡眠障碍;中医:不寐(肝肺气阴两虚证)。

【治法】调肝补肺,益气养阴补血。

【针灸处方】

针灸取穴:百会、印堂、安眠、率谷、头临泣、风池、内关、神门、足三里、三阴交、照海、支沟、阳陵泉、合谷、太冲。其中足三里、三阴交、太溪用补法,余穴平补平泻,留针 30 分钟。

留针的同时行灸法:在神阙艾灸 20 分钟。

取针后予耳穴贴压:肝、肺、心、脾、肾、神门、皮质下。耳穴保留 3 日,嘱患者自行按压耳穴,每日按压 3 次,每穴按压 10 下。

针灸治疗每周 3 次。

【日常调护】自我推拿:嘱患者用双手搓胁肋,手法以轻柔舒适为度,每日 3 次,每次 5 分钟左右,以自觉胁肋部温热为宜。

【按语】此病例患者凌晨 1 点左右醒,对应经络是肝经,患者醒后需数小时方可再眠,分析患者清醒时间段,当跨越肝经与肺经主令之时。结合患者病史,患者月经淋沥不尽半年余,阴血必然亏虚。肺为阴根,肝藏血,失眠日久,必暗耗气血,至肺气、肺阴亏虚。夜间不寐,则血不能归于肝而藏之,久之则肝血不足。而阴虚血虚,血不养心,心失所养,心神不安则更加重失眠。正如《景岳全书》云:"无邪而不寐者,必营气不足也,营主血,血虚则无以养心,心虚则神不守舍。"患者全身乏力、自汗,提示气虚,易感冒则指向肺气不足。面色萎黄、多梦亦提示气血亏虚。肺与大肠相表里,肺阴不足,阴虚血少,肠道失于柔润则大便干结。表情抑郁为肝气不舒的表现。患者舌红瘦、边有齿痕,苔薄黄,脉弦细数亦是气血不足、阴血火旺之象。

论其治疗思路,患者失眠与肝经、肺经关系密切,当属肝血肺阴不足,气虚血亏,血不养神。治疗当以"滋阴养血,润肺柔肝,养心安神"为思路,注重从调补肝肺入手,拟定针灸处方。

【针灸治疗取穴分析】百会、印堂、安眠为助眠主穴,可镇静安神;率谷、头临泣、风池通调少阳,平肝降气。支沟、阳陵泉可清热降胆火,且支沟本身有通便作用。神门、内关养血宁心安神。足三里、三阴交、照海补益气血,三穴相互配合,培土生金,金水相生,滋水涵木,可达到滋阴补肺、养血柔肝的效果,结合补法刺激增益穴位功效。且照海通阴跷脉,是阳气入阴的关键,合谷、太冲疏肝理气。神阙加用艾灸可加强补气固表之效。患者主要问题在肝肺,故耳穴取选肝、肺;失眠与心密切相关,故取心;脾为气血生化之源,肾中含真阴真阳,且治疗需金水相生、滋水涵木,故选取脾、肾;神门、皮质下,有安神助眠的效果。胁肋部是肝经循行之处,搓胁肋可疏肝理气,从而促进肝升肺降的正常气机运转,使阴阳相交,阳气入阴,促进睡眠。

【治疗结果反馈】治疗两周后患者的夜寐情况得到明显改善,半夜醒的情况从每日必醒,改善为1周中有2～3晚会醒,醒后再次入睡时间也明显缩短至半小时以内。患者乏力明显改善、大便不干、多梦好转,提示气血较前充足;舌象中齿痕和黄苔的好转,脉象中脉数的好转,亦表明阴虚血亏之象较前改善,说明从肝肺入手治疗失眠有效。

1. 浅论调理肝肺在失眠治疗中的运用

失眠的表现有很多,有的是入睡困难;有的是入睡尚可,但睡到半夜会醒来,然后要醒很久才能再入睡;有的是凌晨早醒。失眠的原因很复杂,对于半夜醒来,或是凌晨早醒的情况,还是有些规律可循的。

《素问·金匮真言论》:"平旦至日中,天之阳,阳中之阳也;日中至黄昏,天之阳,阳中之阴也;合夜至鸡鸣,天之阴,阴中之阴也;鸡鸣至平旦,天之阴,阴中之阳也,故人亦应之。"自然界的阴阳消长,使一天中有晨、午、昏、夜的节律变化,人体与自然界的阴阳相呼应。合夜至鸡鸣时,阴气最旺,此时阴气固摄阳气的力量最强,阳气沉于内,人容易处于睡眠状态。而到了鸡鸣至平旦之间,阳气渐长阴气渐消,阳气容易冒头,出于阴而使人在半夜醒来。

古人说的鸡鸣至平旦,对应时辰是丑时至寅时,对应现代时间是凌晨1—5点,对应经络是肝经和肺经。因此,在丑时(凌晨1—3点)出现觉醒的情况,可以从肝论治,在寅时(凌晨3—5点)出现觉醒的情况,可以从肺论治。

1) 从肝论治

(1)肝血肝阴不足:凌晨1—3点间醒来,醒后难寐,但凌晨3点后往往可再次入睡,临床表现多见情绪易烦躁,头晕目眩,双目干涩,视力减退,胁肋隐痛,乳房胀痛,肢体麻木,爪甲干枯脆弱,舌红少苔,脉弦细等。

治疗以养血柔肝安神为主,佐以疏肝理气,有助于恢复肝气的正常运行,比单纯滋补肝阴收效更好。针灸治疗可选用百会、四神聪、合谷、内关、三阴交、太溪、太冲,行补法。

（2）肝气郁滞、肝寒、肝经上升之力不足：除睡眠情况外，临床表现多见情绪低落，善太息，头晕耳鸣，记忆力下降，甚至神志恍惚，性欲减退，纳差，舌淡胖，舌暗，脉沉等。

治疗以温补肝阳，调畅气机为主，辅以阴中求阳，以培肝阳之源。针灸治疗可选用督脉诸穴，行补法，配合肝俞、肾俞温针灸或隔附子饼灸，培补肝阳。

（3）肝热肝气下陷：除睡眠情况外，临床表现还可见足心热，情绪急躁，头晕耳鸣，纳差，下肢湿疹或足癣频发，小便频急不畅，大便里急后重。女性白带增多，带下色黄或色赤并有异味，男性阴囊潮湿、瘙痒。舌边红，苔黄，脉沉数等。

治疗以升提肝脾，清热利湿为主，不仅要开肝气之郁滞、要升提肝气、要清下焦湿热，还要温运中焦升清降浊，温养肝血以助温升，补肾健中气以复气血生化之源。针灸治疗可选用百会顺经刺温升阳气，合谷、太冲疏肝理气，行间清肝热，曲泉养肝血升肝气，内关、三阴交健脾利湿、太溪滋阴补肾清热，其中百会、内关、曲泉、太溪行补法，行间行泻法，合谷、太冲、三阴交平补平泻。

（4）肝郁化火：除睡眠情况外，临床表现多见烦躁不安，易怒，胸胁胀痛，口干、口苦，头痛，目赤肿痛，嘈杂吞酸，舌红，苔黄，脉弦数等。

治疗以清热平肝为主，同时也要疏肝理气，恢复肝气正常的疏泄，并健脾养血，补充因肝热所致的阴血不足。针灸治疗可选用百会逆经刺导气下行，行间、内庭行泻法清肝胃之热，合谷、太冲平补平泻疏肝理气，足三里、内关、三阴交行补法健脾养血。

2）从肺论治

（1）肺热及肺阴不足：凌晨 3—5 点间醒来，醒后难寐或彻底无法再睡，临床表现多见口渴喜饮，口燥鼻干，咽喉干痛，干咳少痰，胸闷，皮肤干燥，大便秘结，舌质干，舌红，舌前半部少苔，无苔或裂纹，脉细数等。

治疗以滋阴润肺安神为主，同时还要恢复肺气正常的宣发肃降，比单纯滋阴补肺收效更好。针灸治疗可选用百会、印堂、承浆、膻中、巨阙、中脘、气海、关元，再加手三里、足三里培土生金，行补法。

（2）肺气郁滞燥结、宣发肃降失调：除睡眠情况外，临床表现多见胸闷气短，语声低弱，咳喘有痰（夜间尤甚），心悸，怕风，易感冒，汗少，大便溏或干结，舌淡胖，舌边有齿印，苔白润，脉沉细弱等。

治疗以温肺化饮,开燥养阴,调气安神为主,佐以降肺气,恢复肺气正常的宣发肃降功能。针灸治疗可选用督脉诸穴,行补法,配合肺俞、脾俞等膀胱经的穴位,取提壶揭盖之意,开肺气之郁滞,恢复气机正常的升降。同时,凉燥可适当加用温针灸或隔附子饼灸,以温阳补肺,温燥可加列缺、孔最等行泻法,清肺热调肺气。此外,肺气郁滞燥结、宣发肃降失司,无论最初是偏寒偏热,最后都会有伤阴的结局,因此,还需要加用足三里、三阴交、照海等行补法,滋阴健脾补肾,取培土生金、金水相生之意。

总而言之,若阴不足、阳偏盛,容易出现无力固摄阳气的情况,导致人从睡眠状态中醒来,若阴亏不明显或阳亢不多,阴气时而能固摄阳气,那半夜醒来后还能再入睡,固摄力强,则睡眠还能深沉。若固摄之力不强,阳气时时有冒头之势,那后半夜就会不停地醒来,或是只有轻浅的睡眠。若阴亏明显或阳亢太盛,无力固摄阳气,就会出现早醒。治疗在清热养阴补血的基础上,也要注重恢复肝气正常的疏泄以及肺气的宣发肃降,同时要健脾保中气以固护气血生化之源,补肾以滋水涵木、金水相生,不可只知养阴清热。

对于肝寒、肝经上升之力不足,肺气凉燥宣发不足的情况,通常也有两种情况:一是阳气太弱,无力交于阴,阳气浮于外,则人会醒来。更严重的,阴寒内盛,逼迫已虚极的阳气外越,使阴阳不得顺接,人也无法睡着。二是虚阳上浮,甚至阴盛格阳,患者往往有烦躁、焦虑、情绪失控、心悸等症状,容易和阴虚混淆,但患者整体还是表现出神倦、四肢不温、口干但喜温饮等一派气虚、阳虚、功能不足之象,需要仔细辨证区分。阳气外浮,百会、照海、涌泉等潜阳安神之穴必须选用,但要注意不能阻碍阳气升腾,故而可配合神阙、气海、关元行灸法补气生阳。但要谨记"少火生气,壮火食气",温针灸、隔附子饼灸使用需谨慎,失眠日久难免精血不足,因此治疗不可过于温燥。

此外,"合夜至鸡鸣,天之阴,阴中之阴也",这段时间是自然界、人体阴气最旺之时,二者有协同作用,因此对于阴虚阳盛的患者,理论上傍晚至临睡前针灸效果最好。同样,"平旦至日中,天之阳,阳中之阳也",此时是自然界、人体阳气最盛之时,对于阳气功能不足的患者,在这段时间内针灸效果最好。实际操作时,由于有夜门诊的科室较少,且患者不可能临睡前针灸,故而对于阴虚阳盛的患者,建议把治疗时间设在下午,对于阳气功能不足的患者,仍是上午治疗效果最好。

(严俊洁)

历代医家失眠语录

(1)《备急千金方·癫病篇》曰:"阴交、气海、大巨,主惊不能卧。"

(2)《辨证录·不寐门》曰:"夫胆虚则怯,怯则外邪易入矣。"

(3)《辨证录·离魂门》曰:"心欲交于肾,而肝通其气;肾欲交于心,而肝导其津,自然魂定而神安。"

(4)《辨证录·不寐门》曰:"气郁日久,则肝气不舒,肝气不舒,日久肝血必耗,肝血既耗,则木中之血不能上润于心,则不寐。"

(5)《辨证录·不寐门》曰:"盖日不能寐者,乃肾不交于心;夜不能寐者,乃心不交于肾也。今日夜俱不寐,乃心肾两不相交耳。"

(6)《辨证奇闻》曰:"一昼夜不能寐……心肾两不交耳。"

(7)《冯氏锦囊秘录》曰:"故寐者,心神栖归于肾舍也。"

(8)《古今医统大全·不寐候》曰:"痰火扰心,心神不宁,思虑过伤,火炽痰郁,而致不寐者多矣。"

(9)《古今医统大全·不寐候》曰:"有脾倦火郁,夜卧遂不疏散,每至五更,随气上升而发躁,便不成寐。此宜快脾发郁、清痰抑火之法也。"

(10)《黄帝内经太素·七邪》曰:"肺者藏之盖也,肺气盛则脉大,大则不得偃卧。"

(11)《金匮要略心典》曰:"人寤则魂寓于目,寐则魂藏于肝,虚劳之人,肝气不荣,则魂不得藏,魂不藏,故不得眠。"

(12)《景岳全书·不寐》曰:"真阴精血之不足,阴阳不交,而神有不安其室耳。"

(13)《景岳全书·不寐》曰:"痰火扰乱,心神不宁,思虑过伤,火炽痰郁而致不眠者多矣。"

（14）《景岳全书·不寐》曰："无邪而不寐者，必营气之不足也，营主血，血虚则无以养心，心虚则神不守舍。"

（15）《景岳全书·不寐》曰："不寐证虽病有不一，然唯知邪正二字，则尽之矣。盖寐本乎阴，神其主也，神安则寐，神不安则不寐，其所以不安者，一由邪气之扰，一由营气之不足耳。有邪者多实证，无邪者皆虚证。"

（16）《景岳全书·不寐》曰："凡人以劳倦思虑太过者，必致血液耗亡，神魂无主，所以不寐，即有微痰微火，皆不必顾，只宜培养气血，血气复则诸证自退。若兼顾而杂治之，则十暴一寒，病必难愈，渐至元神俱竭而不可救者有矣。"

（17）《灵素节注类编》曰："凡内伤、外感之病，皆有不寐者。"

（18）《灵枢·本神》曰："脾藏营，营舍意，脾气虚则四肢不用，五脏不安。"

（19）《灵枢·大惑论》曰："夫卫气者，昼日常行于阳，夜行于阴，故阳气尽则卧，阴气尽则寤。"

（20）《灵枢·大惑论》曰："卫气不得入于阴，常留于阳，留于阳则阳气满，阳气满则阳跷盛，不得入于阴则阴气虚，故目不瞑矣。"

（21）《灵枢·口问》曰："卫气昼日行于阳，夜半则行于阴。阴者主夜，夜者卧。阳者主上，阴者主下。故阴气积于下，阳气未尽，阳引而上，阴引而下，阴阳相引，故数欠。阳气尽阴气盛，则目瞑；阴气尽而阳气盛，则寤矣。"

（22）《灵枢·邪客》曰："饮以半夏汤一剂，阴阳已通，其卧立至。"

（23）《灵枢·邪客》曰："今厥气客于五脏六腑，则卫气独卫其外，行于阳不得入于阴。行于阳则阳气盛，阳气盛则阳跷陷，不得入于阴，阴虚，故目不瞑。"

（24）《灵枢·营卫生会》曰："卫气行于阴二十五度，行于阳二十五度，分为昼夜，故气至阳而起，至阴而止。"

（25）《灵枢·营卫生会》曰："壮者之气血盛，其肌肉滑，气道通，营卫之行，不失其常，故昼精而夜瞑。"

（26）《灵枢·营卫生会》曰："老者之气血衰，其肌肉枯，气道涩。五藏之气相搏，其营气衰少而卫气内伐，故昼不精，夜不瞑。"

（27）《灵枢·淫邪发梦》曰："魂魄飞扬，使人卧不得安而喜梦。"

（28）《灵枢·淫邪发梦》曰："正邪从外袭内，而未有定舍，反淫于脏，不得定处，与营卫俱行，而与魂魄飞扬，使人卧不得安而喜梦。"

（29）《类经·不得卧》曰："五脏受伤，皆能使卧不安。"

（30）《类证治裁·不寐》曰："惊恐伤神，心虚不安。"

（31）《类证治裁·不寐》曰："思虑伤脾，脾血亏损，经年不寐。"

（32）《类证治裁·不寐》曰："阳气自动而之静，则寐；阴气自静而之动，则寤；不寐者，病在阳不交阴也。"

（33）《临证指南医案》曰："不寐之故，虽非一种，总是阳不交阴所致。"

（34）《临证指南医案》曰："若因外邪而不寐者……营卫必然窒塞，升降必然失常，愁楚呻吟，日夜难安。"

（35）《脉症治方·诸气》曰："思虑过伤心脾，昼则困倦，夜反不寐。"

（36）《难经·四十六难》曰："老人卧而不寐，少壮寐而不寤者，何也然？经言少壮者，血气盛，肌肉滑，气道通，营卫之行不失于常，故昼日精，夜不寤也。老人血气衰，肌肉不滑，营卫之道涩，故昼日不能精，夜不得寐也。故知老人不得寐也。"

（37）《普济本事方·卷一》曰："平人肝不受邪，故卧则魂归于肝，神静而得寐。今肝有邪，魂不得归，是以卧则魂扬若离体也。"

（38）《脾胃论》曰："饥而睡不安，则宜少食；饱而睡不安，则少行坐。"

（39）《潜夫论梦列》曰："阴病梦寒，阳病梦热，内病梦乱，外病梦发。"

（40）《千金翼方》曰："不得卧，灸阴陵泉百壮。"

（41）《伤寒杂病论》曰："心中烦……不得卧。"

（42）《伤寒杂病论》曰："虚劳虚烦不得眠。"

（43）《伤寒杂病论·辨不可下病脉证并治》曰："客热在皮肤，怅怏不得眠。"

（44）《伤寒杂病论·辨太阳病脉证并治》曰："伤寒脉浮，医以火迫劫之，亡阳必惊狂，卧起不安者，桂枝去芍药加蜀漆牡蛎龙骨救逆汤主之。"

（45）《医宗金鉴》曰："此以火迫劫而亡阳者，乃方寸元阳之神，被火迫劫而飞腾散乱，故惊狂起卧不安。"

（46）《石室秘录·本治法》曰："补心即当补肾，补肾即当补心也。"

（47）《素问·方盛衰论》曰："心气虚，则梦救火阳物，得其时则梦燔灼。"

（48）《素问·方盛衰论》曰："肺气虚则使人梦见白物，见人斩血借借，得其时则梦见兵战。"

（49）《素问·方盛衰论》曰："肝气虚，则梦见菌香生草，得其时则梦伏树下不敢起。”

（50）《素问·方盛衰论》曰："肾气虚,则使人梦见舟船溺人,得其时则梦伏水中,若有畏恐。"

（51）《素问·方盛衰论》曰："脾气虚,则梦饮食不足,得其时则梦筑垣盖屋。"

（52）《素问·病能论》曰："人有卧而有所不安者……脏有所伤,及精有所之寄则安。"

（53）《素问·刺热论》曰："肝热病者,小便先黄、腹痛、多卧、身热,热争则狂言及惊、胁满痛、手足躁,不得安卧。"

（54）《素问·大奇论》曰："肝雍,两胁满,卧则惊。"

（55）《素问·厥论》曰："太阴之厥,则腹满胀,后不利,不欲食,食则呕,不得卧。"

（56）《素问·六节藏象论》曰："心神不安,则生不寐。"

（57）《素问·逆调论》曰："胃不和则卧不安。"

（58）《素问·评热病论》曰："诸水病者,故不得卧,卧则惊,惊则咳甚也。"

（59）《素问·逆调论》曰："阳明者胃脉也,胃者六腑之海,其气亦下行,阳明逆,不得从其道,故不得卧也。"

（60）《素问·调经论》曰："血气不和,百病乃变化而生。"

（61）《太平圣惠方》曰："今虚劳之人,气血俱弱,邪气稽留于内,卫气独行于外,灌注于阳,不入于阴,阳脉满溢,阴气既虚,则阳气大盛,遂生烦热,荣卫不和,故不得睡也。"

（62）《温病条辨》曰："足太阴寒湿,舌白滑,甚则灰,脉迟,不食,不寐。"

（63）《温病条辨》曰："半夏逐痰饮而和胃,秫米（薏苡仁）秉燥金之气而成,故能补阳明燥气之不及而渗其饮,饮退则胃和,寐可立至。"

（64）《温病条辨》曰："胃不和则卧不安……盖阳气下交于阴则寐,胃居中焦……中寒饮聚,致令阳气欲下交而无路可循,故不寐也。"

（65）《温热论》曰："营分受热,则血液受劫,心神不安,夜甚无寐。"

（66）《外台秘要》曰："虽复病后仍不得眠者,阴气未复于本故也。"

（67）《问斋医案·不寐》曰："忧思抑郁,最伤心脾。心主藏神,脾司智意……无故多思,通宵不寐。"

（68）《伤寒杂病论·血痹虚劳病脉证并治》曰："虚劳虚烦不得眠,酸枣仁汤主之。"

（69）《血证论·卧寐》曰："肝病不寐者,肝藏魂……若浮阳于外,魂不入肝,则不寐。"

（70）《血证论·卧寐》曰："不寐之证有二,一是心病,一是肝病。"

（71）《续名医类案·不眠》曰："人之安睡,神归心,魄归肺,魂归肝,意归脾,志藏肾,五脏各安其位而寝。"

（72）《本草备要》曰："肝不藏魂,故不寐。"

（73）《医方辨难大成》曰："气血之乱,皆能令人寤寐之失度也。"

（74）《医法圆通》曰："不卧一证……有因肾阳衰而不能启真水上升以交于心,心气即不得下降,故不卧。"

（75）《医林改错》曰："夜睡梦多,是瘀血。"

（76）《医林改错》曰："夜不安者,将卧则起,坐未稳,又欲睡,一夜无宁刻,重者满床乱滚,此血府血瘀。"

（77）《医效秘传·不得眠》曰："夜以阴为主,阴气盛则目闭而安卧,若阴虚为阳所胜,则终夜烦扰而不眠也。心藏神,大汗后则阳气虚,故不眠。心主血,大下后则阴气弱,故不眠。"

（78）《医学心悟·不得卧》曰："有胃不和则卧不安者。胃中胀闷疼痛,此食积也。"

（79）《医学心悟·不得卧》曰："有湿痰壅遏神不安者,其证呕恶气闷,胸膈不利,用二陈汤导去其痰。"

（80）《医述·不寐》曰："夫人之神,寤则栖心,寐则归肾。"

（81）《医宗必读·恐》曰："魂藏于肝,肝藏血……衄血多,则魂失养,故交睫即魇。"

（82）《诸病源候论》曰："虚劳不得眠候。"

（83）《诸病源候论》曰："大病后不得眠候。"

（84）《诸病源候论》曰："食过饱,则睡不安。"

（85）《诸病源候论》曰："大病之后……阴气虚,卫气独行于阳,不入于阴,故不得眠。"

（86）《诸病源候论》曰："若心烦不得眠者,心热也;若但虚烦而不得眠者,胆冷也。"

（87）《杂病源流犀烛·不寐》曰："有心胆俱怯，触事易惊，梦多不祥，虚烦不寐者。"

（88）《针灸大成》曰："神庭主登高而歌，弃衣而走，惊悸不得安寝，烦满。"

（89）《针灸集成·心胸》曰："心热不寐，解溪泻，涌泉补。"

（90）《针灸资生经·心惊恐》曰："（神庭）治惊悸不得安寝。脑空、治脑风头痛，目瞑心悸。"

（91）《张氏医通》曰："平人不得卧，多起于劳心思虑、喜怒惊恐。是以举世用补心安神药，鲜克有效，曷知五志不伸，往往生痰聚饮，饮聚于胆，则胆寒肝热，故魂不归肝而不得卧。"

（92）《张氏医通·不得卧》曰："脉数滑有力不眠者，中有宿食痰火，此为胃不和则卧不安也。"

（93）《张聿青医案》曰："胃为中枢，升降阴阳，于此交通，心火府宅坎中，肾水上注离内，此坎离之既济也。水火不济，不能成寐，人尽知之。"

（94）《证治要诀》曰："有痰在胆经，神不归舍，亦令不寐。"

（95）《证治准绳》曰："阴精上奉以安其神，阳气下藏以定其志。"

（杜晓妹）

附录二
工作室相关论文展示

百合温胆汤治疗痰热内扰型失眠症的随机单盲对照试验研究

摘要:目的:观察百合温胆汤对失眠症的临床疗效。方法:选择无器质性病变,根据 CCMD-3 诊断标准诊断为失眠症,中医辨证为痰热内扰者 62 例,随机分为治疗组(百合温胆汤治疗,32 例)和对照组(安慰剂,30 例),治疗前和治疗两周后观察 SPIEGEL 和中医症状、证候量表评分变化情况,以减分率评定疗效,并对治疗组和对照组各 1 例进行治疗前后多导睡眠图分析。结果:治疗两周后,两组痊愈、显效和总有效率均有显著差异($P<0.05,P<0.01$);治疗组证候积分治疗前后有明显改善(均 $P<0.05$),治疗后组间比较差异有显著性意义($P<0.05$)。结论:百合温胆汤是治疗痰热内扰型失眠症的有效方剂。

[黄韬,陈青锋,上海中医药杂志,2006,(05):15-16.]

解郁透达化气法治疗肝郁血结型失眠症 105 例临床分析

摘要:目的:探讨解郁透达化气法治疗肝郁血结所致失眠的临床疗效。方法:对 105 例患者采用解郁透达化气法辨证论治,经 2 至 4 周治疗后观察临床疗效。结果:105 例患者中治愈 11 例,好转 84 例,未愈 7 例,总有效率达 90.48%。结论:解郁透达化气法治疗肝郁血结的失眠疗效良好。

[黄韬,黄平,戴帅,王翘楚,上海中医药杂志,2007,(08):41-42.]

调和脾胃在失眠治疗中的运用

摘要：失眠症为临床常见病症，且多与脾胃功能失调有关，在治疗上也常采取健脾、和胃、疏肝等法。本文就脾胃失调引起失眠的病因病机，调和脾胃的治法方药运用等方面作一阐述。

［唐文超，黄韬，中国中医基础医学杂志，2008，（11）：862－863.］

170 例失眠症患者病机特点分析

摘要：目的：探讨失眠症患者病机特点。方法：对失眠专科 2007 年 3 月—12 月收治的有完整资料的 170 例失眠症患者的发病因素、主症及常见兼症和临床治疗情况进行分析。结果：失眠症患者大多与精神情志因素有关，病程较长，除入睡困难、易醒、醒后难于入睡、早醒等主症外，多见头晕、乏力、眼皮沉重、口干、易汗、畏寒等兼症表现，治疗多以益阴和阳、调肝化瘀、祛痰利湿而取效。结论：失眠症病机特点以肝郁血结，气化不利，阴阳二虚为本，气机失调，痰湿、瘀血互结为标。

［黄韬，唐文超，安圣海，黄平，王翘楚，江西中医药，2009，40（08）：49－50.］

从"六气"治疗失眠临床初探

摘要：目的：探讨从"天人相应"治疗失眠的方法。方法：以六气时间（初之气"厥阴风木"至六之气"太阳寒水"）为治疗时间单位，从"五脏皆有不寐和从肝论治"的病机特点和治疗原则出发，根据六气经络运行规律进行治疗。结果：在一年六气运行过程的每一个时间观察单位内，其治疗有效率 65％～85％，2 年平均有效率为 75.5％。结论：从"五脏皆有不寐和从肝论治"的病机特点和治疗原则出发，结合"六气"经络运行规律治疗失眠能较好地体现"天人相应"的宇宙一体观。

［黄韬，唐文超，安圣海，黄平，王翘楚，江西中医药，2010，41（05）：13－14.］

手足心热和失眠症的相关性研究

摘要：目的：分析失眠症患者手足心热与失眠症的相关性。通过手足心热症状来推测经络升降运动状态，探究从手足心热推断失眠症患者气机升降的可能性。方法：分析对照组和失眠症患者手足心热发病状况，对336例失眠症兼有手足心热患者，通过睡眠状况和手脚发热程度评估，探究手足心热与失眠症病情及气机升降运动之间的相关性。结果：失眠症患者"手足心热的程度"与"睡眠量表总分"具有显著的线性相关性；睡眠状况越差，一般手心热的程度越高；特别是"醒后感觉"越差或"睡眠深度"越浅的患者手足心热程度也偏高，具有高度的线性相关性。结论：手足心热与睡眠具有明显的相关性。失眠症患者的病情受经络气机升降运动的影响。

［黄韬，安圣海，肝主疏泄理论与从肝论治失眠症学术研讨会论文汇编，2010：43－49.］

失眠症的中医体质相关研究概况

摘要：失眠症的影响因素也是中医体质形成和转化的重要原因，因此研究失眠患者的体质特点具有深远的临床意义。本文综述了古典医籍及现代研究中有关中医体质在失眠症的病因病机、临床治疗及遗传基因等方面的相关报道。以期为失眠症本源的揭示、治疗方法的革新提供帮助。

［唐文超，黄韬，黄平，王翘楚，医学信息，2011，24（05）：2210－2211.］

抑郁症治疗进展

摘要：抑郁症作为全球性的主要精神卫生问题，中医、西医均做了大量研究。西医治疗方法主要为心理治疗、抗抑郁治疗和电抽搐治疗三种，中医治疗方法主要是中药复方、中成药、针灸三种。但是西医和中医治疗均有其不足之处，中西医结合治疗既有助于抑郁症治愈率的提高，也为今后新的医药模式提供理论基础。

［李林艳，徐建，河南中医，2012，12（32）：1720－1722.］

苯二氮䓬类药物依赖及其防治

摘要:苯二氮䓬类药物(BZD)主要用于治疗焦虑和失眠,长期使用可导致躯体及精神依赖。BZD依赖的发生机制与γ-氨基丁酸和谷氨酸等中枢神经递质有关。药物选择、给药方法和个体差异是BZD依赖的影响因素。BZD依赖表现为药物耐受性增加、戒断症状和心理依赖。BZD依赖的治疗包括停药、药物辅助治疗、替代治疗、中西医结合治疗和心理治疗。

[李林艳,徐建,药物不良反应杂志,2012,14(04):228-231.]

冬春季失眠症患者肝经症状及情绪变化规律研究

摘要:目的:探讨冬春季失眠症患者情绪及肝经症状的变化规律。方法:分别于冬春两季选择失眠症患者各150例,采用中医肝脏象情绪量表、HAMA(焦虑)量表、HAMD(抑郁)量表测定情绪情况,同时观察肝经症状。结果:春季组中医肝脏象情绪量表积分≥31者占54.67%,明显高于冬季组的43.33%($\chi^2=3.855,P=0.032$)。春季组与冬季组比较,肝经因子($Z=2.322,P=0.003$)、焦虑因子($Z=1.576,P=0.016$)、总积分($Z=-2.022,P=0.043$)及HAMA积分($Z=-2.406,P=0.016$)差异有统计学意义($P<0.05$)。结论:季节对失眠症患者的情绪问题及肝经症状具有显著的影响,春季发病患者焦虑情绪及肝经症状均较冬季发病患者明显;提示失眠症患者春季的肝脏疏泄功能强于冬季,冬季发病患者治疗应以温肝疏肝为主,而春季发病患者则应注重平肝抑肝。

[黄韬,洪安婧,唐文超,严俊洁,张伟华,上海中医药杂志,2014,48(2):13-14.]

冬春季失眠症患者临床症状特点研究

摘要:目的:本研究以中医学"天人相应"理论为指导,观察冬春季失眠症患者临床症状特点,探究冬春季失眠症患者临床症状的变化规律,从而指导冬春季失眠症的临床治疗。方法:采用横断面调查法,直接问卷调查的形式,分别选取冬季(2014.11.07—2015.02.03)、春季(2015.02.04—2015.05.05)于上海市岳阳中西医结合医院中医内科黄韬主任医师门诊初诊符合纳入标准的失眠患者各150例记录患者的一般及失眠相关信息,并采用自拟中医症状调查表调查失眠患者除失眠主症外的中医症候情况。临床资料收集完毕后,使用SPSS21.0统计软件进行数据录入、统计分析。通过比较分析冬春两季失眠患者中医症候的特点,分析季节对于失眠症患者临床症状的影响及由此进一步探究冬春季失眠症的治疗思路。结果:冬春季失眠症患者中医症候得分经秩和检验($P<0.05$),有统计学差异;冬春季失眠症患者中医症候经卡方检验($P<$0.05),有统计学差异。结论:本研究结果提示,冬春季节对于失眠患者临床症状影响明显,春季失眠患者临床症状较多较重。冬春季节对于失眠患者临床症状影响显著,春季失眠症患者以血虚肝亢、阴虚火旺的表现为主,治宜平肝潜阳、养血柔肝、滋阴降火;冬季以肝郁气滞、阳气虚衰的表现为主,治宜疏肝理气、温补肝肾、益气升阳。

　　[黄韬,郑佳丽,张翠环,严俊洁,唐文超,张伟华,中医对睡眠疾病的机理探讨和辨证论治新进展,2015.06:95-102.]

黄韬运用风药治疗汗证经验

　　摘要:黄韬老师认为,汗出病机为卫气失于固护、开阖失常、腠理疏松、营阴外泄。营卫根于中气,中焦脾胃之气(中气)是托举五脏不陷之气,治疗应注重中气和机体枢机。黄老师采用补中益气汤补中升清,并加用风药增强祛风胜湿、发散郁热、开腠通络之效,临证多选麻黄、桂枝、荆芥、防风、羌活、独活、白芷、藁本、薄荷、葛根等,使卫阳复职,营阴内守,营卫调和,汗出自愈。

　　[杜晓妹,黄韬,河南中医,2022,42(8):1186-1189.]

中医五行音乐疗法应用于失眠患者中的研究进展

　　摘要:随着现代社会的发展,人们的生活节奏越来越快,越来越多的人出现失眠的问题,其发病率呈逐年上升趋势。五行音乐能调节人体各个脏腑功能,使其脏腑功能得到阴阳平衡,以此来治疗失眠。近年来,五行音乐疗法开始逐渐受到关注。本文通过论述中医特色五行音乐疗法在失眠患者中的研究进展,进一步探索五行音乐疗法治疗失眠患者的疗效及价值。文章通过查阅近 5 年以来五行音乐疗法相关文献及数据,发现五行音乐疗法在运用的过程中主要以某种调式为主,或者以脏腑辨证为法,或择时治疗,而影响治疗的三个维度为调式、音色及旋律。五行音乐疗法能显著缓解患者不良情绪,从而达到改善睡眠质量的目的,值得推广及运用。

［李林艳,徐晓霞,智慧健康,2023,9(19):105-108.］

黄韬主任运用"补中气,开燥结,调气机"治疗失眠

摘要:失眠表现为睡眠的时间和状态异常,中医称之为"不寐",病机为阴阳失调,阳不入阴。黄韬主任重视"心主神明",并认为中气影响着全身气血阴阳,肝、脾、肺的气机会影响阴阳出入平衡,提出"补中气,开燥结,调气机",标本并治,使阳入于阴,阴阳相交,寐得以安。

关键词:失眠;不寐;补中气;开燥结;调气机;

失眠是临床常见症状,是患者自觉睡眠时间和睡眠深度不满意,影响日间社会功能的病症,可单独发生,也可以是伴随症状。失眠机制与情感及自主神经系统异常密切相关。失眠可表现为不易入睡,或睡眠轻浅,或多梦纷扰,或反复觉醒,或醒后再入睡困难,甚至彻夜不眠,致患者日间精神状态差,出现头晕、昏沉、疲乏、心烦、心慌、困倦、耳鸣等症状,给患者带来心理压力,影响患者的生活和工作。失眠中医称之为"不寐""不得眠"或"目不瞑",认为阴阳失调,阳不入阴导致睡眠障碍。

黄韬是上海中医药大学附属岳阳中西医结合医院的名老中医、上海市闵行区名中医,师从全国名老中医王翘楚教授、上海市名中医黄振翘教授、上海市名中医徐敏华教授,开设"失眠专科"二十余年,有丰富的临床经验。黄韬认为,睡眠与心息息相关,而中气的充足和气机的调畅影响着阴阳平衡,与肝、脾、肺息息相关,故提出治疗不寐应以"补中气,开燥结,调气机"为治疗大法。不寐病证往往虚实夹杂,气血阴阳亏虚、痰饮、瘀血、邪热、食滞均可导致气机失调、阴阳失衡出现失眠。不寐以阴阳两虚为本,痰、湿、瘀血为标。因此,对不寐证的治

疗不能拘于安神药物,要从整体出发,因时、因人而异,针对病因病机有的放矢,追踪溯源,以畅气机、补气血、调阴阳为主,辅以祛邪、宁心、安神,从根源上解决失眠问题。

1. 心主神明,依赖中气

《素问·灵兰秘典论》曰:"心者,君主之官,神明出焉。"心主宰着人的精神、意识、思维活动,而睡眠与人的精神、意识、思维活动密切相关。心是五脏阳气大主,脑为元神之府,心脑血脉相通,心气、清阳由颈上达脑,焦虑、抑郁、失眠等状态,均与心脏所供气血不能濡养大脑相关。心神不安,可影响人体精神、意识,出现失眠、多梦、心悸,伴亢奋、恍惚等症状。

气为血之帅,心血的充盈,必须依赖中气的升清降浊。卫气通过手足阳明经行于阴则寐,故脾胃机能能影响寤寐。脾升胃降,中焦气机调顺,心血生化有道,则营卫调和,阴平阳秘,夜寐安顺。中气不足,气虚下陷,或中气郁堵,痰瘀内生,均可出现血脉运行不畅,心血化生乏源,阴血不足,无力摄阳,则出现不寐,清窍失养出现头晕、耳鸣等症状。

黄韬认为,无论是痰热扰心、肝火扰心,还是心脾两虚、心肾不交、心胆气虚引起失眠,均与心主神明相关。有形有气才有神,形气的根本是中气。阴阳的物质基础由五脏六腑升降运动产生并运输至全身,心主神明的功能也与中气密切相关。中气聚于中焦,升上达下,主司气机升降,能鼓动脾胃运化,为机体正气之源。阳气的虚实、阴血的盈亏,以及寒凝、湿热、瘀血、痰阻的出现,均与心血充盈和中气的运化密切相关。因此,失眠的治疗要关注心血是否充盈和中气运化是否正常。汗为心液,出汗过多必耗心气、心阳,故失眠患者必问出汗。如果患者出汗无度,给予辨证施治,予桂枝、白芍调和营卫,煅牡蛎、煅龙骨收敛固摄,五味子、山萸肉养心敛汗等。

2. 肝郁脾虚是失眠的主要证型

《临证指南医案》曰:"肝从左而升,肺从右而降,升降得宜,则气机舒展。"肝、肺为左右阴阳上下升降之道路。正常的气机,有升有降,有出有入,维持着相对的协调平衡,保证机体正常的新陈代谢。《素问·六微旨大论》云:"出入废则神机化灭,升降息则气立孤危,故非出入则无以生长壮老已,非升降则无以生长化收藏",可见气机升降对人体的重要性。气机滞涩,升降出入失衡,出现气滞、气逆、气陷、气闭等紊乱失调,影响五脏六腑的功能运行,造成气血阴阳紊乱。在五脏中,肝的疏泄功能是保证机体左升右降的关键因素。一方面,肺失宣肃,可致肝气郁结,浊阴不降;另一方面,肝失疏泄,可相侮肺金致肺气郁闭,清阳不升。所以肝的升动疏泄和肺的宣发肃降推动全身气机运行,斡旋三焦,维持阴阳平衡。任何一方失常,均可致阳气不升,阴气不降,阴阳失和,出现不寐。

黄韬认为,随着生活节奏的增强,生活压力的增加,以及人们对生活质量要求的增高,临床上肝升肺降气机失常多见,肝木克土,脾失健运,影响机体气化功能,食、痰、湿、瘀蓄积体内使本虚标实,阳不入阴致不寐,因此肝郁脾虚证型是现代失眠症的主要证型。对于此类证型的不寐,理气健脾是关键。肝郁脾虚患者表现为忧思多虑、叹息悲观、胸闷心悸、辗转难眠,治疗宜疏肝理气,健脾安神,予柴胡疏肝散加减调和肝脾,透邪解郁。柴胡疏肝散方中柴胡疏肝升阳,白芍柔肝平肝,香附疏肝理气,枳壳理气行滞,此四味药均具有一定的抗抑郁作用,能改善不寐的焦虑、抑郁状态。除疏肝理气外,还应通降肺气,使浊气下降,黄韬主任善用枇杷叶、杏仁等药物降肺经之气,麦芽、陈皮等药物疏肝健脾。

《灵枢·本神》言:"肝藏血,血舍魂……肺藏气,气舍魄",肝升肺降失调,必致气血不足,魂魄不从,人的精神、情志、思维活动功能紊乱,出现不寐。因此,肝郁脾虚型不寐证,存在肝血的不足,黄韬主任予炒白芍、当归、酸枣仁、制何首乌滋养肝血,黄芪、党参、炒白术益气补中,使气血充足,扶助正气。

肝郁脾虚型失眠患者,一般性格内向,情绪低沉,病程较久,黄韬主张针药并用,内服外治相结合,除用柴胡类方内服外,还配合针刺或穴位埋针太冲、三阴交、足三里、内关、神门、安眠等穴位标本兼治。

3. 开燥散结,调节阴阳

燥者,阳明金气之所化也,在天为燥,在地为金。阳明本气为燥,太阴本气为湿,乾金主令。中气旺,则辛金化气于湿土而肺不伤燥,戊土化气于燥金而胃不伤湿;中气衰,则阴阳不交而燥湿偏见。燥结是痰饮、瘀血、邪热、食滞等实邪在体内的淤积,阻碍气血的运行,产生多梦、多汗、胀满、疼痛等不适。"燥盛则干",燥邪有外燥和内燥、凉燥和温燥之分,燥邪干涩,易伤津液和内脏。因寒而燥,为燥之化气,由燥而热,为燥之本气。外燥发生在秋冬时节,初为凉燥,易引起燥邪表证,首伤上焦气分,气分失治,则延及血分生热,而为温燥。内燥则无季节性,温燥为多,可因邪热伤津、久病耗津、年老津亏或偏食燥药导致肝肾亏虚、阴虚火旺、虚风内动,阴气不降,阳气不升,阳不入阴,则见不寐。

黄韬认为胃土之燥从乎中气,辛金之湿从乎本气,中气不足之人,外感凉燥为燥之化气,外燥从气分延及血分,内伤、过食温燥之品所致燥热为燥之本气。凉燥因肺的宣发不利而燥结于上,温燥因肺胃之燥热造成精血竭于下,燥热内结,伤阴化燥,心肾不交,精血耗伤,阴津亏损,瘀血内停致阴阳不和,出现失眠。失眠患者必问口干与否,可辨燥邪有无伤津、有无伤阴,结合脉象浮或紧辨别外燥还是内燥,凉燥还是温燥,是否伤阴损津。

针对燥邪相关失眠的治疗,黄韬创立了升清平肝益气开燥、升清平肝清热开燥、升清养阴开燥等治法。凉燥治予开解,辛润流利气机,可予升阳散火汤、神圣复气汤等辛温开燥。温燥以柔润静药及血肉有情之品填之,予增液养精清燥、养阴开燥等治法使之复盈。可予酸枣仁汤养肝血、滋心阴、除烦热,治疗心肝阴虚血燥不寐证,现代药理研究表明酸枣仁汤能通过对海马神经元的保护作用起到抗抑郁效果。对于肺胃阴伤所致失眠,则用麦冬生地汤联合栀子豉汤清养肺胃,降火除烦,现代药理研究表明栀子豉汤可通过多靶点和多通路治疗抑郁、焦虑、失眠。阴液精血亏损夹瘀夹热可予鳖甲煎丸合黄连阿胶汤加减养阴填精,破瘀清热,交通心肾,使阳入于阴。

4. 加用风药、阳药,通阳开郁

黄韬认为,失眠患者多有情志抑郁、阳气不舒,表现为胸闷、喜叹息、心烦、焦虑、恶风怕冷、四肢不温、易便溏等气郁、阳虚症状,在临证中适当加入风药、阳药可通阳化阴,开郁闭散阴寒。风药味辛质轻,走而不守,性浮燥烈升散,能解肌表、开郁滞、畅气血、升阳气、祛风湿、引经络。补益脾肾的辛温药物如附子、巴戟天、淫羊藿、肉苁蓉、补骨脂、沙苑子等,经现代药理研究表明,均有抗抑郁功效。

黄韬认为,肝主情志,风气通于肝,风药也属阳药,有疏肝气、升脾阳功效。李东垣擅用风药升清降浊,升发脾胃清阳,调节脾胃升降功能,故其遵从李东垣之说,治疗失眠时加用桂枝、炙麻黄、薄荷、葛根、羌活、独活、荆芥、防风等风药祛风胜湿,升发阳气,开燥散结。桂枝解肌祛风,助上焦气化;荆芥祛风理血,疏肝理肺;防风祛风胜湿,疏解肝脾;羌活治在表之游风,独活治在里之伏风,祛风通络;薄荷疏肝解郁热;葛根生津舒筋,鼓舞肺胃之气。黄韬认为,如失眠因营卫不和,气血郁滞引起,加用风药可起到宣通发泄作用,引邪外出。有水湿、痰瘀、气结、外邪患者,使用风药可祛风胜湿、发散郁热、开腠通络,调畅三焦,可使腠理开合有度,阴平阳秘。

黄韬用柴胡、升麻、防风、葛根等升发脾阳,发散郁结;用麻黄附子细辛汤,风药加用阳药治疗阳虚郁结型不寐,辛热温阳,开郁通窍。在"补中气、开燥结、调气机"的治疗大法中加入风药、阳药,对"开燥结,调气机"有事半功倍之效。

5. 顺应四季,天人相应

《灵枢·岁露论》曰:"人与天地相参也,与日月相应也。"人与自然、社会是一个整体,五季对应五气,自然界的天气变化、季节交替、自然灾害都会对个人产生影响,人的情绪会随自然、社会的变化产生波动,愉悦、舒畅的情绪有助睡眠,焦虑、紧张的情绪易引起失眠。天人相应,在辨证论治失眠中应注重季节气候对失眠的影响。

黄韬通过对冬春两季失眠症患者的统计分析,认为季节变化可影响患者的情绪问题及肝经症状,从而出现失眠。由于春季肝脏疏泄功能强于冬季,春季失眠患者焦虑情绪及肝经症状均较冬季失眠患者明显。治疗上对失眠患者,春季宜以平肝抑肝为主,冬季则宜以温肝疏肝为主。黄韬认为,失眠患者气的运动往往滞后于大气的运动,机体的阴阳消长与自然界不完全同步,从"五脏皆有不寐"的病机特点辨不寐之因,结合六气及经络运行规律,补不足,泻有余,使天人相应。在治疗上顺应天人相应,春季加用平肝疏肝药物,夏季加用清泻心火药物,长夏加用清利暑湿药物,秋季加用润燥降肺药物,冬季加用补益肾阳药物。重视阳气对不寐的重要性,善于阴中补阳。

6. 结语

五脏六腑皆可引起不寐,黄韬治疗不寐证,不拘一格,根据病因病机辨证论治,遵循祖国医学的整体观,重视"心主神明",辨别痰饮、瘀血、邪热、食滞等对睡眠的干扰,重视正气,重视天人合一,强调气血阴阳,祛除邪气,治以"补中气、开燥结、调气机",善加入风药开腠通络,调理气机,调节阴阳。黄韬运用"补中气"扶助正气,"开燥结"祛除邪气,"调气机"疏通气血、斡旋三焦,在不寐的治疗中标本并治,使阳入于阴,阴阳相交,寐得以安。

（杜晓姝）

附录三
工作室简介

　　上海市闵行区中西医结合医院始建于 1962 年（原名上海市闵行区吴泾医院），前身为上海市第五人民医院吴泾卫生所。2014 年与上海中医药大学附属岳阳中西医结合医院共建增挂"岳阳医院闵行分院"。2019 年 5 月医院由综合性医院成功转型为中西医结合医院，第一冠名变更为"上海市闵行区中西医结合医院"。2020 年 12 月，根据闵行区政府与上海中医药大学共建协议，医院由上海中医药大学附属龙华医院托管，第二冠名变更为"上海中医药大学附属龙华医院吴泾分院"。2023 年被评定为二级甲等综合性医院。医院作为上海中医药大学实习医院，医院加大教学、课题研究力度，多次获市、区级各类科研课题成果，致力于建成闵行区南部中医医疗中心。

　　2021 年 3 月 8 日，上海市闵行区卫生健康委员会下发了关于印发《闵行区名老中医工作室建设方案》的通知，颁布了闵行区名老中医工作室建设方案，按照《中共上海市委、上海市人民政府关于促进中医药传承创新发展的实施意见》（沪委发〔2020〕10 号）、《上海市中医药发展战略规划纲要（2018—2035）》（沪府发〔2018〕39 号）精神，为切实做好名老中医专家学术经验的研究、传承和推广，培养基层中医临床业务骨干，加强基层中医人才队伍建设，区卫生健康委决定开展"闵行区名老中医工作室"建设项目。在此之前，2020 年 9 月，在闵行区中西医结合医院邵贵强书记的大力支持下，成立了院级的工作室——闵行区中西医结合医院黄韬流派传承工作室。这个工作室，是闵行区中西医结合医院建院以来，第一个具有师承关系的工作室。

　　2021 年 4 月 16 日下午，根据《中共中央、国务院关于促进中医药传承创新发展的意见》精神，在闵行区卫健委的鼎力支持下，"承岐黄薪火，扬国医精髓——闵行区名老中医工作室建设项目启动会暨授牌仪式"在颛桥社区卫生服务中心隆重举行。闵行区卫生健康委主任杭文权、副主任马应忠出席,上海市闵行区卫健委中医与科教科负责人及相关人员、各工作室名老中医专家、工作室继承人及相关医疗机构分管领导及科室负责人等共50余人参会。现场,闵行区卫生健康委主任杭文权向闵行区名老中医工作室立项建设单位进行授牌,对闵行区名老中医工作室的成立表示热烈祝贺并寄予了新的期望。

中医是我国优秀的历史文化遗产,名老中医工作室的成立,标志着闵行区在中医特色发展道路上又迈出了坚实的一步,更好地满足人民群众对中医药服务的需求。继承人们要潜心学习,领悟内化老师的学术素养和临床经验,形成特色鲜明、疗效确切的优势病种诊疗方案,形成中医诊疗新技术、专科新特色、疗效新优势,带动中医科研能力的提升,推动闵行区中医药工作高质量发展。

建设单位要将名老中医工作室建设项目列为本单位的重点建设项目,确保建设项目高质量、按期达到建设标准。

导师对继承人提出了几点要求:①珍惜机遇、勤勉笃行。②多思常悟,提高自身中医理论及临床辨证水平。③教学相长,增加工作室各继承人间交流,共同提高。

在2019年闵行区中西医结合医院与上海中医药大学附属岳阳中西医结合医院合作共建增挂"岳阳医院闵行分院"期间,黄韬来院坐诊。后在院领导、区领导的鼎力支持下,成立"黄韬流派传承工作室""黄韬闵行区名老中医工作室",工作室建设项目编号:mhmlzy01,成为闵行区第一批、第一个工作室。

根据区卫健委建设经费拨款要求,闵行区卫生健康委和闵行区中西医结合医院以1∶1比例匹配建设资金。工作室以闵行区中西医结合医院副院长为指挥、医务科负责、治未病科为主导,医院给予资金、场地、人员、设备等保障。医院设立门诊513室为工作室专家门诊室,门诊207室为工作室失眠专病门诊室,综合楼304、305室为工作室中医适宜技术治疗室,进行中医元素建设,购置中医相关书籍、中医适宜技术治疗工具。

工作室制订了完善的工作制度、学习制度、跟师带教制度、经费使用管理制度、考核制度,保障工作室成员业务水平的提高。在3年建设过程中,工作室成员立项及开展市级、区级项目和课题3项,在核心期刊发表论文多篇,发表SCI 1篇,发表科普文章多篇。工作室每年举办流派学术会议或继续教育项目,团队成员多次在不同学术会议上交流发言,为其他地区、医院的医生分享治疗学术经验。工作室通过讲座、义诊、科普宣传中医"治未病"理念,让更多患者受益。

工作室制订失眠人群中医预防保健"治未病"服务技术方案。针对以睡眠障碍为主要表现的亚健康人群,开展以中医诊断和治疗、干预方案为主的中医预防保健"治未病"服务,为中西医结合治疗失眠提供规范诊疗方案。运用舌面脉诊体质辨识仪、云中医智能镜、经络仪等现代诊疗技术进行中医体质辨识分析,让患者更加客观地认识体质问题。开展穴位埋针、普通针刺、滚针、中医定向透药治疗、穴位敷贴、拔罐、隔物灸等中医适宜技术项目,为患者更好地解决病痛。

经过 3 年的建设和发展,工作室日趋成熟,影响力逐渐扩大。在工作室的推动下,建立了不寐专病门诊,由黄韬及张爱明、李深广、朱珀、杜晓妹 4 位副主任医师组成专家团队,蔡国英、李静 2 位主治医师及罗捷萌住院医师为中坚力量。2021 年不寐专病门诊人次 1 089 人,2023 年不寐专病门诊人次达到 2 093 人。

(李深广)

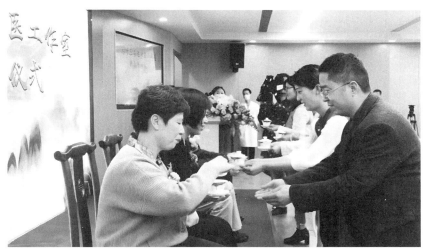

拜师仪式上弟子
向老师敬茶

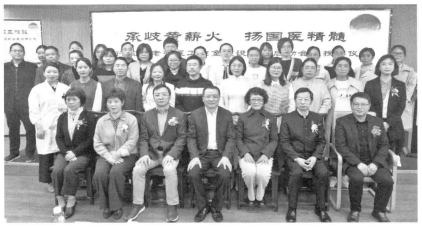

闵行区卫健委与
名老中医及其弟子
合影

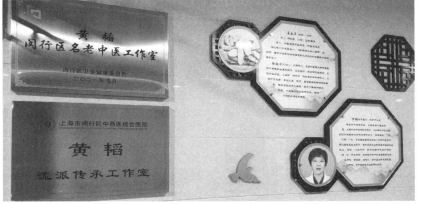

黄韬名老中医工
作室外墙展示

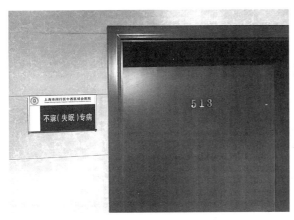

▲ 黄韬工作室门诊诊室

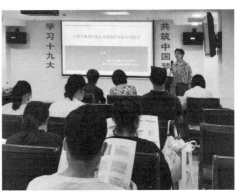

▲ 不寐（失眠）专病门诊

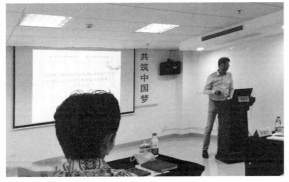

▲ 闵行区中西医结合医院黄家祥院长为
　黄韬工作室致辞

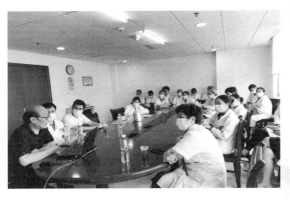

▲ 黄韬主任讲座

◀

黄韬工作室
学习交流

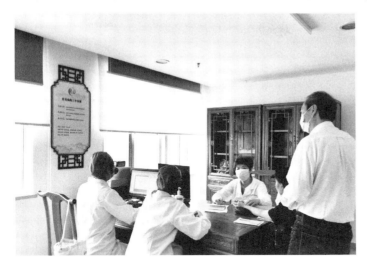

黄韬主任门诊日常（1）

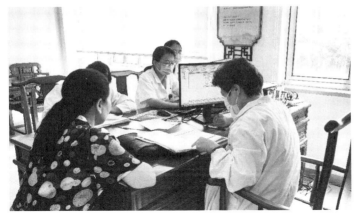

黄韬主任门诊日常（2）

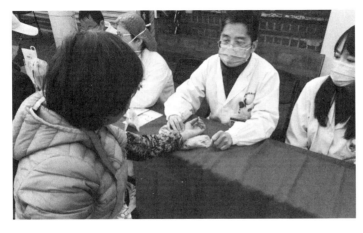

黄韬工作室成员义诊

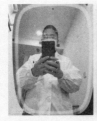
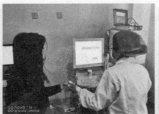
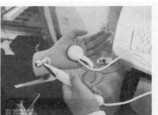

镜面仪　　　中医舌、脉面信息　　　经络检测仪
　　　　　采集体质辨识仪

▲ 中医体质检查

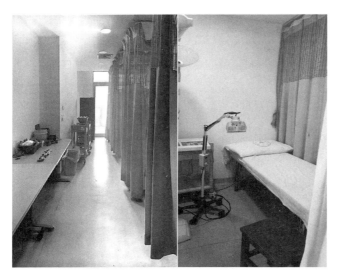

◀
工作室中医适宜技术
治疗室

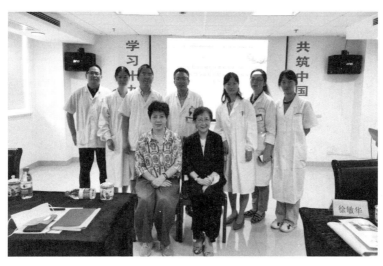

◀
徐敏华教授与工作室
部分成员合影

参 考 文 献

［1］ Bing Yang, Yongwei Wang, Fangfang Cui, et al. Association between insomnia and job stress: a meta-analysis ［J］. Sleep Breath, 2018,22(4):1221 - 1231.

［2］ Büttner-Teleagă A, Kim YT, Osel T, Richter K. Sleep disorders in cancer-a Systematic review ［J］. Int J Environ Res Public Health. 2021 Nov 7;18(21):11696.

［3］ 程国彭. 医学心悟［M］. 田代华,整理. 北京:人民卫生出版社,2012.

［4］ 常建,韩祖成. 韩祖成从肝论治不寐经验总结［J］. 国医论坛,2018,33(6):17 - 19.

［5］ 陈淑彦,金富坤. 荆芥防风在皮肤病治疗中的应用［J］. 中国民间疗法,2017,25(01): 41 - 42.

［6］ 陈奕晨,王娜,王文杰. 淫羊藿抗抑郁作用机制的网络药理学研究［J］. 陕西中医药大学学报,2021,44(02):53 - 60.

［7］ 邓湘琴,梁慧,林宏远,等. 恶性肿瘤患者失眠发生的特征及对生命质量影响的临床调查［J］. 世界睡眠医学杂志,2020,7(01):11 - 13.

［8］ 冯帆,王处渊,汪卫东. 失眠症中医心理认知过程探微［J］. 中医杂志,2016,57(21): 1828 - 1830.

［9］ 高雪松,赵静洁. 柴胡疏肝散治疗抑郁症研究进展［J］. 河南中医,2022,42(04): 629 - 633.

［10］ 惠波波,韩祖成. 韩祖成教授从脾胃论治失眠经验［J］. 河北中医,2021,43(12): 1945 - 1947.

［11］ 洪登攀,王翠. 韩祖成教授应用逍遥散治疗肝郁脾虚型不寐的临床经验［J］. 临床医学研究与实践. 2021,6(19):32 - 34.

［12］ 韩静. 心主神明在中医心病治疗中的地位初探［J］. 黑龙江中医药,2012,1(6):6 - 7.

［13］ 何梦瑶. 医碥［M］. 上海:上海科学技术出版社,1982.

［14］ 黄韬. 从阴阳消长析"五脏皆有不寐与从肝论治"［J］. 中医文献杂志,2009,6:34 - 35.

［15］ 黄韬,洪安婧,唐文超,等. 冬春季失眠症患者肝经症状及情绪变化规律研究［J］. 上海中医药杂志,2014,48(02):13 - 14.

［16］ 黄韬,李俊洁. 鳖甲煎丸合黄连阿胶汤加减治疗顽固性失眠 2 例［J］. 湖南中医杂志, 2012,28(06):65 - 66.

［17］ 黄韬,唐文超,安圣海. 170 例失眠症患者病机特点分析［J］. 江西中医药,2009,40

(08):49－50.

[18] 黄韬,唐文超,安圣海,等.从"六气"治疗失眠临床初探[J].江西中医药,2010,41(05):13－14.

[19] 鞠梅,唐梁.升阳法在内科杂病中的运用举隅.[J].四川中医.2020,38(11):69－71.

[20] 金雨静,黄世敬.基于构建"纵横三焦营卫"探讨桂枝、芍药升降理论的应用[J].时珍国医国药,2021,32(04):933－935.

[21] 李冀,王晓雨,庞宇航,等.东垣倡风药在脾胃病中的运用溯源[J].中医药学报,2021,49(09):96－98.

[22] 李乐,杨叔禹,杨叔禹从肝脾论治失眠经验[J].中医杂志.2022,63(23):2218－2222.

[23] 刘丽芳,升清降浊法论治失眠症[J].云南中医中药杂志.2018,39(6):39－40.

[24] 刘力红.思考中医[M].桂林:广西师范大学出版社,2006.

[25] 李明.仲景论著中心肾相关思想研究[D].北京:北京中医药大学,2014.

[26] 李鑫,马阳阳,吴秋玲.从中焦脾胃论治失眠经验[J].环球中医药,2021,14(8):1450－1492.

[27] 刘晓东,秦治伟,郭斌丹,等.基于网络药理学探讨栀子豉汤治疗抑郁、焦虑和失眠的作用机制[J].现代药物与临床,2022,37(04):719－728.

[28] 刘赟,张锦祥,等.运用圆运动理论治疗失眠体会[J].中医杂志.2013,54(14):41－42,1240－1242.

[29] 龙亚秋,谢文源,李华,等.附子多糖对抑郁大鼠模型的影响[J].河北医学,2017,23(06):1029－1031.

[30] 马阳阳,李鑫,等,浅析从肝脾同调舒畅气机治疗失眠[J].环球中医药.2022,15(3):447－448.

[31] 彭颖,李玚,李晓波.肉苁蓉的抗抑郁活性及体内外代谢[J].世界科学技术-中医药现代化,2018,20(08):1351－1356.

[32] 彭子益.周鸿飞,点校.圆运动的古中医学[M].北京:学苑出版社,2007.

[33] 秦伯未.谦斋医学讲稿[M].上海:上海科学技术出版社,1978:68－71.

[34] 申成松.半夏毒性成分及其减毒炮制[J].光明中医,2021,36(22):3909－3911.

[35] 孙广仁.中医基础理论[M].北京:中国中医药出版社,2002.

[36] 魏华,徐峰,等.徐峰教授从心肾气机论治失眠症验案举隅[J].西部中医药.2021,34(1):41－42.

[37] 吴昆.医方考[M].北京:人民卫生出版社,2007.

[38] 汪庆飞,高家荣.补骨脂的药理作用研究进展[J].中国妇幼健康研究,2016,27(S1):256－257.

[39] 王文心.补阳药沙苑子对小鼠抑郁模型的研究[J].中医临床研究,2016,8(03):20－21.

[40] 王旭,贺娟.《黄帝内经》"脑主神明"与"心主神明"关系探析[J].北京中医药大学学报,2022,45(01):34－37.

[41] 王雪梅,等.郑进教授从古医学圆运动之气机升降论治顽固性失眠经验.[J].云南中医中药杂志.2021,42(4):1－3.

［42］许蒙.从圆运动理论治疗不寐［J］.中医学报.2020,35(263):746-749.

［43］许晓伍,黄妙纯,刘凤岚,等.失眠的病因学研究进展［J］.世界睡眠医学杂志,2017,4(5):307-311.

［44］运锋.巴戟天抗抑郁作用现代药理研究进展［J］.辽宁中医药大学学报,2019,21(10):126-128.

［45］余浩,郑黎.医间道［M］.北京:中国中医药出版社,2011.

［46］叶天士.临证指南医案［M］.北京:人民卫生出版社,2006.

［47］云小雯,吴凤芝,等.基于"肠道菌群-肠-脑轴"探讨肝郁脾虚型失眠［J］.现代中医临床,2023,30(5):32-38.

［48］于峥,黄晓华等,肝主疏泄情志的理论内涵及临床应用［J］.中医杂志.2013,54(22):1914-1916.

［49］Zhang J, Zhang Z, Huang S, Qiu X, Lao L, Huang Y, Zhang ZJ. Acupuncture for cancer-related insomnia: A systematic review and meta-analysis ［J］. Phytomedicine. 2022 Jul 20;102:154160.

［50］张华.试论脾胃与心主神明的关系［J］.天津中医学院学报,1995(4):6.

［51］张华锋.从"肝藏血,血舍魂"理论探讨慢性肝病失眠的中医证候学特点［D］.武汉:湖北中医药大学,2010.

［52］中华医学会精神科分会.中华医学会精神科分会精神障碍诊断标准(CCMD-3)［M］.济南:山东科学技术出版社,2001:118-119.

［53］张浩,孙田昊泽,张策,等.酸枣仁汤对抑郁模型大鼠海马 DKK-1 与 β-catenin、GSK-3β 的影响［J］.中国中医基础医学杂志,2022,28(04):536-539+657.

［54］郑钦安.格致余论［M］.北京:学苑出版社,2007.

［55］张其慧.从调肝脾理论论治失眠.［J］.四川中医.2005,23(12):9-11.

［56］周荣易,马丙祥,王娇娇.心主神、胃主神与脑主神辨证关系初探［J/OL］.辽宁中医杂志.https://kns.cnki.net/kcms2/detail/21.1128.R.20230607.1442.022.htm.

［57］周时更,黄佳杰,叶人.从肝藏血理论论治失眠［J］.中国中医药现代远程教育,2017,15(20):138-139.

［58］张锡纯.医学衷中参西录［M］.北京:中国文史出版社,2003.

［59］周梓岳,朱琳,周亚滨.基于六气圆运动论治心脏神经官能症［J/OL］.中医学报.https://kns.cnki.net/kcms/detail/41.1411.R.20230316.1140.002.html.